中医内科疾病诊断与治疗

主编　吕继强　魏铖　巩文娟　李伟青

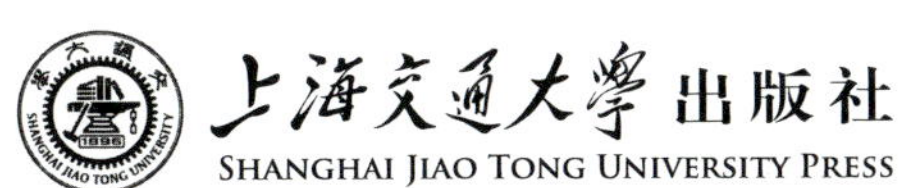

内容提要

本书首先对中医学说进行了简要介绍，然后重点阐述了中医内科临床常见疾病的辨证治疗，最后对气血津液病症和肢体经络病症进行了较为详细地阐述。本书适合中医各科室的临床医师及从事中医教学、科研的工作者参考使用。

图书在版编目（CIP）数据

中医内科疾病诊断与治疗 / 吕继强等主编. --上海 ：上海交通大学出版社，2024.5

ISBN 978-7-313-30803-0

Ⅰ. ①中… Ⅱ. ①吕… Ⅲ. ①中医内科—疾病—诊疗 Ⅳ. ①R25

中国国家版本馆CIP数据核字（2024）第101991号

中医内科疾病诊断与治疗

ZHONGYI NEIKE JIBING ZHENDUAN YU ZHILIAO

主　　编：吕继强　魏　铖　巩文娟　李伟青

出版发行：上海交通大学出版社

地　　址：上海市番禺路951号

邮政编码：200030

电　　话：021-64071208

印　　制：广东虎彩云印刷有限公司

经　　销：全国新华书店

开　　本：710mm×1000mm 1/16

印　　张：13.25

字　　数：233千字

插　　页：2

版　　次：2024年5月第1版

印　　次：2024年5月第1次印刷

书　　号：ISBN 978-7-313-30803-0

定　　价：198.00元

EDITORIAL COMMITTEE

编委会

主　编

吕继强　魏　铖　巩文娟　李伟青

副主编

吴婷婷　杨海英　杨金鹏　王椿野

编　委（按姓氏笔画排序）

王椿野（北京市健宫医院）

巩文娟（山西省长治市中医医院）

吕继强（山东省利津县中心医院）

李伟青（甘肃省中医院）

杨金鹏（山东省寿光市纪台中心卫生院）

杨海英（山东省巨野县人民医院）

吴婷婷（山东省济南市第八人民医院）

张　湛（解放军第960医院）

屈洪善（河北省石家庄糖尿病医院）

黄　鹏（山东省滕州市中医医院）

魏　铖（山东省德州市陵城区边临镇中心卫生院）

前言

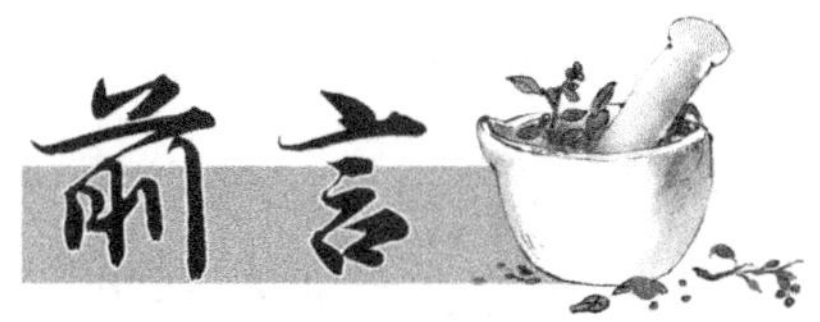

中医学是以中国古代朴素的唯物论和辩证法思想为科学方法论，以整体观念为主导思想，以脏腑经络的生理和病理为基础，以辨证论治为诊疗特点的医学理论体系。中医学是中华民族在与疾病长期斗争的过程中积累的宝贵财富，其有效的实践与丰富的知识蕴含着深厚的科学内涵，是中华民族优秀文化的重要组成部分，为人类健康做出了不可磨灭的贡献。随着科学技术的飞速发展，临床中医学的基础知识和诊疗技术都取得了长足的进步，病因和发病机制得到了深入的研究，疾病的诊断和治疗也得到了广泛的实践。随着临床中医学模式的转变和传统医学观念的更新，许多中医诊疗方法和原则发生了日新月异的变化。鉴于此，编者在参阅了大量国内文献的基础上，结合自身多年的临床工作经验，编写了《中医内科疾病诊断与治疗》。

本书以辨证论治为核心，以继承和发展中医学基本理论、更好地指导中医临床实践为目标，首先对中医学说进行了简要介绍，然后重点阐述了临床中医内科常见疾病的中医辨证治疗，最后对气血津液病症和肢体经络病症进行了较为详细地阐述。本书从概述、源流、病因、病机、诊断、病证鉴别、辨证、治疗转归与预后、预防与调护等方面对所涉及的临床中医内科常见疾病进行了详尽阐述，重点突出临床中医疾病诊治的特色和优势，为中医师和相关研究者提供依据。本书将基础理论与临床辨证融会贯通，层次清晰，资料翔实，简明实用，具有较强的科学性、规范性、先进性和可操作性。本书对临床医师综合分析问题和解决问题能力的提高有很强的指导作用，可供中医科室的临床医师及从事中医教学、科研的工作者参考，也可作为中医院校学生初进临床的参考书。

由于编者编写经验有限，加之日常工作繁重、编写时间紧张等诸多因素，书中缺点和错误之处在所难免，诚请广大读者提出批评，以便改正提高。

《中医内科疾病诊断与治疗》编委会

2024 年 2 月

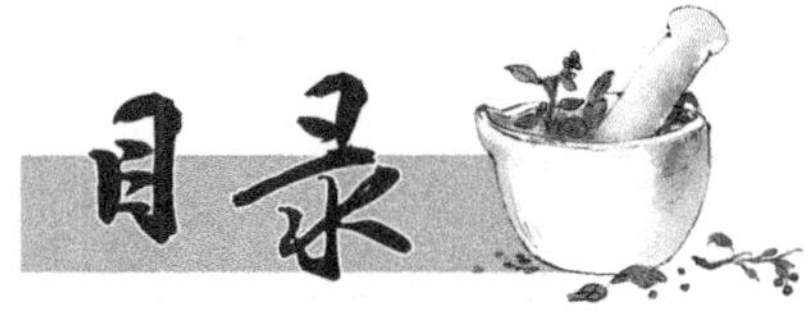

目录

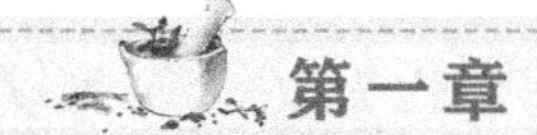

第一章

中医学说

第一节 阴阳学说

中医学中的阴阳是具有对立统一辩证观点的古代哲学理论，这一理论渗透到医学领域，与中医学的理论和实践融为一体，便形成了中医学特有的思维方法和理论依据，在探索和揭示人体的生命活动规律、预防和诊疗疾病方面，具有重要的指导意义。

阴阳学说贯穿于中医学理论的各个方面，借以阐明人类生命的起源和本质，人体的生理功能、病理变化，疾病的诊断和防治的基本规律，贯穿于中医学的理、法、方、药。长期以来，阴阳学说一直有效地指导着中医学临床实践。现分别叙述如下。

一、阴阳学说的基本概念

阴阳是对自然界相互关联的某些事物或现象对立双方属性的概括。它既可以代表相互关联而性质相反的两种事物或现象，也可以说明同一事物内部所存在的相互对立的两方面。一般来说，凡是活动的、外在的、上升的、明亮的、温热的、功能的、兴奋的、机能亢进的，都属于阳；凡是静止的、下降的、晦暗的、寒冷的、物质的、抑制的、机能减退的，都属于阴。如以天地而言，“天为阳，地为阴”；以水火而言，“水为阴，火为阳”；以动静而言，“静者为阴，动者为阳”；以物质的运动变化而言，“阳化气，阴成形”。这就是阴阳的属性。

在中医学中，应用阴阳的属性，将人体的部位、组织、结构和生理活动等方面，分为阴阳两大类，如上部为阳，下部为阴；体表为阳，体内为阴；背部为阳，腹部为阴；四肢外侧为阳，四肢内侧为阴；六腑为阳，五脏为阴。也可以说明人体疾病表现的症候，如出现发热、面红、目赤等症状的，属阳证；出现畏寒、面白、肢冷症状的，属阴证。

但事物的阴阳属性不是绝对的，而是相对的。其相对性有两方面的内容，一方面表现在一定条件下，阴阳之间可以相互转化，阴可以转化为阳，阳也可以转化为阴。如春夏属阳，秋冬属阴。冬天的寒冷气候发展到一定阶段，就会向温热的春夏季节转化。另一方面体现为事物的无限可分性，即阴阳之中还可以再分阴阳，如昼为阳，夜为阴；一天之中，上午为阳中之阳，下午为阳中之阴；前半夜为阴中之阴，后半夜为阴中之阳。所以，任何事物都可概括为阴阳两大类，任何事物的内部又都可以分为阴阳两方面，而每一事物中阴或阳的任何一方都还可以再分阴阳，以致无穷。

二、阴阳学说的基本内容

(一)阴阳的相互对立

阴阳学说认为，自然界一切事物或现象都存在着相互对立的阴阳两方面，如上与下、左与右、天与地、动与静、出与入、升与降、昼与夜、明与暗、寒与热、水与火等。阴阳两方面的相互对立主要表现在它们之间的相互制约、相互消长。如夏季本应阳热盛，但夏至以后阴气却渐次以生，用以制约炎热之阳；冬季本应阴寒盛，但冬至以后阳气渐复，用以制约严寒之阴。相互对立着的双方，一方总是对另一方起着制约作用。在人体的正常生理状态下，阴阳两个对立面，不是平静和互不相关地共处于一个统一体中，而是在阴阳不断地相互排斥、相互斗争的过程中推动着人的生长壮老已的变化。

(二)阴阳的相互依存

阴阳是对立统一的，两者既相互对立，又相互依存，任何一方都不能脱离另一方而单独存在。如上为阳，下为阴，没有上，就无所谓下，没有下，也无所谓上；左为阳，右为阴，没有左，就无所谓右，没有右，也无所谓左；热为阳，寒为阴，没有热，就无所谓寒，没有寒，也无所谓热。所以说阳依存于阴，阴依存于阳，每一方都以另一方的存在为自己存在的条件。如《医贯·阴阳论》说："阴阳又各互为其根，阳根于阴，阴根于阳，无阳则阴无以生，无阴则阳无以化。"阴阳间的这种相互关系，称为阴阳互根。《素问·阴阳应象大论》说："阳化气，阴成形""阴在内，阳之守也；阳在外，阴之使也"。就是对阴阳双方依存关系的很好说明。

由于阴阳的互根互用，所以阴阳中一方不能脱离另一方而单独存在，如果由于某种原因，使阴阳双方的这种互根互用关系遭到了破坏，就会导致所谓"孤阴""孤阳"，甚至出现"阴阳离决，精气乃绝"的结局。生化和滋长消失了，人的生命也就终止了。

（三）阴阳的相互消长

阴阳的相互对立和依存不是处于静止不变的状态，而是始终处于“阳消阴长”和“阴消阳长”的运动变化之中。结合人体的生理功能而言，阴指物质（如精、血、津液等），阳指功能（如肺气、脾气、肾气等），物质居于体内，功能表现于外。所以说“阳为阴之使，阴为阳之守”。如人体内各种功能活动（阳）的产生，必须消耗一定的营养物质（阴），这就是“阴消阳长”的过程；而各种营养物质（阴）的新陈代谢又必须消耗一定的能量（阳），这就是“阳消阴长”的过程。在正常情况下，这种“阴阳消长”是处于相对平衡状态下的。因为只有不断的消长和不断的平衡，才能推动事物的正常发展，所以对人体来说，也就才能维持正常的新陈代谢。如果这种消长关系超过一定的限度，不能保持相对平衡，就会出现阴阳某一方的偏盛或偏衰，在人体即病理状态。所以《素问・阴阳应象大论》说：“阴盛则阳病，阳盛则阴病；阳盛则热，阴盛则寒。”

（四）阴阳的相互转化

阴阳对立的双方，在一定条件下，可以向其相反的方向转化，阴可以转化为阳，阳可以转化为阴。在疾病发展过程中，由阳转阴、由阴转阳的变化是经常可见的。如中毒性肺炎、中毒性痢疾等，由于热毒极重，大量耗伤机体正气，在持续高热的情况下，可突然出现体温下降、面色苍白、四肢厥冷、脉微欲绝等一派阴寒危象。这种病证的变化，即属于由阳转阴。在此种情况下，如抢救及时，处理得当，则正气可恢复，四肢渐转温，阳气渐生，病情即可转危为安。这种变化属于由阴转阳。此外，临床上也不缺少由实转虚、由虚转实、由表入里、由里出表等阴阳转化的例证。

三、阴阳学说在中医学中的应用

阴阳学说贯穿于中医学理论体系的各个方面，用来说明人体的组织结构、生理功能、病理变化，并指导对疾病的诊断和治疗。

（一）说明人体的组织结构

阴阳学说在阐释人体的组织结构时，认为人体是一个有机的整体，是一个极其复杂的阴阳对立统一体，人体内部充满着阴阳对立统一的现象。

人体脏腑组织的阴阳属性，以部位来分，上半身属阳，下半身属阴；体表属阳，体内属阴；体表的背部属阳，腹部属阴；四肢外侧属阳，内侧属阴。以体内脏腑功能特点来分，肝、心、脾、肺、肾五脏属阴，胆、小肠、胃、大肠、膀胱五腑属阳；五脏中上部的心、肺属阳，下部的肝、脾、肾属阴。心肺之中，心为阳，肺为阴；肝、脾、肾之间，肝为阳，脾、肾为阴；具体到每一脏腑，又有阴阳之分，如心有心阴、心阳；肾有肾阴、肾阳；胃有胃阴、胃阳等。总之，人体上下、内外各组织结构之间，以及每一组织结构本身，无不包含着阴阳的对立统一，都可用阴阳来加以概括说明。正如《素问·宝命全形论》所说："人生有形，不离阴阳。"

（二）说明人体的生理功能

中医学应用阴阳学说分析人体健康与疾病的关系，提出了维持人体阴阳平衡的理论。机体阴阳平衡标志着健康，阴阳失衡标志着疾病。阴阳学说在生理学的应用主要有以下两方面。

1.物质与功能之间的关系

中医学把对人体有推动、温煦作用的称为"阳"，把对人体有营养、滋润作用的称为"阴"；把机能活动归属于阳，把物质基础归属于阴。人体生理活动的基本规律可概括为阴精（物质）与阳气（功能）的对立统一规律，属阴的物质与属阳的功能之间的关系，构成了动态平衡关系。

2.人体生命活动的基本形式

升降出入是人体的气化功能活动的基本形式，是阴阳矛盾运动的基本过程，也是生命活动的基本特征。气化运动的基本形式是阳主升，阴主降，阳主出，阴主入。人体的生理功能都是通过阴阳的升降出入来实现的。如清阳上升，浊阴下降；清阳发腠理，浊阴走五脏；清阳实四肢，浊阴归六腑；脾升胃降，心火下降，肾水上升等，无不是属于阴阳升降出入的运动。

阴阳还常用来说明人体各种具体的生理功能和生命现象，如把固护、温煦肌表的气称为"卫阳"或"卫气"；把能化生血液、起营养补益作用的气称为"营阴"或"营气"。卫气昼行于阳，夜行于阴，行于阳则动而为寤，入于阴则静而为寐。总之，人体的一切生理功能都可以用阴阳这个概念来说明，故《素问·生气通天论》说："生之本，本于阴阳。"

（三）说明人体的病理变化

疾病的发生就是阴阳平衡协调遭到破坏的结果。所以，阴阳失调是一切疾病发生的根本原因，是各种复杂的病理变化的根本所在。

1.分析邪气与正气的阴阳属性

疾病的发生、发展取决于两方面的因素：一是邪气，就是各种致病因素的总称;二是正气,泛指人体各脏腑的功能活动和防御功能。邪气有阴邪(如寒邪、湿邪)和阳邪(如风邪、热邪、火邪)之分;正气又有阴精和阳气之分。

2.分析病理变化的基本规律

疾病的发生、发展过程就是邪正抗争的过程。邪正抗争导致阴阳失调,而出现各种各样的病理变化。无论外感病还是内伤病,其病理变化的基本规律不外乎阴阳偏盛或偏衰。

(1)阴阳偏胜:即阳胜或阴胜所导致的病证。

阳胜则热:阳胜是指阳邪侵犯人体,而使机体阳气亢盛所致病证。阳邪致病,可导致阳偏盛而阴受伤,表现为热证、实证。如暑热之邪侵入人体,可引起人体阳气偏盛,出现高热、汗出、口渴、面赤、脉数等症状,所以说“阳胜则热”。因为阳盛往往可导致阴精的损伤,所以在高热、汗出、面赤、舌绛、脉数的同时,必然会出现阴液耗伤而口渴喜饮的症状,故曰:“阳胜则阴病”“阳胜则外热”,是由阳邪过盛,损伤人体的阴精(津液)所致的疾病,说明其病位在阳,病性属热、属实,辨证为阳盛实热证。

阴胜则寒:阴胜是指机体感受寒湿阴邪,或过吃生冷,寒湿中阻,阳不制阴,而致阴寒内盛所形成的一种证候。其病机特点多表现为阴盛而阳未虚的寒实证。如形寒、肢冷、喜暖、口淡不渴,或腹痛、腹泻、舌淡苔白、脉迟等。因为阴盛往往可以导致阳气的损伤,所以在舌淡、苔白、脉沉的同时,必然会出现阳气耗伤的形寒、肢冷症候,故曰:“阴盛则内寒”。说明其病位在阴,病性属寒、属实,辨证为阴盛寒实证。

按阴阳消长的理论来分析,“阳胜则热”属于阳长阴消,“阴胜则寒”属于阴长阳消。

(2)阴阳偏衰:即阴虚、阳虚,是属于阴阳任何一方机能衰退而导致的病变。

阳虚则寒:阳虚是指人体阳气虚衰的病理现象。根据阴阳动态平衡的原理,阴或阳任何一方的不足,必然导致另一方的偏盛。阳气虚不能制约阴,则发为阳虚阴盛的虚寒证,出现面色苍白、畏寒肢冷、神疲蜷卧、自汗、脉微等表现。其病变部位在阳,病变性质属寒,所以“阳虚则外寒”(《素问·阴阳应象大论》)。

阴虚则热:人体的阴液亏损不能制约于阳,即可出现阴虚阳亢的虚热证。表现为潮热、盗汗、五心烦热、口舌干燥、脉细数等,其病变部位在阴,病变性质属热,所以“阴虚则内热”(《素问·阴阳应象大论》)。

(3)阴阳互损:根据阴阳互根的原理,机体的阴阳任何一方虚损到一定程度,必然会影响到另一方。阳虚到一定程度时,便不能化生阴液,而出现阴虚的现象,称“阳损及阴”。同样,阴虚到一定程度时,便不能化生阳气,而出现阳虚的现象,称“阴损及阳”。“阳损及阴”或“阴损及阳”最终都会导致“阴阳两虚”。阴阳两虚是阴阳的对立统一处在低于正常水平的病理状态。

临床上为了区别阳盛则热、阴盛则寒和阳虚则外寒、阴虚则内热,把阳盛则热称为“实热”,把阴虚则内热称为“虚热”;把阴盛则寒称为“实寒”,把阳虚则外寒称为“虚寒”。阳损及阴,以虚寒为主,虚热次之;阴损及阳,以虚热为主,虚寒次之;而阴阳两虚则是虚寒虚热并存的状态。所以说,“阳损及阴”的病位在阳,病性属虚寒;“阴损及阳”的病位在阴,病性属虚热。

(4)阴阳转化:指相互对立的阴阳双方在一定条件下可以各自向其相反的方面转化,即阴可以转化为阳,阳可以转化为阴。在疾病的发展过程中,阴证和阳证之间的相互转化也是常常可以见到的。如某些温热患者出现高热、面红、口渴、脉数等症状,由于热邪极盛,严重耗伤正气,以致正不敌邪,可突然出现体温下降、面色苍白、四肢厥冷、脉微欲绝等虚寒危候,疾病由阳证迅速转化为阴证。又如一些哮喘患者,本来不发热,咳喘而痰液稀白,表现为寒证,但由于某些原因使寒邪郁久而化热,就出现了发热、痰黄黏稠等热证,疾病便由阴证转化为阳证。由于阴中有阳、阳中有阴,所以阴证和阳证虽然是对立的、有显著差别的,但这种对立又互相渗透,阳证之中还存在着阴证的因素,阴证之中也存在着阳证的因素,所以阳证和阴证之间可以互相转化。

(四)用于指导疾病的诊断

阴阳学说用于对疾病的诊断,是以阴阳说明疾病的病变部位、病变性质及邪正之间的关系,从而作为辨证的纲领。中医学对疾病提出治疗方法的依据,在于辨证。疾病的证候是复杂的,但总不离阴阳两大纲领。所以《素问·阴阳应象大论》说:“察色按脉,先别阴阳。”

1.阴阳是辨别证候的总纲

在八纲辨证中,表、热、实属阳,里、寒、虚属阴。阴阳既是病位辨证的内容,又属病性辨证的内容。在临床辨证中只有辨明阴阳,才能抓住疾病的本质,所以辨别阴证、阳证是辨证的纲领,在临床上具有很重要的意义。如在虚证中,有气虚、阳虚、血虚、阴虚之分,前两者属阳虚范畴,后两者则属阴虚范畴。

2.阴阳是分析四诊资料的纲领

在望诊中,色泽鲜明者属阳,晦暗者属阴;如黄疸病,色泽鲜明者为阳黄,色泽晦暗者为阴黄;闻诊中,声音洪亮者属阳,声音低微断续者属阴;在问诊中,口渴喜冷饮者属阳,口渴喜热饮者属阴;在切脉中,浮、大、滑、数、实者属阳,沉、小、涩、迟、虚者属阴。故《素问·阴阳应象大论》说:“善诊者,察色按脉,先别阴阳。”说明辨别阴阳在疾病诊断中居于首要地位。

(五)用于指导疾病的治疗

调理阴阳,使之保持或恢复相对平衡,达到阴平阳秘,是防治疾病的基本原则,也是阴阳学说用于疾病防治的主要内容。

1.指导养生防病

中医学十分重视对疾病的预防,不仅用阴阳学说来阐发摄生学说的理论,而且摄生的具体方法也是以阴阳学说为依据的。阴阳学说认为,人体内部的阴阳变化与自然界四时阴阳变化如能保持协调一致,就能够却病延年。所以有学者主张人要顺应自然,做到春夏养阳,秋冬养阴,精神内守,饮食有节,起居有常。就是说,人在春夏季节要善于保护阳气,以为秋冬之用,这是防病摄生的根本。如《素问·上古天真论》所说的“法于阴阳,和于术数”。

2.指导对疾病的防治

由于疾病发生、发展的根本原因是阴阳失调,因此调理阴阳,补偏救弊,补其不足,泻其有余,促使阴阳保持或恢复相对平衡,达到阴平阳秘的正常状态,就是防治疾病的最终目的。阴阳学说用于指导疾病的防治:一是指导养生保健,二是确定治疗原则,三是归纳药物的性能。

(1)指导养生保健:养生是保持健康的重要手段,而养生的根本就是要善于调理阴阳。人体有阴精、阳气,是生命的根本。自然界气候变化有春、夏、秋、冬,即所谓“四时阴阳”。善于养生者就要使人体中的阴阳与自然界四时变化相适应,以保持人与自然的协调统一。《素问·四气调神大论》说:“夫四时阴阳者,万物之根本也,所以圣人春夏养阳,秋冬养阴,以从其根,故与万物沉浮于生长之门。逆其根,则伐其本,坏其真矣。”指出调养四时阴阳的具体内容和预防疾病的重要性。

养生的方法很多,主要有起居有常、保持乐观、饮食有节和坚持适当运动四方面。

(2)确定治疗原则。《素问·至真要大论》说:“谨察阴阳所在而调之,以平为期。”一切疾病的发生都是由于阴阳失调,故审察阴阳变化是确定治疗原则的前提。调理阴阳是治疗疾病的根本法则。

阴阳偏盛的治疗原则:损其有余,实者泻之。阴阳偏盛即阴或阳的过盛有余,为实证。若因阳热过盛伤及阴液,即“阳盛则阴病”,“阳盛则热”者,当损其有余之阳,用“热者寒之”的治法;若因阴寒过盛,伤及阳气,即“阴盛则阳病”,“阴盛则寒”者，应损其有余之阴，用“寒者热之”的方法治疗；若在阳盛或阴盛的同时，其相对的一方出现偏衰而构成虚证时，又当兼顾其不足，配合益阴或扶阳的治法。如相对的一方并没有构成虚损时，即可采用“损其有余”的原则治疗。若其相对的一方有偏衰时，则当兼顾其不足，配合以扶阳或益阴之法。阳盛则热，属实热证，宜用寒凉性质的药物以制其阳，即“热者寒之”。阴盛则寒，属寒实证，宜用温热性质的药物以制其阴，即“寒者热之”。因两者均为实证，所以称这种治疗原则为“损其有余”，即“实者泻之”。

阴阳偏衰的治疗原则：阴阳偏衰的病证有阴虚、阳虚、阴阳俱虚。因阴虚不能制阳所表现的虚热证，当滋阴以抑阳，即所谓“阳病治阴”“壮水之主，以制阳光”的治则，即用滋阴降火之法，以抑制阳亢火盛；因阳虚不能制阴所表现的虚寒证，应扶阳以制阴，即所谓“阴病治阳”“益火之源，以消阴翳”，即用扶阳益火之法，以消退阴盛。若属阴阳两虚，则应阴阳双补。

补阳配阴，补阴配阳：阳损及阴、阴损及阳、阴阳俱损的治疗原则是根据阴阳互根的原理，阳损及阴则应治阳要顾阴，即在充分补阳的基础上，兼顾补阴（配阳补阴）；阴损及阳则应治阴要顾阳，即在充分补阴的基础上，兼顾补阳（补阴配阳）；阴阳俱损则应阴阳双补，以纠正这种低水平的阴阳失调。

（3）归纳药物的性能：阴阳用于疾病的治疗，不仅用以确立治疗原则，而且也用来概括药物的性味与功能，作为指导临床用药的依据。治疗疾病不但要有正确的辩证和准确的治疗原则，同时还必须熟练地掌握药物的性味和功能。根据治疗原则选用适当药物，才能收到良好的疗效。

中药有四气五味，升降浮沉的特性。四气又称四性，即寒、热、温、凉。五味有酸、苦、甘、辛、咸。四气属阳，五味属阴。四气之中，温热属阳，如附子、肉桂；寒凉属阴，如黄芩、黄连。五味之中，辛味能散、能行；甘味能补，故辛甘属阳，如桂枝、党参；酸味能收敛，苦味能泻下，故酸苦属阴，如芍药、大黄；咸味能润下，故属阴，如芒硝。按药物的升降浮沉特性分，药物质轻，具有升浮作用的属阳，如桑叶、菊花；药物质重，具有沉降作用的属阴，如石决明、代赭石。治疗疾病就是根据疾病的阴阳偏盛偏衰，确定治疗原则，结合药物的阴阳属性和功能，组方用药，以达到“谨察阴阳所在而调之，以平为期”的目的。

第二节 五行学说

五行学说是中国古代的哲学思想，运用于中医学领域，主要是运用五行属性进行归类，并以五行生克、乘侮等运动规律来阐释人体的生理、病理变化及其与外在环境的相互关系，从而指导临床诊断和治疗疾病。

一、五行学说的基本内容

(一)五行学说的概念

五行由木、火、土、金、水 5 种基本物质所构成，每一行不仅代表一种物质，而且还代表一种功能属性。如《尚书・洪范》说："水曰润下，火曰炎上，木曰曲直，金曰从革，土爰稼穑。"归纳起来，五行的特性和作用如下。

1.木的特性和作用

"木曰曲直"中"曲直"是指树木的生长形态具有枝干曲直、向上、向外周伸展的特性。从而引申为凡具有生长、升发、条达、舒展、能屈能伸等性质和作用的事物与现象，均归属于木。

2.火的特性和作用

"火曰炎上"中"炎上"是指火性具有燃烧发热、升腾向上升的特性。从而引申为凡具有温热、升腾、明亮等性质和作用的事物与现象，均归属于火。

3.土的特性和作用

"土爰稼穑"是指土能生长万物，具有播种和收获农作物的作用。从而引申为凡具有生化、承载、受纳等性质和作用的事物与现象，均归属于土。故有"土载四行"和"土为万物之母"之说。

4.金的特性和作用

"金曰从革"中"从革"是指变革。"金曰从革"是指金有刚柔相济之性，从而引申为凡具有沉降、肃杀、收敛等性质和作用的事物与现象，均归属于金。

5.水的特性和作用

"水曰润下"是指水具有滋润万物、向下流行的特性。从而引申为凡具有滋润、下行、寒凉、闭藏等性质和作用的事物与现象，均归属于水。

(二)五行属性及归类

《黄帝内经》用取象比类法和推演络绎法，将自然界的五方、五季、五气、五味、五色与人体的五脏、五腑、五官、五体、五志等结合起来，分别归属于五行之中，借以说明人体各个脏腑组织器官之间及人体与自然界之间的相互联系。

1.自然界五行属性及归类

(1)五方的五行归类：日出东方，与木相似，故东方属木；南方炎热，与火相似，故南方属火；中原肥沃，与土相似，故中央属土；日落于西，与金相似，故西方属金；北方寒冷，与水相似，故北方属水。

(2)五季的五行归类：五行学说将一年四季也分为5个变化阶段，即在夏秋之间(通常指农历六月)设立出一个“长夏”，即为春、夏、长夏、秋、冬5个不同时令。《素问·阴阳应象大论》说：“东方生风，风生木；南方生热，热生火；中央生湿，湿生土；西方生燥，燥生金；北方生寒，寒生水。”说明东方主春令，春季多风，风者天地之阳气，一切植物在春季温和气候中，才能蓬勃生长，故春季属木；南方主夏令，夏季在四季中最热，热极便是火，故夏季属火；长夏在农历6月，夏末秋初之际，其时土地湿润，是五谷成熟的时期，故长夏属土；西方主秋令，气候较为干燥，自然界逐渐呈现出一片肃杀之象，故秋季属金；北方主冬令，冬令严寒，寒冷阴凝之气，能化气为水，故冬季属水。

(3)五气的五行归类：一年之中，气候变化特点是春季多风，夏季暑热，长夏湿闷，秋季燥凉，冬季寒冽。故风属木，暑属火，湿属土，燥属金，寒属水。

(4)五色的五行归类：颜色整体结构上可分为青、赤、黄、白、黑，在色泽变化上与五时相应，形成周期循环。即春季草木萌生，大地呈现青色；夏季烈日暴晒，现出赤色；长夏逐渐成熟，需要土地的养长，而土呈黄色；秋季天高气爽，万木开始凋落，田野空荡明亮，故显白色；冬季阳光微弱，夜长日短，给人以黑色之感，故呈黑色。

(5)五味的五行归类。《素问·至真要大论》说：“五味入胃，各归所喜攻，故酸先入肝，苦先入心，甘先入脾，辛先入肺，咸先入肾”。其原因是酸(木)、苦(火)、甘(土)、辛(金)、咸(水)依次与肝(木)、心(火)、脾(土)、肺(金)、肾(水)属于同一行。

2.人体五行归类

(1)五脏的五行归类：以五行的属性，通过推演络绎法，得知五脏的属性。例如肝属木，木有生长、升发、条达、舒展的特性，所以肝有条达、主疏泄的功能；心属火，火有温热、升腾的特性，所以心阳有温煦作用；脾属土，土有长养万物的特性，所以脾有生化气血的作用；肺属金，金有清肃、收敛的特性，所以肺有清肃、下降的作用；肾属水，水有寒润、向下的特性，所以肾有寒凉、滋润、向下运行的作用。

(2)五腑的五行归类:肝的经脉属肝络胆,胆的经脉又属胆络肝,两者通过经脉的互相络属构成表里关系,相依为用。既然肝属木,那么胆亦属木;心的经脉属心络小肠,小肠的经脉属小肠络心,两者通过经脉的互相络属构成表里关系,既然心属火,那么小肠亦属火;脾与胃亦是通过经脉的络属构成表里关系,胃主收纳腐熟,脾主运化,共同完成食物的消化、吸收及其精微物质的输布,所以脾与胃同属土;肺与大肠亦通过经脉的络属构成表里关系,大肠的传导功能依靠肺气的肃降,肺气的宣发和肃降亦与大肠的传导有关,故肺与大肠皆属金;肾与膀胱有经脉互相络属,相为表里,膀胱的贮尿、排尿功能依赖于肾的气化作用,故肾与膀胱皆属水。

(3)五官的五行归类:肝开窍于目,故目属木。舌为心之苗,故舌属火。《灵枢·脉度》说:"脾气通于口,脾和则口能知五谷矣。"所以口亦属土。肺开窍于鼻,所以有"鼻为肺之窍"之说,故鼻属金。《素问·阴阳应象大论》中提到肾"在窍为耳",《灵枢·脉度》也说:"肾气通于耳,肾和则耳能闻五音矣",故耳属水。

(4)形体的五行归类。《素问·阴阳应象大论》说:"肝生筋",《灵枢·九针》也说:"肝主筋",说明筋与肝有一定的关系。肝既属木,筋亦属木。《素问·痿论》中提到"心主身之血脉",又《脉要精微论》说:"夫脉者,血之府也",说明心脏是全身血脉的总枢纽,血脉是血液运行的通道,心属火,脉亦属火。《素问·痿论》说:"脾主身之肌肉",脾之所以主肌肉,是因为脾是后天之本,气血生化之源,脾属土,所以肌肉亦属土。《素问·痿论》说:"肺主身之皮毛",是肺与皮肤、汗孔具有特殊联系,肺属金,故皮毛亦属金。《素问·宣明五气篇》说:"肾主骨",《素问·六节藏象论》也说:"肾者主蛰,封藏之本,精之处也,其华在发,其充在骨",说明肾具有促进骨骼生长、发育的功能。肾既属水,那么骨亦属水。

(5)情志的五行归类。《素问·阴阳应象大论》说:"人有五脏化五气,以生喜怒悲忧恐",说明人的情志变化与五脏均有关联。肝主怒,心主喜,脾主思,肺主悲,肾主恐,所以怒属木,喜属火,思属土,悲属金,恐属水。

二、五行学说的基本规律

五行学说并非静止地、孤立地将事物归属于五行,而是以五行间的相生、相克关系来探索和阐述事物间的相互联系和相互协调。同时,还以五行相乘、相侮规律来探索和阐述事物间的协调平衡被破坏后的相互影响,借以说明事物的复杂变化。

(一)五行的相生、相克

在五行之间存在着相生、相克的联系规律。所谓相生,即相互滋生、促进助长。所谓相克,即相互制约、相互抑制。生克关系是五行学说用以概括和阐述事物间的相互联系和相互协调的基本观点,是整个五行系统的基础。

1.相生和相克的关系

相生的关系是木生火、火生土、土生金、金生水、水生木,依次滋生,如环无端,生化不息。相克的关系是木克土、土克水、水克火、火克金、金克木。这种克制关系也是往复无穷的。

2.生我和我生的关系

在相生关系中,任何一"行"都具有"生我""我生"两方面的关系。生我者为母,我生者为子,所以五行相生的关系又称为"母子关系"。以"水"为例,生我者"金",则金为水之母;我生者"木",则木为水之子,其他四行,以此类推。

3.克我和我克的关系

在相克关系中,任何一"行"都具有"克我""我克"两方面的关系。我克者为我"所胜",克我者为我"所不胜",所以五行的相克关系又称为"所胜"与"所不胜"的关系。以"木"为例,克我者为"金",我克者为"土",所以土就是木之"所胜",金就是木之"所不胜"。其他四行,以此类推。

4.制化

制化有相互制约、生化的意思,是把相生、相克联系在一起而言。如果五行只有相生而没有相克,就不能维持正常的平衡;如果仅有相克而没有相生,万物就无从生化,所以生克不能截然分开。以火为例,在正常情况下,火受到水的制约,火虽然没有直接作用于水,但是火能生土,而土有克水的作用。火通过生土间接地对水产生制约性的反作用,以使水对火的克制不致太过,造成火的偏衰。同时,火还受到木的滋助,火虽然没有直接反作用于木,然而火通过生土,加强土对水的克制,从而削弱水对木的滋养,使木对火的促进不致太过,因而火不产生偏亢。其他四行,可依此类推。

由此可见,五行所达到的平衡,不是绝对的、静止的平衡,而是建立在运动基础上的动态平衡。所以,五行的关系实际上就是相互生化,相互制约,制中有化,化中有制,亦化亦制的关系。正如《素问·六微旨大论》中说:"亢则害,承乃制,制则生化。"

(二)五行的相乘与相侮

相乘与相侮是五行关系在某种因素作用的影响下所产生的反常现象。乘有欺凌之意,也有乘虚侵袭的意思。侮即恃强凌弱之意。相乘即相克太过,超过了正常制约的限度,从而使五行之间的生克制化关系遭到破坏,便出现不正常的相克现象。此种反常现象的产生情况:一是被乘者本身虚衰,乘袭者乘其虚而凌其弱。二是乘袭者过于亢盛,不受他行的制约,恃其强而袭其应克之行。如金本克木,木本克土,但当木气亢盛,土气虚衰,金不能对木加以正常克制的时候,亢盛的木不仅要乘土之虚而制之,同时还会反过来“侮金”。相反,如木气虚弱,金气亢盛,势必导致金将“乘”木,土反“侮”木的结局。这种五行的乘侮关系,是事物内部相互间的关系失去正常协调的表现。因此《素问・五运行大论》说:“气有余,则制己所胜而侮所不胜;其不及,则己所不胜侮而乘之,己所胜轻而侮之。”

三、五行学说在中医学中的应用

五行学说应用于中医学,就是以事物属性的五行分类方法和生克乘侮关系的变化规律,来解释人体生理功能、病理变化,并指导疾病的诊断和治疗。

(一)说明脏腑间的生理功能

五行学说用于说明人体的生理功能,主要是把五脏以其功能不同,分别归属于五行,以五行的生克制化规律,来说明五脏各自的功能特点,以及五脏之间在生理上的相互联系。

1.以五行的属性说明五脏的功能

以五行取象比类的方法,说明五行与五脏功能的关系,前已述及。即肝属木,具有喜条达、主疏泄的功能;心属火,心阳有温煦作用;脾属土,能生化气血;肺属金,有清肃下降的特性;肾属水而藏精,有滋生的特性。

2.以五行相生和相克规律说明五脏相互滋生、相互制约的作用

肾精以养肝,为水生木;肝藏血以济心,为木生火;心之阳热以温脾,为火生土;脾化生水谷精微以充肺,为土生金;肺的精气下行以滋肾,为金生水,以上是五脏在生理上相互滋生的关系。肺气清肃下降可以抑制肝气的冲逆,为金克木;肝的疏泄可以克制脾土的壅滞,为木克土;脾的运化可以防止肾水的泛滥,为土克水;肾水的上济可以防止心火的亢烈,为水克火;心的阳热可以制约肺金的清肃太过,为火克金,是五脏在生理上相互制约的关系。正因为五脏之间存在着这种相生相克的关系,所以才使五脏在功能上保持着协调统一和动态平衡,成为一个有机的整体。

(二)说明脏腑间的病理变化

脏腑病变相互影响和传递,谓之传变,即本脏之病可以传至他脏,他脏之病

亦可以传于本脏。从五行规律来说，病理上的传变主要体现于五行相生的母子关系及五行相克的乘侮关系。

1.相生关系传变

相生关系传变包括“母病传子”和“子病及母”。

(1)“母病传子”：又称“母虚累子”，是指病变从母脏传来，并依据相生关系传于子脏。临床多先见母脏症候，继则又见子脏症候。如水不涵木，即肾阴亏虚，不能滋养肝阴，以致肝阳上亢，临床可见腰膝酸软、眩晕、健忘、失眠、急躁易怒、咽干口燥、五心烦热、颧红盗汗等症。

(2)“子病犯母”：又称“子盗母气”，是指病变从子脏传来，侵及母脏，临床多见先有子脏症候，继则又见母脏症候。如心肝火旺证，即心火亢盛而致肝火上炎，可见心烦失眠，或狂躁谵语，口舌生疮，舌尖红赤疼痛，又兼见烦躁易怒、头痛眩晕、面红面赤等症。

2.相克关系传变

相克关系传变包括“相乘传变”和“相侮传变”。

(1)“相乘传变”：即相克太过而致疾病传变。如木本克土，但当木气亢盛，土气虚衰，木亢乘土，可见“肝脾不和证”或“肝胃不和证”。此证多由肝气横逆，侵犯脾胃所致。一般多先见肝气横逆证，继则出现脾气虚弱或胃失和降证。肝气横逆表现为烦躁易怒，胸闷胁痛，眩晕头痛等症。胃失和降则见恶心、嗳气、吞酸、呕吐等胃气上逆之证。脾气虚弱则见纳呆、厌食、脘腹胀满、大便溏泄等脾虚失运之证。

(2)“相侮传变”：即反克为病。如木火刑金，即肝火犯肺之证，临床多见肝郁气滞，肝火亢逆，上犯肺金，灼伤肺络或肺津，一般先见胸胁疼痛、口苦、烦躁易怒、脉弦数等肝火亢盛之证，继则又见咳嗽，甚至咯血，或痰中带血等肺失清肃之症候。由于肝病在前，肺病在后，病变由被克脏传来，故属相侮规律传变。

(三)用于疾病的诊断

1.五行学说四诊中的应用

将望、闻、问、切四诊的表现(如面色、声音、气味、神态、舌象、脉象等)按五行所属及其生克乘侮的变化规律来判断病变部位、病变性质，以及预后与转归。人体本身是一个有机的整体，内脏有病必然会反映到机体的体表，通过四诊，便可推断病变之所在。正如《难经・六十一难》所说：“望而知之者，望见其五色，以知其病。闻而知之者，闻其五音，以别其病。问而知之者，问其所欲五味，以知其病所起所在也。切脉而知之者，诊其寸口，视其虚实，以知其病，病在何脏腑也”。

由于对五脏与五色、五音、五味等都以五行进行分类归属，产生了一定的联系，形成了五脏系统的层次结构，所以为疾病的诊断奠定了理论基础。因此，在临床诊断上，就可以综合四诊资料，根据五行所属及其生克乘侮规律来推断疾病的病变部位、病变性质，以及预后与转归。如患者面色发青，喜食酸味，两胁胀满，脉弦，即可作出病位在肝的诊断；若患者面见赤色、口苦、舌尖红或糜烂，脉洪或数，便可作出病位在心、病性为火盛的诊断。

2.五行学说在疾病预后中的应用

以五行生克乘侮的变化规律，推断内脏之间病变的相互影响，以及病情的预后和转归。如脾虚患者，见面色青、脉弦，为木来乘土；心脏病患者，见面色黧黑、脉沉，为水来克火；肝病患者，见面黑、水肿、脉沉，为子病及母；肾阴虚患者，见眩晕、烦躁易怒、面红面赤、脉象弦，是水不涵木，肝阳上亢，为母病及子等。内脏病证常相互传变，从五行生克关系来看，其病情的预后是按相生顺序传变者为顺，病势较轻；按相克顺序传变者为逆，病势较重。

（四）用于疾病的治疗

1.控制疾病的传变

疾病的发生主要在于机体脏腑阴阳气血功能的失调，而脏腑组织功能的失调也必然反映于脏腑生克制化关系的失常。因此，疾病的传变常是一脏受病而波及他脏，或他脏受病传及本脏。因此，临床上除对所病之脏进行治疗外，还应考虑到与其有关脏腑之间的传变关系，并应根据五行的生克乘侮规律来调整其太过或不及，以控制或防止其疾病的传变，使之恢复其正常的功能。如肝脏有病，则应首先健脾胃，以防其传变。脾胃不虚，则疾病不易传变，且易痊愈。故《难经》说："见肝之病，则知肝当传之于脾，故实脾气。"

2.确定治则与治法

(1)根据相生规律来确定治则与治法：根据相生规律来确定治则与治法多用于母病及子或子病犯母（即子盗母气）等病证。治疗原则是补母或泻子，即"虚则补其母，实则泻其子"。

补母：主要适用于母子关系失调的虚证。如肺气虚弱发展到一定程度，可影响脾的运化功能，导致脾虚。脾土为母，肺金为子，土能生金，故可用补脾土益肺金方法进行治疗，此即虚则补其母之法。

泻子：主要适用于母子关系失调的实证。如肝火上炎的实热证，临床可见头痛、眩晕、面红目赤、急躁易怒、胁肋灼痛、舌红苔黄，脉弦数者宜采用清心泻火法治疗，此即实则泻其子之法。

临床上常用补母泻子法：①滋水涵木法，又称滋肝养肾法、滋补肝肾法、乙癸同源法，主要适用于肝肾阴虚而致的肝阳上亢的病证。②金水相生法，又称补肺滋肾法、滋养肺肾法，是滋补肺肾阴虚的一种治疗方法，主要适用于肺虚不能输布津液以滋肾，或肾阴不足，精气不能上荣于肺，导致的肺肾阴虚证。③培土生金法，主要适用于脾虚胃弱不能滋养肺脏而致的肺脾两虚证。

(2)根据相克规律来确定治则与治法：临床上多用于相克关系紊乱而出现的乘侮病证，主要有相克太过、相克不及和相侮(反克)之不同。其治疗原则主要是抑强或扶弱，并侧重于制其强盛，以使虚弱者恢复元气。此外，在必要时，亦可在强盛之一方尚未发生相乘病变时，利用相克规律，预先加强被克者的力量，从而防止病情之传变。

抑强：主要适用于相乘或相侮病证。如肝气横逆犯胃或乘脾，出现肝胃不和或肝脾不调证，称为木亢乘土。治则应以疏肝、平肝之法为主。若由脾胃壅滞，影响及肝，而致肝气失于调达疏泄，形成土郁证，其治疗原则应以运脾和胃为主。总之，抑制其强，则被克者之机能自然易于恢复协调。

扶弱：主要适用于相克作用不及，或因虚而被相乘所产生的病证。如肝虚气郁，影响脾胃之健运，则称木不疏土，治则应以补肝和养肝为主，兼顾健脾之法。若木来乘土所致的肝脾不调或肝胃失和证，则应以扶土抑木或疏肝健脾法治疗。总之，扶其弱则有助于相互制约协调关系的恢复。

(3)抑强扶弱在临床上常用的治疗方法：①扶土抑木法，又称疏肝健脾法，是采用健脾疏肝药物治疗脾虚肝气亢逆证的一种方法。主要适用于脾虚肝郁证。②培土制水法，又称健脾利水法，是采用健温运脾阳或健脾益气药物，治疗水湿停聚病证的一种方法。主要适用于脾虚不运，或脾阳虚损，水湿泛滥证。③佐金平木法，又称清肺泻肝法，通过清肃肺气以抑制肝火亢盛证的一种治疗方法。主要适用于肝火亢逆，灼伤肺金，影响肺气清肃而致的“木火刑金”证。④泻南补北法，又称泻火补肾法、滋阴降火法，指通过泻心火、补肾水以交通心肾的一种治疗方法。主要适用于肾阴不足、心阳偏亢、水火失济、心肾不交之证。

3.指导药物的选用

中药有不同的气味和颜色，以气味辨，有酸、苦、甘、辛、咸五味；以颜色分，有青、赤、黄、白、黑五色。药物的五色和五味都是以其天然色味为基础，以它们的不同性能与归经为依据，按照五行归属来确定的。反过来又可根据药物的色味来选择药物。如青色入肝，赤色入心，黄色入脾，白色入肺，黑色入肾；酸味养肝，苦味泻心，甘味补脾，辛味宣肺，咸味益肾。

第三节　藏象学说

藏象学说是研究人体各脏腑的形态结构、生理功能、病理变化，以及脏腑之间，脏腑与精、气、血、津液，脏腑与形体官窍，脏腑与自然环境之间关系的学说。它是中医学特有的研究人体生理、病理的理论，也是中医学理论体系的重要组成部分，对疾病的诊断和防治具有重要的指导意义。

早在春秋战国时期，古人对人体脏腑的形态已有了初步的认识，并应用于医疗实践，到了《黄帝内经》时期，对人体解剖结构已有了进一步认识。如《灵枢·经水》说："若夫八尺之士，皮肉在此，外可度量切循而得之，其死可解剖而视之。"足见，藏象学说中所指的五脏五腑(除脾)，就是人体内的脏器。与现代医学不同之处主要在于对脏腑生理功能和病理变化的认识。

藏象学说是透过人体外部神、色、形、态的变化，来认识、研究人体内在脏腑的生理功能、病理变化及其相互之间的关系。它是我国历代医学家在对人体解剖初步认识的基础上，在阴阳五行学说的指导下形成的理论，是中医学理论体系中极其重要的组成部分。

近代有不少学者，将"藏象学说"称为"脏腑学说"，这与藏象的内涵完全不同，是带有西医观点的诠释。藏象学说以"有诸内，必形诸外"的观点来辨认疾病在脏腑或经络的部位、性质，以及机体对疾病的反应性。如肝开窍于目，主筋，其华在爪，在液为泪，在情志变化上为怒。这就是藏象学说的内涵，而用脏腑学说就无法解释五脏与体表、形体及情志方面的内在联系。因此，还是以"藏象学说"命名为宜。

一、藏象学说的主要内容和特点

(一)藏象学说的主要内容

藏象学说研究的对象包括脏腑、经络等组织器官，以及人体精、气、血、津液、神。脏腑是内脏的总称。按其生理功能特点可分为 3 类：①五脏，即肝、心、脾、肺、肾；②五腑(传统称为六腑，有学者认为三焦是无形的，它并非是腑，而是阐述人体气化功能的学说)，即胆、小肠、胃、大肠、膀胱；③奇恒之腑，即脑、髓、骨、脉、女子胞。五脏的生理功能主要是化生和贮藏精气；五腑的生理功能主要是收纳和腐熟、传化水谷。正如《灵枢·本藏篇》所说："五脏者，所以藏精神血气魂魄者也；六腑者，所以化水谷而行津液者也”。《素问・五藏别论》说：“所谓五脏者，藏精气而不泻也，故满而不能实；六腑者，传化物而不藏，故实而不能满也。”这是脏腑功能的区别。脑、髓、骨、脉、女子胞在形态上类似传化物的腑，但生理功能上却具有脏的贮藏精气的功能。所以古人将其称为“奇恒之腑”。

精、气、血、津液是构成人体的最基本物质，是脏腑功能活动的物质基础。神是生命活动的外在表现。它们都是脏腑生理功能的产物，是人体生命活动的物质基础。因此，藏象学说的主要内容包括两大部分：一是阐述各脏腑组织器官的生理功能、病理变化及其相互之间的关系；二是阐述精、气、血、津液的生理功能、病理变化及其相互关系。

(二)藏象学说的特点

藏象学说认为，人体各组织器官之间在形态结构上不可分割，在生理功能上相互协调，在气血灌注上相互补充，在病理变化上相互影响，构成为一个高级、复杂的有机生命整体。

1.形成以五脏为核心的整体观

藏象学说以五脏为核心，通过经脉的联络和气血的灌注，内联五腑，外联形体、官窍、四肢百骸等全身组织器官，将人体组成一个完整的有机体。五脏与五腑，一阴一阳，相为表里，各有外候，与形体五官各有特定的联系。如肝与胆相表里，是由于足厥阴肝经与足少阳胆经相互络属于肝、胆之间。故肝胆之病，其临床表现亦多相似。肝开窍于目，主筋，其华在爪，在液为泪，在情志变化上表现为怒。肝与其他四脏之间，亦是相互滋生，相互制约，形成一个有机的整体。

2.构成人体解剖、生理、病理学的紧密结合

藏象学说中的脏腑是概括了人体某一系统的生理和病理学概念。如肾藏精，主生长、发育与生殖，主水，主纳气，主骨、生髓，通于脑，其华在发，开窍于耳及二阴，在志为恐，在液为唾，与膀胱相为表里等，构成一个肾系系统。肾一旦患病，便会出现生长发育迟缓、阳痿或不育、水肿、气喘、骨软无力、头晕健忘、发白早脱、耳鸣耳聋、二便失常等症候。临床上出现的这些症候，从肾论治常会收到好的疗效，印证了肾的上述生理功能。

藏象学说中的肝、心、脾、肺、肾，虽与现代医学脏器名称相同，但在生理、病理的内涵上却不完全相同，这是由于五脏在中医学里不单纯是一个解剖学概念，更重要的是一个生理或病理学概念，也是一个多功能的单位。中医学中的一个脏的功能，往往涉及好几个现代医学脏器的功能；一个现代医学脏器的功能，往往分散在好几个中医脏腑的功能之中。例如心，除了代表解剖学上的实体心脏

主血脉外，还包括一部分神经系统，尤其是大脑方面的某些功能，所以藏象学说中的“心”，不能完全和现代医学解剖学的心等同起来。

3.指导辨证论治的理论基础

由于脏腑本身是一个解剖、生理、病理学相结合的体系，所以藏象学说就成为临床辨证论治的理论基础。中医学各种辩证方法的最终定位都要落实到脏腑的病理变化上，论治也就在于改善脏腑的病理改变。例如患者表现腰酸冷痛，畏寒肢冷，神疲乏力，性欲减退，夜尿清长，舌淡苔白，脉沉细无力。这是因为腰为肾之府，肾阳虚衰，不能温养筋骨，故腰酸冷痛；元阳不足，失于温煦，则畏寒肢冷；阳虚机体功能低下，故神疲乏力，性欲减退；阳虚无力运行气血，血脉不充，故舌淡苔白，脉沉细无力。综合分析，上述患者病位在肾，病性属阳虚、属寒，辨证为肾阳虚寒证，治以温补肾阳，药用桂附地黄丸加减。

二、脏腑的生理功能

（一）五脏

1.肝

肝的生理特性是主疏泄，恶抑郁而喜条达，故有“刚脏”之称。胆附于肝，足厥阴肝经与足少阳胆经相互络属于肝与胆，互为表里。肝在五行中属木，为阴中之阳，与自然界春气相通应。可见中医学的肝是一个多功能的脏器，涉及现代医学的肝脏及神经、血液循环、内分泌等系统的部分功能。

(1)肝的生理特性：肝主升发主要指肝气以“升散”“宣发”为主的气机运行特点。肝在五行中属木，在季节为春，肝就像春天的树木一样，具有充满生机、升发生长的特性。人体气机的升降出入运动具体体现在脏腑经络的各种功能活动中，其中肝对气机的影响最大，主要表现为升发、疏通的作用。肝的升发功能正常，则疏泄、调畅气机、促进消化、调畅情志、调节血量等功能正常。若肝的升发作用太过，则易化火、上逆、亢动、生风，而导致肝火上炎、肝阳上亢、肝风内动等病理变化，临床上常常看见急躁易怒、头疼目赤、眩晕震颤等表现。这些都说明肝具有刚强躁急的特性，故古人有“肝主升、主动、为刚脏”之说，临床诊疗常从柔肝、滋肝或清降潜镇立法，遣方用药，以遂其升发之性。

(2)肝的生理功能：肝主疏泄，疏泄就是疏通、发泄、升发的意思。肝主疏泄是指肝具有疏通、畅达和升发的生理功能。肝的疏泄功能对于人体气机的通畅起着重要的调节作用。古人将肝的生理功能比喻为春天的树木调达舒畅，充满生机，有一种向上生发、不可压抑的特性。所以肝能疏通人体全身的气机，使气的升降出入运动协调平衡，人体才能保持健康。所以，肝的生理活动既不可亢奋太过，又不能阻遏抑郁，必须保持一种舒展、调达的状态，人才能心情愉快，气血调畅。

肝疏泄功能的具体表现：①调畅气机。肝的生理特性是升发、条达，对气机的疏通、畅达、升发是一个重要的因素，所以肝气的疏泄作用能使人体脏腑、经络之气运行通畅。肝的疏泄功能正常，则气机调畅，气血调和，经络通利，脏腑、器官等的活动也相应正常调和。若肝的疏泄功能失常，则可表现为“肝气郁结”和“肝气上逆”两种病理变化。②促进血液与津液的运行和输布。人体血液的运行和津液的输布，均有赖于气机的调畅，气机的调畅又有赖于肝的疏泄功能。所以说，肝的疏泄功能，能调畅气机，使全身脏腑经络之气运行畅达而有序，血液的循环畅达而无瘀。“气为血之帅”，气能运血，能推动血液在血脉中正常运行，畅达而无瘀滞。若肝的疏泄功能减退，就会导致血运不畅，血液瘀滞停积而为瘀血、癥积或肿块，妇女可出现经行不畅、月经后期、痛经、经闭等。若肝气上逆，迫血上涌，又可使血不循经，出现呕血、咯血、晕厥，或女子月经过多、崩漏不止等症。气能行津，气行则津布，因此肝的疏泄作用能促进津液的输布与代谢，使之无聚湿成水、生痰化饮之患。③促进脾胃的运化功能和胆汁的分泌排泄。脾主运化，胃主收纳，脾以升为健，胃以降为和。脾胃的消化吸收功能与肝的疏泄功能有密切的关系，因为肝的疏泄功能影响着脾胃的升降功能。肝的疏泄功能正常，脾胃的运化功能也就旺盛，消化能力增强。另一方面肝的疏泄功能还能调节胆汁的分泌与排泄，胆汁又可帮助脾胃对食物的消化吸收。可见，肝的疏泄功能是人体消化吸收功能的重要组成部分。临床上常见到由于肝的疏泄功能失常，导致脾胃升降失常。除见肝郁气结的症候外，还可出现脾气不升的眩晕、纳呆、腹胀、泄泻等肝脾不调的症候，又可出现胃气不降的呕逆、嗳气、胃脘胀痛等肝胃不和的症候。同时，由于肝的疏泄功能影响胆汁的排泄，所以肝气郁结即可导致胆汁排泄不畅或郁滞，可见目黄、口苦纳呆、胁肋疼痛，甚至出现黄疸。④调节人的精神情志。情志活动指人的情感和情绪的变化，是精神活动的一部分。人的精神情志活动除心所主外，与肝的疏泄功能亦密切相关，特别是人的情感变化与肝尤为密切。肝的疏泄功能正常，气机调畅，气血和调，则精神愉快，心情舒畅；肝的疏泄功能不及，肝气郁结，则精神抑郁，沉闷不乐，多愁善虑；肝的疏泄功能太过，肝阳上亢，则精神亢奋，烦躁易怒，失眠多梦。反之，人的情志变化也能影响肝的疏泄功能，如暴怒之后胸胁胀满、不思饮食等。故《素问·阴阳应象大论》有“怒伤肝”的说法。⑤疏泄男子精液与女子月经。男子排精、女子排卵是肾的封藏功能和肝的疏泄功能协同作用的结果。肝疏泄功能正常，则精液、卵子排泄通畅有度；肝失疏泄，则排精与排卵不畅或紊乱。肝的气机调畅又是女子月经能否正常的重要条件之一。肝疏泄功能正常，则月经周期正常，经行通畅；如肝疏泄功能不及，则月经周期紊乱，经行不畅、痛经。

肝主藏血：是指肝脏具有贮藏血液、调节血量和防止出血的功能。人体各部位的血液流量，常随着人体的活动、情绪的变化，以及外界因素的影响有所改变。当剧烈活动时，或情绪激动时，肝脏把所贮存的血液输出，以供全身的需要，这时血液的流量就会增加。而当休息、安静和情绪稳定时，部分血液便归藏于肝脏。所以《素问・五脏生成篇》王冰注释说："肝藏血，心行之，人动则血运于诸经，人静则血归于肝脏。"正是说明了肝脏具有贮藏血液、调节血量的功能。如果肝脏有病变，藏血功能失常，可致血液亏虚或血液妄行。如肝血不足，上不能滋养于目，外不能濡养于筋，就会出现双目干涩昏花，视物不清，或为夜盲；血不养筋，则筋脉拘挛，肢体麻木，屈伸不利；冲任脉虚衰，则妇女月经量少，甚至闭经。所以《素问・五脏生成篇》说："肝受血而能视，足受血而能步，掌受血而能握，指受血而能摄。"

人体血液的运行不仅需要心、肺之气的推动和脾气的统摄，而且还需要肝疏泄功能的协助，才能保持气机的调畅使血行不致瘀阻。肝疏泄功能正常，气机才能调达，气行则血行，说明肝的疏泄与藏血功能之间有着密切的联系。唐容川在《血证论・脏腑病机论》中说："肝属木，木气冲和调达，不致过郁，则血脉得畅"。若疏泄不及，肝郁气滞，则血也可随之而瘀，瘀血阻滞经脉，即可出现胸胁刺痛、经行不畅，甚或经闭、癥瘕，以及《血证论・血臌》所说的"蟹爪纹路"或"血丝缕"等症；若疏泄太过，气机紊乱，血不循经，就可出现衄血、呕血、吐血及妇女血崩等病症。

(3)肝在体合筋，其华在爪，在窍为目，在液为泪：筋是一种连接关节和肌肉，专司肢体运动的组织。《素问・五脏生成篇》说："诸筋者皆属于节"。筋的收缩、弛张，可使关节运动自如。筋司运动功能有赖于血的滋养。肝血充盈，筋得所养，关节运动灵活自如。如果肝的精血衰少，不能供给筋以充分的营养，则筋的活动力就会减退，出现手足震颤、肢体麻木、屈伸不利等表现。诚如《脉要精微论》所说的："膝者筋之府，屈伸不能，行则偻附，筋将惫矣"，若热邪劫伤精血，血不营筋而见四肢抽搐，甚则牙关紧闭、角弓反张，称为"肝风内动"。《素问・至真要大论》所说的："诸风掉眩，皆属于肝"，就是对肝筋病变的高度概括。

爪即爪甲，为筋之延续，故称"爪为筋之余"。肝血的盛衰可影响爪甲的荣枯。肝血充足，则筋力健壮，爪甲坚韧，红润光泽；肝血不足，爪甲薄软，变形脆裂。所以《素问·五脏生成篇》说："肝之合筋也，其荣爪也。"

肝"开窍于目"，其经脉又上连于目系。眼睛的视力有赖于肝气的疏泄和肝血的濡养。所以人的视觉正常，目光炯炯，能视万物，能辨五色，全赖于肝血濡养。《素问·五脏生成篇》说："肝受血而能视。"《灵枢·脉度》说："肝气通于目，肝和则目能辨五色矣。"由此可见，肝的生理功能正常与否，往往可从眼睛反映出来，如肝血不足，则视物不清，或为夜盲；肝阴不足，则双目干涩；肝经风热，可见目赤痒痛；肝火上炎，可见目赤多眵；肝阳上亢，可见头目眩晕；肝风内动，可见目斜上吊等。故临床所见之眼病，从治肝入手，常可收到显著效果。泪从目出，有濡润、保护眼睛的作用。若肝阴不足，泪液分泌减少，则双目干涩；若风火赤眼，肝经湿热，则迎风流泪，目眵增多。

(4)肝与情志的关系：人的情感、情绪的变化是精神活动的一部分，也是人的大脑对客观事物的反映。人的一切思维活动是在"心"的支配下进行的，但精神活动中的某些情志变化，如情绪的好坏(兴奋或抑郁)、愤怒等，又与肝的疏泄功能有关。因此，人的情志活动除了由"心"所主之外，与肝也有密切的关系。肝的疏泄功能正常，气机调顺舒畅，血液藏泄适度，脏腑功能协调，五志才能安和，心情方可舒畅，人的情绪就能轻松愉快。所以《素问·至真要大论》说："疏其气血，令其条达，而致和平。"由此可见，肝的疏泄功能正常，情志才能舒畅。肝的疏泄功能失常，就会引起情志的异常变化，甚至发生疾病。情志变化一般表现为太过和不及两方面，如果肝气疏泄不及，常呈抑郁状态，可见胸胁胀满，嗳气叹息，抑郁不乐，多疑善虑，甚至闷闷欲哭，或胸闷胁痛，咽中如有异物，不思饮食，月经不调等气机不畅的证候。如果肝气疏泄太过，常呈兴奋状态，可见急躁易怒、心烦失眠、头痛头晕、目赤胁痛，以及吐血、衄血。反之，情志变化也能影响肝的疏泄功能。故《素问·阴阳应象大论》有"怒伤肝"的说法。

2.心

心位于胸腔之中，两肺之间，膈膜之上，外有心包卫护，其形态圆而下尖，形似倒垂的未开莲花。其主要生理功能是主血脉，司血液循环；主神志，司人的精神、意识、思维活动。

手少阴心经与手太阳小肠经相互络属于心与小肠，互为表里。心在五行中属火，为阳中之阳，与自然界夏气相通应。

(1)心的生理特性：心为阳脏，在五行中属火，故又称"火脏"。说明心有主持阳气而恶热的生理特性。心之阳气不仅能兴奋精神，推动和鼓舞人的精神活动，而且还有温养全身的作用，能推动全身的血液循环，以维持人的生命活动，使其生机不息。如心阳不足，温煦鼓动无力，既可导致精神委顿，神思恍惚，又可因血脉瘀阻而影响全身其他脏腑气血运行。

以脏腑气机而言，在上者宜降，在下者宜升。心居膈上，心火必须下降于肾，温肾阳以制肾水之寒。如果心阳虚衰，不能下降以温肾水，就可致水寒不化；如果心火不降反升，就可致心火上炎，出现心火亢盛的种种病证。

(2)心的生理功能：①心主血脉是指心气有推动血液在脉管内运行，流注全身，发挥营养的作用。《素问・痿论》说："心主身之血脉。"明代医学家李梴《医学入门》说："人心动，则血行于诸经。"这些论述说明，心脏是全身血脉的总枢纽，血脉是血液运行的通道，血液通过心气的推动运行于周身。血液在脉管内能够运行不止，主要是靠心气的推动，周流不息，营养全身。如《素问・举痛论》说："经脉流行不止，环周不休。"心气充沛，血液充盈，脉道通畅，血液就能正常运行，周流不息，营养全身，呈现面色红润光泽，脉象缓和有力；若心气不足，心血亏虚，则脉道不畅，血脉空虚，常见心悸怔忡或心胸憋闷疼痛，唇舌青紫，脉象细涩或结代等症候。②心主神志又称主神明或藏神。心主神的生理功能包括两方面：一是指主宰人体的生命活动及其外在表现；二是指人的精神、意识、思维活动，亦即大脑的功能由心所主。③血液是神产生功能的主要物质基础。《灵枢・营卫生会》说："血者，神气也。"所以神的功能与心主血脉的功能密切相关。心的气血充盈，五脏五腑得到血的濡养，才能发挥正常的功能，表现出神志清晰，思维敏捷，精力充沛；若心的气血不足，则可出现心神不宁，失眠健忘，精神萎靡；血热扰心，则出现神志昏迷，谵语狂妄。

(3)心在体合脉，其华在面，在窍为舌，在液为汗。①心在体合脉，其华在面：是说人体全身的血脉均归属于心统摄。华是光彩的意思。由于人的头面部血脉极为丰富，所以面部的色泽便可反映出人体气血的功能是否正常，故谓"其华在面"。心气旺盛，心血充盈，则面部红润光泽；若心气不足，则面色㿠白、晦暗；心血亏虚，则见面色无华；心火亢盛，则见面色红赤；心脉瘀阻，则见面色青紫。②在窍为舌。《素问・阴阳应象大论》说："心主舌"，《千金要方・心脏方》说："舌者，心之官，故心气通于舌。"就是说"心气"与舌体相通，心直接支配舌的功能活动。心之所以能与舌窍相通，是因为通过经络的循行而联系起来的。如《灵枢・经脉》说："手少阴之别，循经入于心中，系舌本。"故舌的正常功能有赖于心主血脉和主神的功能。所以说"心开窍于舌""舌为心之苗"。若心的气血充足，则舌体红润灵活，味觉敏感，语言流利；若心的阳气不足，则舌质淡白胖嫩；若心血不足，则舌质淡红、瘦薄；心火上炎，则舌尖红，甚至生疮；若心血瘀阻，则舌质紫暗，或有瘀斑；若热入心包或痰迷心窍，则舌卷、舌强、语謇，甚或失语等症。③在液为汗：汗是津液通过阳气的蒸化后经汗孔排于体表的液体。“心在液为汗”的含义说明汗是津液的重要组成部分，血为心所主，所以说“汗血同源”“汗为心之液”。若汗出过多，耗伤心阴、心血，则见心悸、怔忡；若心气不足，卫表不固，则自汗多；若心阴虚弱，阳不敛阴，则可盗汗。

(4)心与情志的关系：心的生理功能与精神情志的“喜”有关。一般来说，喜乐愉悦属良性刺激，有益于心的功能。但喜乐过度，又可使心神涣散。若心主神志的功能过亢，则使人嬉笑不休，不足则使人易悲。

3.脾

脾在古医籍中没有实体解剖部位与形态的描绘，故后世争议颇多。有学者认为，中医学中的“脾”并非现代解剖学上的脾，而是泛指人体的整个消化系统，即由口腔—食管—胃—肝—胰—胆—小肠—大肠—直肠等整个消化系统。

脾的主要生理功能是主运化和主统血。脾胃同居中焦，是人体消化、吸收和输布营养物的重要藏象。

足太阴脾经与足阳明胃经相互属络于脾与胃，互为表里，脾在五行属土，为阴中之至阴。脾与长夏之气相应，旺于四时。由于脾胃是气血生化之源，为人体赖以生存的“后天之本”，故在藏象学说中占有重要的地位。

(1)脾的生理特性：脾的生理功能特点以上升为主，故说“脾气上升”，具体表现为主升清和升举内脏两方面。①主升清：脾居中焦，只有通过脾气的升运转输作用，才能将胃肠道吸收的水谷精微和水液等营养物质，上输于心、肺等脏，再通过心、肺、肝的作用化生为气血以营养濡润全身。所以人体营养物质的供应全赖于脾的升运转输作用。若脾气虚弱或脾为湿困，升运转输功能失常，水谷精微和水液的输布运化也就失常，气血的化生和输布障碍，各脏腑经络组织器官因得不到精、气、血、津液的滋润和濡养，就会产生各种各样的代谢失常的病证。②升举内脏：脾气上升能起到维持内脏位置的相对稳定、防止其下垂的作用。由于脾位于中焦，脾气主升，因而脾气上升，肌肉收缩有力，保障了内脏的正常位置。若脾气虚弱，升举无力，就会导致内脏下垂，如胃下垂、肾下垂、子宫脱垂、脱肛等。临床诊疗内脏下垂病证，常采用健脾升举法。

(2)脾的生理功能：运化功能是脾的主要功能之一，对人体十分重要。因为脾胃的消化与吸收功能正常，人体才能得到充分的营养，脏腑组织才能发挥正常的生理功能，化生精、气、血、津液，故中医学称脾胃为“气血生化之源”“后天之本”。脾的生理功能包括主运化和主统血两方面。

脾主运化：脾主运化功能主要体现在运化水谷精微和运化水液两部分。①运化水谷精微：脾有消化和吸收食物及转输精微的功能。食物经过胃的受纳和腐熟，被初步消化后，将食糜输送到小肠做进一步消化吸收，“泌别清浊”，并将精微部分通过脾气的升运和转输，将精、气、血、津液输送到全身，内养脏腑，外养四肢百骸、皮毛、筋肉。所以说，脾气的作用推动了胃和小肠的消化、吸收和转输功能。脾的运化功能健全，则能化生精、气、血、津液等，为人体提供足够的养分，机体才能发挥正常的生理功能。脾主运化的功能主要依赖于脾气的升运和转输功能。脾运化功能强健，饮食的消化、吸收和运送营养物质的功能才能旺盛，称为“脾气健运”；反之，“脾失健运”，则消化、吸收和运送营养物质的功能失常，便出现食少、纳呆、脘腹胀满、便溏，以致倦怠、消瘦及气血生化不足等症。②运化水液：脾不仅有运化水谷精微的功能，对水液亦有吸收、转输和代谢的功能。《素问·经脉别论》说：“饮入于胃，游溢精气，上输于脾。脾气散精，上归与肺，通调水道，下输膀胱，水精四布，五经并行。”指出饮水入胃后，经脾的吸收，将其中的“精气”（即津液）首先运送于肺，到达肺的水液，又分为清和浊两部分，将清的部分，经心气的推动，输布于全身以营养脏腑组织器官；将浊的部分，经肺的宣发作用输布于皮肤而为汗，又将浊的另一部分，经肺的肃降和通调作用，下归于肾。在肾中又将浊中之清者，经肾阳的气化又复归于肺，其浊中之浊者下输至膀胱而为尿液排出体外。可见，在人体水液的代谢、输布及平衡调节中，脾起了转输的主要作用。脾的运化功能直接影响到水液的代谢与输布，所以，脾气健运时，水液一般不易停滞；如果脾的运化功能减退，则水液就容易停滞而成为导致疾病的水湿之邪。日常生活中，久居湿地，或冒雨涉水，水湿之气侵犯人体时，若脾的功能正常，则侵入的水湿之邪通过脾的运化功能排出体外。反之，当脾的功能减退时，则水湿停滞而导致各种病变。如水湿凝聚而成痰饮；溢于肌肤，而成水肿；停于胃肠，而为泄泻。所以《素问·至真要大论》说：“诸湿肿满，皆属于脾”；《素问·阴阳应象大论》说：“湿胜则濡泻”。由此可见，脾有喜燥而恶湿的特性，所以，临床上对泄泻、痰饮、水肿等湿盛的病证，治疗上多采取健脾利湿的方法治疗，就是根据这一理论制订的。

脾主统血：脾统血是指脾有统摄和控制血液在脉管内运行，防止溢出脉外的功能。脾统血的功能主要是由于脾为气血生化之源，气能摄血。如沈月南《金匮要略注》中说：“五脏六腑之血，全赖脾气统摄。”清代唐容川《血证论·脏腑病机论》也说：“脾统血，血之运行上下，全赖于脾，脾阳虚，则不能统血。”气属阳，脾气健运，则气血充盈，气的统摄作用健全，血液不致外溢。如果脾气虚弱，脾的健运功能减退，脾的统血作用就会发生障碍，血液就容易溢出血脉之外而引起各种出血病证，如皮下出血、吐血、便血、尿血、崩漏等为多见。脾能统血，也能生血。脾生血和脾统血为脾的双重生理功能。若脾胃气虚，饮食减少，或脾失健运，化源不足，皆能导致血虚。清代武之望《济阴纲目・论心脾为经血主统》指出："血生于脾。"清代沈金鳌《杂病源流犀烛・诸血源流》也说："血生于脾，统于心，藏于肝，宣布于肺，根于肾，灌溉于一身，以入于脉。"说明脾生血的功能，在我国清代已经有所认识。

(3)脾在体合肉，主四肢。《素问・痿论》说："脾主身之肌肉。"《素问・至真要大论》又说："脾生肉。"脾之所以主肌肉，是因为脾主运化，为气血生化之源，全身的肌肉、四肢都要靠其来营养，所以说脾主肌肉、四肢。脾的运化功能旺盛，可将食物中的营养成分输送到全身肌肉中去，营养肌肉，则肌肉丰满、壮实，四肢强健有力。正如《素问集注・五脏生成篇》的注释说："脾主运化水谷之精，以生养肌肉，故主肉。"若脾的运化功能减退，不能正常吸收和运送营养物质，则肌肉消瘦、痿软，四肢倦怠无力，甚或痿废不用。所以《脾胃论・脾胃盛衰论》说："脾胃俱旺，则能食而肥；脾胃俱虚，则不能食而瘦"。清代黄元御《四圣心源・形体结聚》说："脾气盛则肌肉丰满而充实。"足见脾的运化功能健全与否，关系着肌肉的壮实与痿软。临床上常见一些慢性疾病患者，特别是患有慢性消化系统疾病的患者，常因营养不良，出现肌肉消瘦等症状，根据"脾主身之肌肉"的理论进行治疗，往往会取得一定的疗效。

人体的四肢同样需要气血的濡养，才能发挥其功能活动。脾气健运，输送营养充足，四肢肌肉丰满，指掌活动运用自如。故《素问・阴阳应象大论》说："清阳实四肢。"反之，若脾失健运，则清阳不布，气血不能濡养四肢，以致肌肉痿软，四肢倦怠无力。所以《素问・太阴阳明论》说："脾病而四肢不用何也？四肢皆禀气于胃，而不得至经，必因于脾，乃得禀也。今脾病不能为胃行其津液，四肢不得禀水谷气，气日以衰，脉道不利，筋骨肌肉，皆无气以生，故不用焉。"说明四肢活动的正常与否，与脾的运化水谷精微的功能密切相关，所以《素问・太阴阳明论》有"脾病而四肢不用"之说。

(4)脾开窍于口，其华在唇，在液为涎：口腔是消化道的门户，脾开窍于口，说明人的食欲、味觉均与脾的运化功能有关。脾气健运，人的食欲就旺盛，口味也就正常；脾失健运，则食欲不振，口淡乏味；湿邪困脾，则口腻、口甜；脾经有热，则口苦、口臭。

口唇的肌肉由脾所主，口唇的色泽能反映出脾主运化的功能状况。脾气健运，气血充足，营养良好，口唇红润光泽；脾失健运，气血虚少，营养不良，口唇淡白无华。所以《素问·五脏生成篇》说："脾之合肉也，其荣唇也。"说明脾的精气之所以能够反映于口唇，除了与脾主肌肉，其气通于口的功能有关外，还与脾胃经的经络循行于口唇有关。所以，临床上观察口唇的色泽变化，即可以测知脾胃的功能和病理变化。

(5)脾与情志的关系：思是思考、思虑。意是意识。它们都是人的思维活动，也是精神活动的一种表现。"脾主思""脾藏意"是说脾与人的精神活动有关。实际上，这是由于思维变化影响脾的生理功能的反应，古人有思虑伤脾的论点，就是根据《黄帝内经》的这些理论提出的。思虑过度或所思不遂可使人的气机结滞不畅，脾胃的运化和升降功能失常，出现不思饮食、脘腹胀闷，即所谓"思伤脾"的表现。正如《素问·举痛论》所说："思则心有所存，神有所归，气留而不行，故气结矣。"说明思虑的产生与"心"有关，但脾胃虚弱则是思虑过度导致的结果。

4.肺

肺的主要生理功能是主气司呼吸；主行水；肺朝百脉，主治节。肺易受外邪侵袭，不耐寒热燥湿诸邪之侵，故肺又有"娇脏"之称。手太阴肺经与手阳明大肠经相互属络于肺与大肠，互为表里。肺在五行中属金，为阳中之阴，与自然界秋气相通。

(1)肺的生理特点。①肺主宣发：肺主宣发主要体现在三方面，一是呼出体内浊气；二是将脾所转输来的津液和部分水谷精微上输至头面诸窍，外达全身皮毛肌腠；三是宣发卫气于皮毛肌腠，以温分肉、充皮肤，司开阖，将代谢后的津液化为汗液，并控制和调节汗液的排泄。正如《灵枢·决气篇》所说："上焦开发，宣五谷味，熏肤、充身、泽毛，若雾露之溉，是谓气"。这里所说的"上焦开发"，就是对肺的宣发功能作了具体说明。②肺主肃降：肺主肃降主要体现在三方面，一是吸入自然界之清气，并将其与谷气相融合成的宗气向下布散至脐下，以资元气；二是将脾转输至肺的津液及部分水谷精微向下向内布散于其他脏腑，以发挥濡润作用；三是将脏腑代谢后产生的浊液下输于肾和膀胱，成为尿液排出体外。

肺的宣发与肃降功能相辅相成，在生理上相互制约、相互为用，在病理上相互影响。宣发与肃降正常，则肺气出入通畅，呼吸调匀，保持人体内外气体的交换。如果两者功能失调就会发生呼吸功能障碍、水液代谢失常。临床即可出现呼吸短促、喘息、咳痰、胸闷等肺气上逆的症候，或津液停聚，形成痰饮，或为水肿等肺津不布的症候。

(2)肺的生理功能。

肺主气,司呼吸:肺主气包括主呼吸之气和主一身之气两方面的功能。①肺主呼吸之气是指肺通过一呼一吸的功能,吸入自然界的清气,呼出体内的浊气,吸清呼浊,吐故纳新,实现人体与外界环境之间的气体交换,以维持人体的生命活动。肺主呼吸的功能主要是由肺气的宣发与肃降作用来实现。肺气宣发,浊气得以呼出;肺气肃降,清气得以吸入。肺主气的功能正常,则气道通畅,呼吸均匀和调。如肺气不足,不仅会引起肺的呼吸功能减弱,而且也会影响宗气的生成,出现呼吸无力,或少气不足以息,以及声低气怯、身倦无力等气虚的症状。若一旦肺丧失呼吸功能,清气不能吸入,浊气不能呼出,宗气不能生成,随着呼吸的停止,人的生命也就终结。②肺主一身之气是由于肺与宗气的生成有密切的关系。人体通过呼吸运动,不仅把大自然的清气吸入于肺,而且还通过脾胃的消化吸收功能,把饮食物中的水谷精气,由脾上输于肺。清气与谷气在肺内结合,积聚胸中,便成为“宗气”。宗气上出喉咙,以促进呼吸功能;贯通心脉,以促进心主血液运行。这样肺就起到了主一身之气的作用。所以《素问・五脏生成篇》说:“诸气者,皆属于肺。”

肺主行水:指肺气的宣发和肃降作用能推动和调节人体的水液代谢。中医理论认为,肺主宣发,其性肃降,既可将津液布散于全身并司汗液的排泄,又能通调水道,使浊液下输于肾与膀胱,排出体外,以保持水液代谢的正常运行,故有“肺为水之上源”“肺主行水”的说法。肺对水液代谢的这种疏通、调节作用,称为“通调水道”。《素问・经脉别论》说:“饮入于胃,游溢精气,上输于脾,脾气散精,上归于肺,通调水道,下输膀胱。”这是对水液代谢过程的精辟概述。肺在水液代谢过程中起着重要作用,如肺受外邪侵袭,肺失宣发,则水液不能外达皮毛,或致腠理闭塞便会出现无汗或皮肤水肿等症。若肺失宣降,则水液停聚,生痰,成饮,甚则水肿。

肺朝百脉,主治节:①肺朝百脉是指人体全身的血液都通过百脉流经于肺,经肺的呼吸进行气体交换,然后再通过肺气宣降作用,将富有清气的血液通过百脉输送到全身。虽然血液的运行主要靠心气的推动,但尚需肺的呼吸调节功能的协助。正如《素问・经脉别论》所说:“脉气流经,经气归于肺,肺朝百脉,输精于皮毛。”故在生理上,肺气充沛,宗气旺盛,气机调畅,则血运正常;在病理上,若肺气壅塞,不能助心行血,则可导致血脉运行不畅,甚至血脉瘀阻,出现心悸胸闷,唇青舌紫等症候;反之,心气虚,心阳不振,心的血脉运行不畅,也能影响肺气的宣通，而出现咳嗽、气喘等症状。②肺主治节是指肺气具有治理调节肺本身及全身气、血、津液的作用。《素问·灵兰秘典论》说："肺者，相傅之官，治节出焉。"说明肺能辅佐心脏共同治理并调节人体的呼吸功能、血液循环和津液代谢。

(3)在体合皮，其华在毛，开窍于鼻：皮毛包括皮肤、汗腺、毫毛等，为一身之表，是人体抵御外邪侵袭的屏障。肺气主表，故合于皮毛。《素问·五脏生成论》说："肺之合皮也，其荣毛也。"说明肺与体表组织之间具有特殊联系。皮毛为一身外卫，靠肺布散的卫气以温养，所以《灵枢·经脉》说："太阴者(指手太阴肺)，行气温于皮毛者也。"肺主呼吸，而皮肤之汗孔也有散发气以调节呼吸的作用，故《素问·生气通天论》称汗孔为"气门"。由于生理上肺与皮毛密切联系，所以在病理上也常互相影响，如外邪侵袭，常由皮毛而犯肺，出现恶寒、发热、鼻塞、咳嗽甚则气喘等"肺气不宣"的证候。《素问·咳论》所说："皮毛者，肺之合也。皮毛先受邪气，邪气以从其合也。"既指出了此种病证的病理特点，肺气固则卫外固密，邪不易侵犯；肺气虚则卫外不固，易患感冒；又由于卫气与肺气的宣发有关，卫气司汗孔的开阖，所以卫气虚，肌表不固，则常自汗出。而肺卫闭实，又常见无汗的症状。至于外感发热，无汗而喘的表实证，治疗时应用解表发汗的方法，祛邪以从皮毛外出，汗出表解之后，就会热退喘平。这种治疗原则就是根据"皮毛者，肺之合"，以及《素问·阴阳应象大论》谓"其在表者，汗而发之"的理论而制订的。

肺开窍于鼻，鼻和喉是呼吸出入的通道和门户，外邪侵袭，多从鼻喉而入，所以有"鼻为肺之窍""喉为肺之门户"的说法。鼻和喉的通气、鼻的嗅觉及喉的发音，都是依赖肺气的作用。肺气和，呼吸畅，嗅觉也就灵敏，声音也就洪亮。所以《灵枢·脉度》说："肺气通于鼻，肺和则鼻能知臭香矣。"而且鼻又为邪气侵犯肺脏的主要门户，所以《素问·阴阳应象大论》说："在脏为肺，在窍为鼻"。若风寒袭肺，则鼻塞、嗅觉不灵；肺经有热，则鼻塞涕黄；邪热壅肺，可见气急鼻煽。临床上常把鼻的变化作为推断肺脏病变的依据之一，而鼻的疾病也常从肺脏进行治疗。喉咙是呼吸信道，肺之门户，也是发音的器官，故喉的通气与发音直接受肺气的影响，所以肺有病变时，往往可以引起声音嘶哑及喉部的病变。如外邪犯肺，肺气不宣，常可导致咽喉不利或失音。

(4)在志为忧(悲)，在液为涕：肺的功能与情志方面的忧、悲有关。因为忧伤和悲伤都会伤气，肺主气，气伤肺必伤。反之，肺气虚弱时，也易于产生忧伤、悲伤的情绪。在日常生活中常见一个人过度悲伤之后，常常出现气短、乏力的表现。也可能会见到患有肺病的人表现得悲痛哀伤。涕源于鼻，润泽鼻腔，肺有病变，可反映于鼻，如鼻塞，鼻流清涕；肺热，鼻涕黄浊；肺燥，鼻干少涕。

在五行中肺与秋同属于金，时令至秋，万物凋零，一片肃杀之气，使人触景生情，引发悲伤之感。情志不舒往往会产生抑郁病症，据调查显示，在秋冬之际，"抑郁症"的发病率约高达38%，秋季的自杀率也是全年中最高的，故称为"悲秋综合征"。研究发现，人脑的深部有一个内分泌腺叫"松果体"，这个腺体对阳光和黑暗非常敏感。夏季强烈的阳光可以抑制松果体的功能，使松果体激素分泌减少。立秋以后，白天渐短，日照减少，松果体开始分泌大量的松果体激素，这种激素能抑制甲状腺素和肾上腺素的分泌。当这两种激素在血液中的浓度降低时，人的精神也开始消沉，人就变得无精打采，善感之人更会愁肠满腹，所以秋冬之际，抑郁症发病率最高。

5.肾

肾位于腰部，脊柱两侧，左右各一。近年来，我国学者对"肾"的实质进行了一系列实验研究工作，初步认为中医五脏中的肾除了包括泌尿、生殖系统的功能之外，与神经、内分泌、免疫等系统均有密切关系。肾阳虚具有下丘脑-垂体-肾上腺皮质系统和下丘脑-垂体-性腺、甲状腺系统功能减退的表现。

(1)肾的生理特性：肾主蛰藏是肾的主要生理特性，是对肾藏精功能的高度概括，体现了肾的生理功能的主要特点。肾主藏精、主纳气、主生殖、主二便等功能，都是肾主蛰藏生理特性的具体体现，故称肾为"封藏之本"。肾主蛰藏则精气盈满，人体生机旺盛。若肾主封藏功能减退，则会表现为滑精喘息、遗尿，甚则小便失禁、多汗、大便滑脱不禁，以及女子带下不止、崩漏、滑胎等，这充分体现了肾主蛰藏生理特性的临床意义。

(2)肾的生理功能：肾的生理功能极为广泛，作用特殊，它包括了肾阴、肾阳两方面的作用，肾阴包括肾精，肾阳即命门之火。肾阴对人体各脏腑组织起着濡润和滋养的作用，为人体阴液的根本；肾阳对人体各脏腑组织起着温煦和生化的作用，为人体阳气的根本。肾阴、肾阳都是以肾藏的精气为物质基础的，与人体的生长、发育、生殖功能有密切关系。肾阴和肾阳在人体内互相滋生，相互制约，共同发挥调节人体水液代谢，促进人体生长、发育和生殖功能，以及壮骨、生髓、化血、充脑、润泽须发、开窍于耳及二阴等生理功能。

肾藏精：肾藏精是指肾具有贮存和封藏人体精气的功能。精是构成人体和维持人体生命活动的基本物质，是生命之源，是脏腑、形体、官窍功能活动的物质基础。肾所藏之精包括先天之精和后天之精两部分。先天之精禀受于父母，是构成生命的原始物质，具有促进生长、发育和生殖功能。如《灵枢·决气篇》说：

“两神相搏，合而成形，常先身生，是谓精。”这种精因其具有繁殖后代的作用，故又称为“生殖之精”。后天之精来源于脾胃化生的水谷之精微，通过心脉输布于全身，以营养脏腑、组织、五官、百骸，以维持人体生命活动，促进人体生长、发育。因为这种精是各脏腑产生功能活动必不可少的营养物质，故又称为“脏腑之精”。先天之精和后天之精是相互依赖，相互为用的。先天之精的充沛，必须得到后天之精的不断充养；而后天之精的化生，又必须依赖先天之精活力的资助。两者相辅相成，共同发挥促进人体生长、发育和生殖的功能。肾所藏之精，称为肾精。肾精所化之气，称为肾气。肾精与肾气互为体用，故常将两者合称为“肾之精气”。肾精属于肾阴，肾气属于肾阳。肾阴又称“元阴”“真阴”“真水”；肾阳又称“元阳”“真阳”“真火”。实际上肾阴和肾阳概括了肾脏生理功能的全部。肾的功能活动必须有肾精这种物质作为基础才能发挥作用，没有肾精这种物质，就无从产生功能活动，而功能活动又是化生肾精必不可少的动力。故肾精充足，肾气就旺盛；肾精不足，肾气也随之而衰减。所以古人认为肾为五脏之本。肾阴为人体阴液之源，肾阳为人体阳气之根，肾阴和肾阳又都是以肾精为物质基础的，两者在人体内相互依存，相互制约，形成一种对立的动态平衡，以维持人体正常的生理活动。正如《素问·生气通天论》所说：“阴平阳秘，精神乃治。阴阳离决，精气乃绝。”所以当人体的这一阴阳对立统一关系，一旦由于某种原因遭到破坏时，体内便产生阴阳偏胜或偏衰的病理变化，临床上就会出现肾阴虚、肾阳虚或肾阴阳两虚的一系列症候。肾阴虚既可出现肾精亏损所引起的腰膝酸软无力、头目眩晕、健忘失眠、舌红少津、脉细数等肾阴不足的证候，也可出现阴虚阳亢的潮热盗汗、头晕耳鸣，以及男子遗精、女子梦交等虚火妄动的表现。肾阳虚既可出现由于肾气不足，阳气衰减所引起的精神疲惫、腰膝冷痛、形寒肢冷、小便频数、舌淡胖大、有齿痕、苔白、脉沉弱等肾阳不足的证候，也可出现男子阳痿早泄、女子宫寒不孕等生殖功能减退的表现。由于肾阴虚和肾阳虚的本质都是肾的精气不足，同时两者之间又存在着相互制约、相互依存的内在联系，亦即“阴阳互根”的关系，因此，肾阴虚到一定程度时可累及肾阳，而肾阳虚到一定程度时，也可伤及肾阴，形成阴损及阳、阳损及阴的阴阳两虚证。

促进人体生长、发育和生殖功能：人的生殖功能，以及生长、发育和衰老过程均与肾所藏之精气的盛衰有密切关系。人从幼年开始，由于肾的精气逐渐充盛，便产生了更换乳齿等生理变化，发育到了青春期，由于肾的精气进一步旺盛，体内便产生了一种“天癸”的物质，于是男子就能产生精子，并能排精而可以育子，女子就能出现月经周期，并能排卵而可以妊娠。所以说“天癸”的产生，标志着男性和女性功能已经发育成熟，并有生殖能力。到了壮年，由于肾的精气更加充盛，人的发育到了顶峰阶段。40岁之后，肾的精气开始逐渐衰减，性机能和生殖能力也随之逐渐减退，进而丧失，形体也就逐渐衰老。这种发育、生长、成熟而至衰老的过程，从年龄上讲，男女是有一些差异的，一般女子较男子发育稍早，但衰老也较早。《黄帝内经》对人体的这种自然规律和肾之间的关系，作了精辟的论述，如《素问·上古天真论》说："女子七岁，肾气盛，齿更发长；二七而天癸至，任脉通，太冲脉盛，月事以时下，故有子；三七肾气平均，故真牙生而长极；四七筋骨坚，发长极，身体盛壮；五七阳明脉衰，面始焦，发始堕；六七三阳脉衰于上，面皆焦，发始白；七七任脉虚，太冲脉衰少，天癸竭，地道不通，故形坏而无子也。丈夫八岁肾气实，齿更发长；二八肾气盛，天癸至，精气溢泻，阴阳和，故能有子；三八肾气平均，筋骨劲强，故真牙生而长极；四八筋骨隆盛，肌肉满壮；五八肾气衰，发堕齿槁；六八阳气衰竭于上，面焦，发鬓须白；七八肝气衰，筋不能动，天癸竭，精少，肾脏衰，形体皆极；八八则齿发去。肾者主水，受五脏六腑之精而藏之，故五脏盛，乃能泻。今五脏皆衰，筋骨解惰，天癸尽矣。故发鬓白，身体重，行步不正而无子耳。"由此可见，性功能的成熟和减退，以及人体的生长、发育和衰老是肾气由盛而衰的结果，也说明肾气是代表人体内促进生长和发育的重要物质。而"天癸"又是直接与性机能和生殖功能的成熟有密切关系的一种物质。因此，在临床上常常可以看到，肾虚的人往往会出现一系列未老先衰的症状，如腰痛、脱发、耳鸣、牙齿松动、记忆力减退、性功能低下等。

调节人体水液代谢：肾主水液是指肾有主持和调节人体水液输布和排泄的功能。该功能主要是靠肾中阳气的作用来实现的。人体水液代谢包括两方面：一是将从饮食中所化生的津液（指人体正常水液），输送到全身去，以发挥补充血液容量和滋养五脏五腑的作用；二是把各脏腑利用后的水分（包括机体的代谢产物），变为汗和尿液，排出体外。这两方面的作用，必须在肾阳所产生的"气化"作用下才能完成。肾中阳气主持和调节人体水液代谢的主要方式是"升清降浊"。进入人体的水液通过胃的受纳，脾的运化，肺的宣降，三焦的通调，肾的气化，使清者上升于肺，输布于全身，以滋养脏腑、组织器官，这个过程称为"升清"；浊者经过肺的肃降，下注而归于肾，再经过肾的气化，使浊中之清者，升腾回流而发挥其营养作用，其浊中之浊者下注膀胱而排出体外，这个过程称为"降浊"。如此循环，以维持人体水液代谢的动态平衡。《素问·经脉别论》中说："饮入于胃，游溢精气，上输于脾，脾气散精，上归于肺，通调水道，下输膀胱，水精四布，五经并行。"正是古人对人体水液代谢的精辟论述。人体水液代谢是一个比较复杂的过程，是由多脏腑相互协调配合而进行的，除了肺、脾、肾、胃、小肠、大肠、三焦、膀胱之外，与肝气的疏泄和心气的推动也有一定关系，但其中以肺、脾、肾三脏关系更为密切。三脏之中又以肾的作用最为重要，因为肾中的阳气具有气化功能，它能升清降浊，以调节体内水液的输布和排泄。同时，肾之阳气为一身阳气之根，脾的运化，肺的宣降，三焦的通调，膀胱的开阖，无不依赖肾中阳气的作用，才能发挥正常的功能。所以，肾在维持人体水液代谢方面起着主导作用。如果肾的阳气不足，气化功能就会失常，升降就会紊乱，继而引起水液代谢的障碍而导致疾病。水肿一证，正是如此。所以《素问·水热穴论》中说："肾者胃之关也，关门不利，故聚水而从其类也，上下溢于皮肤，故为胕肿。胕肿者，聚水而生病也。"

肾主纳气：肾主纳气是指肾有摄纳肺气以助呼吸之功能。人体的呼吸功能虽为肺所主，但吸入之气，必须下纳于肾，才能保持呼吸均匀，气道通畅，故有"肺为气之主，肾为气之根"和"肺主呼气，肾主纳气"之理论，说明人体的呼吸功能是由肺、肾二脏共同完成的。由此可见，肺的呼吸功能需要肾的"纳气"作用协助，才能形成呼吸的出入升降运动。当肾中阳气充足，肺得其温养才能气道通畅，呼吸匀调，气体出纳正常。若肾中阳气不足，摄纳无权，气便不得归元而上浮，就会出现呼多吸少、动则气喘、呼吸困难等症。有学者于20世纪70年代初将中医肺、肾的这一关系，取名为"肺肾相关"理论，这一理论在防治慢性阻塞性肺病上有一定的指导意义。国内也有不少报道，对慢性支气管炎、阻塞性肺气肿和支气管哮喘，采取"发作时治肺，缓解时治肾"的治疗原则，取得了满意的疗效，远期疗效显著提高。这一事实也说明了"肾主纳气"是构成人体呼吸生理的重要一环。

(3)壮骨、生髓、充脑，其华在发：人体的骨骼有维持形体，保护脏器和支撑体重方面的作用。正如《灵枢·经脉》所说"骨为干"。骨、骨髓和脑的生成和功能，都与肾有密切的关系。骨的生长有赖于肾之精气的濡养。《素问·宣明五气篇》说："肾主骨。"《素问·阴阳应象大论》说："肾主骨髓。"《素问·六节脏象论》也说："肾者主蛰，封藏之本，精之处也，其华在发，其充在骨。"说明肾具有促进骨骼生长、发育的功能。骨中有髓，《素问·阴阳应象大论》说："肾生骨髓"，说明肾有促进骨髓生长的功能。髓上通于脑，脑为髓的汇聚之处，故《灵枢·海论》说："脑为髓之海"，《素问·五脏生成篇》也说："诸髓者，皆属于脑。"说明骨髓和脑髓都是由肾的精气化生而成，两者同属于一种物质，只是因分布部位不同，而有不同的名称，分布于脑者名脑髓，分布于骨中者名骨髓。

骨虽为肾所主，但又需要骨髓的滋养，《素问·痿论》说："髓者骨之充也"，说明肾藏精，精生髓，髓居于骨中，汇聚于脑，故"脑为髓之海"，滋养骨骼和大脑。

骨髓充盈，则能增进骨骼的坚强。可见骨、髓、脑三者在生理状态下是相互滋生的，但其根本仍在于肾。因此肾精充足，肾气旺盛，则骨髓生化有源，骨骼得髓之滋养，则坚韧有力，耐久立而强劳作。髓足则脑海充盈，聪敏而多智能。正如《灵枢·海论》所说："髓海有余，则轻劲多力，自过其度"，《素问·灵兰秘典论》也说："肾者作强之官，伎巧出焉。"说明人的精力充沛和聪敏智慧，均与肾所藏精气的盛衰有密切关系。肾精虚少，则骨髓生化乏源，形成如《素问·逆调论》所说的"肾不生精则髓不能满"。骨髓不足又会影响骨的生成，产生《素问·痿论》所说的"骨枯而髓减，发为骨痿"。髓不足则髓海虚，出现《灵枢·海论》所说的"髓海不足，则脑转耳鸣，胫酸眩冒，目无所见，懈怠安卧"症状。所以，临床上肾虚患者往往出现胫酸腿软、疲乏无力、头昏健忘、智力衰退等"髓海不足"的表现，临床上采用补肾益精的药物治疗，多能取得良好的效果。对骨折患者，采用补肾药物治疗，确能促进骨折的愈合。

中医学还认为，牙齿和骨同出一源，都是由肾的精气所化生，故有"齿为骨之余"之说，所以牙齿的生长和坚固，也依赖于肾精的充养。《素问·上古天真论》说："丈夫八岁肾气实，齿更发长""三八肾气平均，筋骨劲强，故真牙生而长极""四八筋骨隆盛，肌肉满壮""五八肾气衰，发堕齿槁"，说明牙齿的生长、更换与脱落，反映了肾脏精气由盛而衰的过程。故肾精充沛，牙齿坚固而不易脱落；肾精不足，牙齿易于松动而不坚，甚至早期脱落。临床上对肾虚而引起的牙齿松动，采用补肾之法治疗多能获效。

中医学还认为，毛发的生长与脱落、润泽与枯槁，也是反映肾的精气盛衰的一个标志。精与血是相互滋生的，精足则血旺，血旺则发茂而有光泽，故有"发为血之余"之称。发的营养来源于血，但其生机则根源于肾，故《素问·六节脏象论》有肾"其华在发"之说。青壮年肾气充沛，毛发光泽，老年人肾气虚衰毛发变白而脱落，一般来说这是人体正常发展规律，但临床所见未老先衰，头发枯萎、早脱、早白者，多责之于肾。

(4)在志为恐，在液为唾：肾与情志活动中的"恐"密切相关。恐是人感到威胁而尚无应对办法时的一种害怕情绪反应。恐与肾的关系也是古人通过长期生活观察得出的。由于肾藏精而位居下焦，肾精化为肾气之后，必须通过中上二焦，才能布散全身。人在恐惧状态下，上焦的气机闭塞不畅，精气不能上行，反而下走，使肾气不能正常布散，所以说"恐伤肾""恐则气下"。恐伤肾，可导致肾气不固，出现二便失禁。所以，一个人突然受到惊恐，可能会出现二便失禁。

人的唾液与涎同为口腔分泌的津液，只不过较黏稠者为唾(唾液)，较稀薄者为涎(口水)。唾液俗称“人参果”,为肾精所化,常吞咽唾液,可起到滋养肾精的作用;多唾或久唾,则耗伤肾精。

(5)肾与耳的关系:耳是听觉器官,听觉功能的灵敏与失聪,与肾之精气的盛衰有密切关系。《素问·阴阳应象大论》中提到肾“在窍为耳”。《灵枢·脉度》也说:“肾气通于耳,肾和则耳能闻五音矣。”清代王清任《医林改错》中解释说:“两耳通脑,所听之声归于脑。”这就说明,肾的精气充足,脑海充盈,听力才能灵敏。如果肾的精气不足,不能生髓充脑,脑海空虚,耳失其养,便出现耳鸣、耳聋等症。正如《海论》所说的:“髓海不足,则脑转耳鸣。”老年人由于肾精虚衰,故多见听力失聪,所以临床上常常把耳的听觉变化,作为推断肾气盛衰的一个标志。

(二)五腑

中医自古以来一直把脏腑称为“五脏六腑”,有学者认为六腑中的三焦并非一腑,而是一种讲人体气化的学说,即“三焦学说”。因为它是按人体五脏五腑所处的部位和功能做了一个区域划分,称上、中、下三焦。如上焦为膈肌以上的部位,包括心、肺;中焦为膈以下,脐以上部位,包括脾、胃、肝、胆;下焦为脐以下部位,包括肾、小肠、大肠、膀胱。从功能上来看,《素问·灵兰秘典论》说:“三焦者,决渎之官,水道出焉”,说明三焦的主要功能是疏通水道。分而论之,“上焦如雾”实际上就是心、肺运行气血、宣发精微物质的功能;“中焦如沤”实际上就是脾胃(肝)受纳、腐熟和运化水谷的功能;“下焦如渎”实际上就是肾、膀胱、大肠排泄尿液和粪便的功能。所以,三焦实际上是一个学说,是讲“气化作用”的学说。所以,不应作为“腑”列入脏腑之中。

五腑包括胆、胃、小肠、大肠、膀胱,其共同功能是受纳和腐熟水谷,传化精微,排泄糟粕。所以《素问·五脏别论》说:“六腑(应该是五腑)者传化物而不藏,故实而不能满也。”就是说五腑能将食物消化吸收,将其中的精微成分输入五脏,将糟粕排出体外,而不使其储留,故称“实而不能满”。同时古代医学家早就认识到人体的整个消化道,由唇齿开始,经食道、胃、小肠、大肠到肛门,共有 7 个门户,《难经》称为“七冲门”(即冲要的门户),并明确指出它的部位和各自的名称。如《难经·四十四难》说:“唇为飞门,齿为户门,会厌为吸门,胃为贲门,太仓下口为幽门,大肠小肠会为阑门,下极为魄门,故曰七冲门也”。“七冲门”的命名是有一定含义的,即在现代人体解剖学上,消化道中的某些交接处的名称,亦仍然沿用着《难经》中的命名,如贲门、幽门。

1.胆

胆位于右胁下,附于肝之短叶间,其形如囊,内藏胆汁。《难经·四十二难》

说:“胆在肝之短叶间,重三两三铢,盛精汁三合。”精汁即胆汁,味苦色黄,来源于肝,由水谷之精转化而来。肝与胆有经络互相络属,构成表里关系,故《灵枢·本藏》说:“肝合胆”。《灵枢·本输》也称:“胆者,中精之府。”胆的生理功能是主疏泄,助消化。古人将胆列入五腑之一,又为奇恒之腑,是因为胆具有腑的“传化物而不藏”的功能,但所藏之物并非糟粕,而为精纯的胆汁之故。

(1)主疏泄:肝与胆相表里,胆的生理功能与肝极为相似。胆气亦喜升发调达,主疏泄。肝与胆的疏泄功能正常,则人气机调顺,心情舒畅。若胆的升发太过,容易暴躁易怒,耳鸣耳聋,头痛口苦;胆的疏泄不及,胆气郁结,可产生胸胁胀满,情绪苦闷,善太息。足见胆的疏泄功能与肝的关系极为密切。

(2)助消化:胆汁依赖肝胆的疏泄作用,注入小肠,以助食物的消化,使脾胃的运化功能得以正常进行。肝胆的疏泄功能正常,胆汁排泄通畅,脾胃运化才能健旺。胆汁排泄不利,肝胆疏泄失常,就会影响到脾胃的消化、吸收功能,可见胸胁胀痛,厌食油腻,腹胀腹泻;胆汁外溢,可出现黄疸;胆汁上逆,泛吐黄绿苦水。

至于胆是否有主决断的作用,如《素问·灵兰秘典论》所说的:“胆者,中正之官,决断出焉。”所谓中正即公正、公平的意思,就是处事不偏不倚,有判断事物并作出决断的作用。有学者认为,对事物的决断属于思维范畴,与心的功能有关。古人之所以将“决断”的功能归之于胆,可能是因为受到“胆量”“胆怯”等人类语言和文字的影响。摘除了胆囊,受到影响的应该是人的消化功能,而不是将人变得优柔寡断。

2.胃

胃位于膈下,腹腔上部,上接食管,下通小肠。胃与食管相接处名贲门,与小肠相接处名幽门。胃分上、中、下部,上部名上脘,下部名下脘,上下脘之间名中脘,统称胃脘。我国古代医学家对胃的大小、形态、位置和重量等,已有较为详尽的记述。如《灵枢·肠胃》说:“胃纡曲屈,伸之长二尺六寸,大一尺五寸,径五寸。”

(1)主受纳水谷:由于胃有受纳水谷的功能,故称为“水谷之海”“仓廪之官”。饮食物进入胃中,在胃气的通降作用下,经过初步消化,变为食糜的这一过程,中医称为“腐熟”。《素问·经脉别论》说:“饮入于胃,游溢精气,上输于脾,脾气散精,上归于肺,通调水道,下输膀胱,水精四布,五经并行。”说明食物在胃中经过腐熟消化后,形成食糜,下传到小肠,其精微成分经脾的运化和肺气的宣发输送到全身,以营养五脏五腑、组织百骸。胃的这种受纳水谷的功能,主要取决于胃气的盛衰,胃气盛则善纳,反之,便不能盛受。李东垣称胃气为元气,他在《脾胃论·脾胃盛衰论》中说:“胃中元气盛,则能食而不伤,过时而不饥。脾胃俱旺,则能食而肥;脾胃俱虚,则不能食而瘦。”能食表示胃受纳的功能强。不能食是胃受纳功能减退的表现。胃的受纳和腐熟水谷的功能直接影响人体的营养来源,关系到脏腑的功能活动和生命的存亡,所以《灵枢·五味》说:“胃者,五脏六腑之海也”,《素问·玉机真藏论》也说:“五脏者,皆禀气于胃;胃者,五脏之本也。”

胃的受纳和腐熟水谷的功能正常,人体就健康;若受纳和腐熟水谷的功能失常,则会出现胃脘胀痛,纳呆厌食,嗳腐食臭,或多食善饥。可见,能食与不能食是胃受纳功能的具体反映,也就是胃中元气盛衰的具体表现。正因为胃经常盛受着水谷,故有“胃喜润而恶燥”之说。胃之喜润,是喜水谷而言。所恶之燥,是指水谷不足而干燥之意。所以《用药宜禁论》说:“人禀天之湿化而生胃也,胃之于湿,其名虽二,其实一也。湿能滋养于胃……胃之不足,惟湿物能滋养。”说明胃所喜之湿,是水谷湿物,而非水湿邪气。中医常说“有胃气则生,无胃气则死”,足见中医诊病对胃气是非常重视的,认为“人以胃气为本”,诊脉须察胃气的有无,治疗以保护胃气作为重要的原则。所谓“胃气”实际上就是指人体的消化、吸收功能。

(2)主通降:食物在胃中,经胃气腐熟之后,精微与糟粕各寻其清浊之道分别转输于各个脏腑。精微部分由脾输入各脏腑组织,发挥其营养作用;糟粕部分经大肠、肛门排出体外。所谓胃气主降,主要是指它的通降功能。所以胃气以降为和,以通为用,以保障水谷的不断下输和消化吸收。若胃失通降,不仅影响食欲,而且因浊气上逆而出现口臭,脘腹胀满或疼痛,大便秘结。若胃气上逆,则表现为恶心、呕吐、呃逆、嗳气。

3.小肠

小肠包括十二指肠、空肠和回肠,是机体对食物进行消化、吸收,下传其糟粕的重要脏器。

小肠上接胃之幽门,下口与大肠在阑门相连,是一个比较长的、呈迂曲回环叠积之状的管状器官。我国古代医学家在《灵枢·肠胃》和《难经·四十二难》中,对小肠的长短、形态、位置、重量等均有较详尽的记载。

小肠主要生理功能是受盛化物和泌别清浊。

(1)受盛化物:小肠接受胃所传下的食糜,进一步进行消化,将其中的精微物质吸收。故《素问·灵兰秘典论》说:“小肠者,受盛之官,化物出焉。”“化物”即消化之意,是指食物通过小肠内进一步消化、吸收,将其中的精微物质吸收,并将糟粕下输于大肠。若小肠受盛化物的功能失常,临床上便可出现腹胀、腹痛、腹泻、便溏等症。

(2)泌别清浊：即分清别浊。小肠在食物消化吸收的同时，进行分清别浊的工作，将饮食物中的精微成分吸收，将食物残渣下输至大肠，形成粪便，经肛门排出体外。将多余的水液经肾的气化渗入膀胱，形成尿液。正如明代张介宾注《素问·灵兰秘典论》所说的："小肠居胃之下，受盛胃中水谷而分清浊，水液由此而渗于前，糟粕由此而归于后，脾气化而上升，小肠化而下降，故曰化物出焉。"小肠泌别清浊的功能，与水液代谢有密切关系。《灵枢·经水》说："手太阳……内属小肠，而水道出焉。"说明小肠泌别清浊的过程也参与了水液代谢过程。小肠这一功能正常，水液和糟粕各走其道，则大小便正常。如果小肠这一功能失常，就会出现小便短赤，大便稀溏。

4.大肠

大肠位于腹中，其上口在阑门处与小肠相接，其下端连接肛门。大肠的上段称为"回肠"，包括西医解剖学中的回肠和结肠上段；下端称为"广肠"，包括乙状结肠和直肠。大肠的主要生理功能是传化糟粕和主津液。

(1)传化糟粕：大肠接受由小肠下传的食物渣滓，吸收其中多余的水分，使食物残渣形成粪便，经肛肠由肛门排出体外。故大肠被称为"传道之官"。正因为大肠主传导，及时而有规律地将水谷之糟粕由肛门排出体外，食物的消化才能"胃实而肠虚"，"肠实而胃虚"地正常进行。若大肠的功能失调，主要表现为传导失常和粪便的改变。大肠湿热，气机阻滞，可见腹痛下痢，里急后重；大肠实热，肠液干枯，可见便秘；大肠虚寒，水谷杂下，可见腹痛、肠鸣、泄泻。

大肠与肺有经络互相络属，构成表里关系。《灵枢·本藏》说："肺合大肠。"肺的生理功能正常，肺气充足，则大肠的传导功能亦通畅。否则，若肺气虚弱或肺气宣降失常，皆可导致大肠传导功能的失常，出现气虚便秘。肺合皮毛，若人突然身体受到寒冷刺激，就会立刻出现腹泻症状。这都与"肺合大肠"有关。

(2)主津液：所谓大肠主津液是指大肠接受由小肠下传的含有大量水液的食物残渣，将其中的水分吸收，其糟粕成为粪便，这种功能亦称为燥化作用。大肠吸收水液，参与体内的水液代谢，故说"大肠主津"。明代张介宾说："大肠与肺为表里，肺主气，而津液由于气化，故凡大肠之或泄或秘，皆津液所生之病，而主在大肠也。"说明大肠所主之津液，是由肺气所化，因此肺气不足，不能化津，或热结大肠，耗伤津液，均可造成大便或秘或泄的病变。若大肠虚寒，无力吸收水分，或传导太快，水分来不及吸收，则水与糟粕俱下，可出现肠鸣、腹痛、腹泻等症；若大肠实热，消烁津液，或传导过慢，水分吸收过多，大便津亏，肠道失润，又会导致便秘；若大肠湿热，则可见腹痛、泄泻或里急后重、下痢脓血。

5.膀胱

膀胱位于小腹部，主要功能是贮存和排泄尿液。人体的水液代谢是通过肺、脾、肾等脏的共同作用，将津液布散全身，发挥其滋养、濡润机体的作用。其代谢后的浊液下归于肾，经肾气的蒸腾、气化作用，再次升清降浊，清者复回流体内，重新参与水液代谢，浊者下输于膀胱，成为尿液，贮存起来，膀胱储存尿液到一定容量，便及时自主地排出体外。这种排尿功能的正常与否，取决于肾与膀胱的升降气化作用。若肾和膀胱的气化、固摄作用失常，则膀胱开合失权，既可出现小便不利或癃闭，又可出现尿频、遗尿、尿失禁等症。

（三）奇恒之腑

奇恒之腑包括脑、髓、骨、脉、胆、女子胞。之所以将这些器官称为“奇恒之腑”，是因为它们在形态上中空像腑，而在功能上则“藏精气而不泻”又像脏。为了既区别于腑，又区别于脏，故称“奇恒之腑”。髓、骨、脉、胆前已述及，这里仅对脑和女子胞做一介绍。

1.脑

脑位于颅内，由髓汇集而成，故《灵枢·海论》说：“脑为髓之海。”《素问·五脏生成篇》说：“诸髓者，皆属于脑。”对于脑的作用，《黄帝内经》中已有简要的说明。如《素问·脉要精微论》说：“头者，精明之府。”《灵枢·大惑论》指出：“目系上属于脑”。明代李时珍明确指出：“脑为元神之府。”汪昂《本草备要》说：“人之记性，皆在脑中。”清代王清任《医林改错》中则把思维、记忆、语言，以及视、听、嗅等感觉功能皆归于脑。《灵枢·海论》还指出：“髓海不足，则脑转耳鸣，胫酸眩冒，目无所见，懈怠安卧。”足见，我国古代医学家对脑的认识与近代医学对脑的认识基本相同。

脑的功能在脏象学说中主要归属于心，“心藏神”是心的主要功能之一。但又提出“五脏皆藏神”，即心藏神，主喜；肝藏魂，主怒；脾藏意，主思；肺藏魄，主悲；肾藏志，主恐。其中，特别是心、肝、肾与脑的关系更为密切。因为心主神明，五脏藏神都在心的统领和协调下而发挥作用；肝主疏泄，调节精神情志；肾藏精，精生髓，髓聚为脑。因此，对于精神、意识、思维、情志方面的病证，常以心为主，按照五脏来辨证论治。

2.女子胞

女子胞又称胞宫，即子宫，位于小腹中，有孕育胎儿和定期产生月经的作用。《素问·五脏别论》首先提出女子胞之名。明代张景岳《类经》注此云：“女子之胞，子宫是也，亦以出纳精气而成胎孕者为奇。”因为它具有主月经、孕育胎儿的作用，故把它列为奇恒之腑之一。

(1)主月经：女子胞和肾脏及冲、任二脉的关系最为密切，因为生殖机能由肾精所主，而冲、任二脉同起于胞中。当人发育到一定的年龄，肾中精气旺盛，冲、任二脉气血充足时，胞宫才能“月事以时下”，具备了生殖和孕育胎儿的功能。《素问·上古天真论》说：“女子……二七而天癸至，任脉通，太冲脉盛，月事以时下，故有子。”明确指出，女子到了14岁以后，由于肾中精气开始旺盛，任脉通，太冲脉盛，性器官发育成熟，月经来潮，就有了生育功能。到了40岁以后，由于肾中精气逐渐衰减，天癸渐竭，冲任二脉的气血也逐渐衰少，月经紊乱，而至绝经。此外，胞宫与心、肝、脾三脏亦有密切关系。因为月经的产生，胎儿的孕育，都有赖于血液。心主血，肝藏血，脾不但能统血而且又是血液生化之源，故当心、肝、脾三脏功能失调时，均可影响胞宫的正常功能而出现月经失调和不孕等疾病。故临床上见到妇女月经不调及胎孕等病证时，首先要考虑到肾及冲任二脉的病变，其次要分析心、肝、脾三脏的功能是否正常，治疗时应多从肝肾方面着手。

(2)孕育胎儿：月经正常来潮后，女子胞就具备了生殖和孕育胎儿的能力，受孕之后，女子胞就成为保护胎儿、孕育胎儿的主要器官。由于胎儿的孕育主要依赖气血的充养，所以正常妊娠与心、肝、脾、肾，以及冲、任二脉均有密切关系。

三、脏腑之间的相互关系

人体是一个完整的有机体，是由脏腑、经络、五官、百骸等组成。各脏腑之间，通过经络的联结作用，建立了不可分割的密切联系。中医学的藏象学说不但系统地阐述了脏腑各自的生理功能，而且认为这些生理功能的正常运行是脏腑之间相互依赖、相互配合、相互制约的结果。脏与脏、脏与腑之间在生理功能上互相联系、互相协作，在病理上又互相影响、传变，构成了一个有机的整体。

(一)脏与脏之间的相互关系

1.心与肺

心肺同居上焦，心主血脉，肺主气，朝百脉；心主行血，肺司呼吸。故心肺两脏是气血相互为用的关系。心血和肺气是相互依存的。血的运行虽为心所主，但必须依赖肺气的推动，而气的输布亦需要血的运载。气寓于血中，两者不可分离，故有“气为血之帅，血为气之母”之说。在病理上，若肺气虚弱，则血液运行迟滞，可出现胸闷气短、心悸、唇青、舌紫等心血瘀阻之症候。若心气不足或心阳不振，血脉运行不畅，也会影响肺的宣降功能，从而出现咳喘、气促、胸闷憋气等肺气上逆的症状。

2.心与脾

心主血脉，脾统血为气血生化之源。心与脾之间的关系主要表现在血液的生成和运行方面。心血赖于脾气健运以化生，而脾气的运化功能又赖于心血的滋养和心阳的推动。血液在脉管中正常循行，既赖于心气的推动，又靠脾气的统摄，使血行脉中而不致溢出脉外。在病理上，若脾气虚弱，运化失职，则心血的化生不足，可导致心血不足；脾不统血而使血液溢出脉外，亦可导致心血亏损。若心血不足，血虚无以滋养于脾，则可致脾气虚弱。思虑过度会影响脾的运化功能，运化失常亦会导致心血不足。以上情况均可出现心悸、失眠、腹胀、食少、倦怠、面色无华等症，中医称为“心脾两虚证”。

3.心与肝

心主血，肝藏血。心血充足，则肝有所藏，才能发挥其贮藏血液和调节血量的功能。心血充足，肝血亦旺，肝得阴血濡养，疏泄才能正常。反之，肝的疏泄功能正常，血行不致瘀滞，有助于心主血脉功能的正常进行。所以，心血不足和肝血亏虚常常可见心悸、失眠、面色苍白、视物昏花、月经量少而色淡等血虚病证。另外，心藏神，肝藏魂，肝主疏泄，心主神志，都与精神情志有关。故《灵枢·本神》说：“肝藏血，血舍魂，肝气虚则恐，实则怒……心藏脉，脉舍神，心气虚则悲，实则笑不休。”由此可知，在某些精神因素所致的疾病中，心烦失眠与急躁易怒等精神症状亦常同时并见。

4.心与肾

心为阳脏，位居于上，属火，其性易动；肾为阴脏，位居于下，属水，其性喜静；在生理状态下，心火下交于肾，使肾水不寒；肾水上济于心，使心阳不亢。如此心肾之阴阳、上下、水火之间，保持着相互制约、相互依赖的生理平衡。古代医家把这种心火下降，肾水上济的关系称为“心肾相交”或“水火既济”。在病理情况下，若心阳衰微，心火不能下温肾水，以致水寒不化，上凌于心，可出现心慌气短、水肿、不能平卧等“水气凌心”的证候。若肾水不足，不能上济于心，或肾阳不足，不能蒸化肾水，上济于心，皆可导致心阳独亢，出现心悸、怔忡、心烦、失眠、健忘、耳鸣等证候。心火独亢于上，还可出现口舌生疮、口干少津、五心烦热等“阴虚火旺”的证候。

心主血，肾藏精，精血之间又能互相滋生。所以，肾精亏损与心血不足亦常互为因果。肾藏精、生髓、充脑，脑为精髓所汇聚的元神之府。肾精亏损，则“髓海空虚”，便可出现神疲、健忘、眩晕、失眠、耳鸣、多梦等症。心主血脉而藏神，心血不足，亦常出现神疲、健忘、心悸、失眠、多梦等心神失常之症状。上述充分说明了心血和肾精在病理上互相影响的关系。

5.肺与脾

肺主气，司呼吸，脾主运化，为气血生化之源。肺与脾之间的关系，主要表现在气的生成和水液的代谢方面。肺吸入的清气与脾化生的水谷精气是构成宗气的主要物质基础。脾的运化功能有赖于肺气的宣发和肃降功能予以资助，而肺气的生成也离不开水谷精微的不断充养，故说：“脾为生气之源，肺为主气之枢。”肺的宣降和通调水道，有助于脾运化水液；脾转输水液于肺，不仅是肺通调水道的前提，而且是肺中津液的来源。若脾气虚损，常会导致肺气不足；脾失健运，水液停聚，则生痰、成饮，影响肺的宣降，可见咳喘、痰多。故《证治汇补・痰证》中说：“脾为生痰之源，肺为贮痰之器。”反之，肺病日久，可致脾的运化失常，或脾气虚弱，出现纳食不化、腹胀、便溏，甚至水肿。

6.肺与肝

肺居上焦，其气肃降；肝居中焦，其气升发。肺与肝的关系，主要表现在气血的调节和气机的升降方面。肝气主升，肺气主降，相互协调，是维持人体气机正常升降的重要环节。如肝气升发太过，或肺气肃降不及，则可气火上逆，出现咳逆上气，甚则咯血，称为“肝火犯肺”。相反，肺失清肃也可导致肝的疏泄不利，常在咳嗽的同时，出现胸胁胀痛、头晕头痛、面红目赤等症。

7.肺与肾

肾与肺的关系主要表现在水液代谢和呼吸功能两方面。肺主气，具有通调水道之功能，故为“水之上源”。肾主开阖，通过气化作用于膀胱。人体的水液代谢是一个多脏腑共同完成的复杂过程。进入人体的水液，通过胃的受纳、脾的运化、肺的宣降、三焦的通调、肾的气化，清者上升于肺，输布于全身，以滋养脏腑。浊者经过肺的肃降，下流而归于肾，再经过肾的气化，使浊中之清者，升腾回流于肺，再次输布于全身，浊中之浊者下注膀胱而排出体外。如此循环，以维持人体水液代谢的动态平衡。

在呼吸功能方面，肺主呼气，肾主纳气，两者共同完成呼吸的出入升降运动。人体的呼吸功能虽为肺所主，但吸入之气，必须下纳于肾，才能保持呼吸均匀，气道通畅，故有“肺为气之主，肾为气之根”和“肺主呼气，肾主纳气”之说，说明肾也参与了人体的呼吸生理。肾的纳气功能主要是靠肾中阳气的作用，吸入之气，经过肺的肃降，才能使之下纳于肾，两者相互协同以维持人体气机的出入升降功能。当肾中阳气充足，肺得其温养才能气道通畅，呼吸匀调，气体出纳正常。若肾阳不足，摄纳无权，气便不得归元而上逆，就会出现呼多吸少、动则气喘、呼吸困难等症。中医学中的这一“肺肾相关理论”，在防治慢性阻塞性肺疾病上确有一定的指导意义，应用得当必能收到良好的效果。国内许多学者对慢性支气管炎、阻塞性肺气肿和支气管哮喘采取“发作时治肺，缓解时治肾”的治疗方法，使这些疾病的远期疗效显著地提高。这一事实也说明“肾主纳气”是构成人体呼吸生理的重要一环。

8.肝与脾

肝主疏泄，脾主运化；肝藏血，脾生血、统血。肝与脾之间的关系主要表现在消化和血液两方面。

脾胃的升降运化有赖于肝气的疏泄，肝的功能正常，疏泄调畅，则脾胃升降正常，运化旺盛。若肝失疏泄，就会影响脾胃的升降、运化功能。临床常见有两种情况，一是肝气横逆，克伐脾脏，称为“肝脾不调”，常见胸胁胀满、食欲不振、腹胀便溏等症；二是肝气横逆、乘袭胃腑，称为“肝胃不和”，常见胸胁胀满疼痛、胃脘痛、呕恶、嗳气泛酸等症。反之，脾病亦可影响及肝。若脾虚不运，气血生化无源，或脾不统血，失血过多，均可导致肝血不足；若脾失健运，水湿内停，久蕴成热，湿热郁蒸，使肝胆疏泄不利，则可形成黄疸。总之，肝病可以传脾，脾病可以及肝，在临床上都是常见的病证。

9.肝与肾

肾藏精，肝藏血，肝血与肾精是相互滋养，相互滋生的。《张氏医通》说：“气不耗，归精于肾而为精；精不泄，归精于肝而化清血。”肝血充盛，血可化为精，则肾精充盛，精足又可化生血，故有“精血同源”之论。肝阴须依赖肾阴的滋养，肝的功能才能正常。肝肾同位于下焦，同属于相火，故有“肝肾同源”之说。在病理上，肝肾二脏的病变常互相影响，如肾精亏虚，可导致肝阴不足；肝阴不足，亦可引起肾精亏损。再如肾阴不足，可引起肝阴不足而导致的肝阳偏亢；肝火太盛，亦可下灼肾阴，导致肾阴不足，以上均为临床所常见。

10.肾与脾

肾为先天之本，脾为后天之本。脾的健运须借助于肾阳的温煦作用，才能充分吸收食物的营养成分，故有“脾阳根于肾阳”之说。肾主藏精，其精有先天与后天之分。先天之精禀受于父母，后天之精来自饮食，经过脾的健运化生而生成。

故《素问·上古天真论》中说："肾者主水，受五脏六腑之精而藏之。"这里所说的"五脏六腑之精"即后天之精。也就是说，肾所藏的先天之精，必须依赖脾所化生的后天之精的滋养，才能不断得到补充和完善。因此，在生理功能上，肾与脾是相互资助、相互促进的。在病理上亦常互相波及，例如肾阳不足，不能温煦脾阳，就会出现腹部冷痛、下利清谷或五更泄泻、水肿等症。若脾阳久虚，进而损及肾阳，除出现脾阳虚的上述症状外，还可见畏寒肢冷、腰酸腿软，或腰部冷痛，或见男子阳痿早泄遗精、女子不孕等肾阳虚症状。临床上见到以上两种情况，可统称为"脾肾阳虚"证。

(二)脏与腑之间的相互关系

1.肝与胆

胆附于肝，肝之经脉，属肝络胆，胆的经脉属胆络肝。胆汁来源于肝，故《东医宝鉴·内景篇》说："肝之余气，溢入于胆，聚而成精。"说明肝与胆相依为用。胆汁之所以能正常排泄和发挥其作用，有赖于肝的疏泄功能。反之，肝的疏泄失常，就会影响胆汁的分泌与排泄。胆汁排泄不畅，又会影响肝的疏泄。因此，肝胆的病症常常同时出现。临床上疏肝作用的药物，都有利胆的功效。

2.心与小肠

心的经脉属心络小肠，小肠的经脉属小肠络心。两者通过经脉的互相络属构成表里关系。在正常情况下，心阳下达布于小肠，则小肠"受盛化物""泌别清浊"的功能正常。在病理上表现较为突出的，如心火过盛，移热于小肠，便会影响小肠"泌别清浊"的功能，煎灼津液，引起尿少、尿赤、尿热、尿痛等小肠火热症状。反之，若小肠有热亦可循经上炎于心，可见心烦、舌赤、口舌生疮等症。故在临床治疗上述病症时，泻心火、利小便的药物常常并用。

3.脾与胃

脾与胃通过经脉的络属构成表里关系。脾与胃运纳协调，升降得宜，燥湿相济，共同完成食物的消化吸收和水谷精微的输布，故称脾胃为"后天之本""气血生化之源"。

脾主运化，胃主受纳，共同完成食物的消化、吸收及其精微的输布，以营养全身。脾气主升，胃气主降。脾气升清，使水谷之精微得以上输于脾；胃气下降，食物残渣才能得以下行而排出体外。同时，脾胃的升降功能也是人体气机上下升降的枢纽。脾为阴脏，喜燥恶湿；胃为阳腑，喜润恶燥。脾与胃燥湿相济，升降得宜，阴阳相合，两者相辅相成，人体食物的消化、吸收功能才能正常进行。在病变时，若脾脏受邪，运化失职，清阳不升，可影响胃的受纳与和降，出现食少、恶心、呕吐、腹胀痛等症。若胃腑受病，胃失和降，亦可影响脾的升清与运化，出现腹胀、泄泻等症。故《素问·阴阳应象大论》说："清气在下，则生飧泄；浊气在上，则生䐜胀。"在治疗上，治脾用药宜燥，治胃用药宜润。因此，临床常运用的健脾消导或醒脾和胃等脾胃同治的方法也就不难理解了。

4.肺与大肠

肺与大肠通过经络的相互络属而密切联系。大肠的传导作用依靠肺气的肃降。肺气的吸附和肃降亦与大肠的传导有关。肺气肃降正常，大肠传导如常，则粪便排出通畅。若肺气失于肃降，津液不能下达，可见大便困难；肺气虚弱，气虚推动无力，可见大便秘结，临床称"气虚便秘"；若气虚不能固摄则可见大便溏泄。若大肠实热积滞，腑气不通，则又可引起肺气宣降失常，而产生咳喘、胸满等症。

5.肾与膀胱

肾与膀胱通过经脉互相络属而互为表里。膀胱的贮尿和排尿功能，全依赖于肾的气化功能。肾气充足，则固摄有权，膀胱开阖有度，排尿功能才能正常。如果肾气不足，气化失常，固摄无权，则膀胱开阖失度，可出现小便不利或失禁、遗尿、尿频等症。故在临床上见到尿液潴留和排泄失常的病症，除膀胱本身外，多与肾气虚弱有关。老年人的尿失禁，亦多由肾气衰弱所引起。

（三）腑与腑之间的相互关系

五腑的主要功能是"传化物"。在食物的消化、吸收及废物的排泄等过程中，腑与腑之间亦相互联系，密切配合。

饮食入胃，经胃的腐熟和初步消化，下传于小肠。小肠进一步消化，胆排泄胆汁进入小肠以助消化。经过小肠分别清浊，清者为水谷精微和津液，经脾的转输，以营养全身；浊者为剩余的水液和食物残渣。水液经肾的气化，一部分渗入膀胱，形成尿液，再经肾和膀胱的气化，排出体外。进入大肠的糟粕，经燥化与传导作用而产生粪便，由肛门排出体外。在食物的消化、吸收和糟粕的排泄过程中还有赖于胆汁的输泄以助消化。由于五腑传化水谷，需要不断地受纳、消化、传导和排泄，宜通畅不宜留滞，故《素问·五脏别论》有"传化物而不藏""胃实而肠虚""肠实而胃虚"的论述。后世医家所谓"六腑以通为用"和"腑病以通为治"的理论，即根源于此。

在病理上，腑与腑之间亦可相互影响。如果胃有实热，消灼津液，可使大便燥结，大肠传导不利。大便燥结，便秘不行，亦可影响胃的和降，导致胃气上逆，出现呕恶、口臭、食欲不振等症。胆火炽盛，常可反胃，可见呕吐苦水。脾胃湿热，侵及肝胆，则使胆汁外溢，可见黄疸等病证。

四、精、气、血、津液、神及相互联系

精、气、血、津液是构成人体和维持人体生命活动的基本物质。这些物质的生成和代谢，有赖于脏腑经络及组织器官的生理活动，而脏腑经络及组织器官的生理活动又必须依靠气的推动和温煦，以及精、血、津液的滋养和濡润功能。因此，精、气、血、津液与脏腑经络及组织器官的生理和病理皆有密切的联系。神是人体生命活动的总体表现，也是精、气、血、津液旺盛与否的外在表现。精、气、血、津液旺盛，人才能表现出精神健朗，神志清晰，思维敏捷。

（一）精

精是具有生命活力的精微物质，也是构成人体和维持人体生命活力的基本物质。故《素问·金匮真言论》说："夫精者，身之本也。"指出精是生命的根本。凡人体内的一切具有支持生命活动及生殖机能的精微物质，统称为精。精分先天之精和后天之精。先天之精秉受于父母，是构成胚胎的原始物质，也称生殖之精；后天之精来源于饮食物所化生的水谷之精，是维持人体生命活动所必需的物质基础，故又称脏腑之精。就人体而言，精既是构成人体的基本物质，又是人体生长、发育、生育繁殖及脏腑组织器官功能活动的物质基础。在构成人体与营养人体的生命活动中，先天之精不断地依靠后天水谷精微的充养，乃得以滋养壮大，从而维持着生命的正常活动。先天之精和后天之精均藏于肾，成为肾精的重要组成部分，故《素问·上古天真论》有"肾受五脏六腑之精而藏之"的说法。由此可见，精在人体是非常重要的物质，是生命的基础，也是功能活动的源泉。人若精气充盈，五脏充盛，则身体强壮，精神健朗，抗病力强，不易招受病邪。《金匮真言论》说："夫精者，生之本也，故藏于精者，春不病温。"反之，若精气亏损，则身体虚弱，精神萎靡，抗病力弱，容易遭受病邪侵害。因此精的充沛与否，对人体正气有直接关系，精充则正气旺，精衰则正气弱。

（二）气

中医学认为，气是人体内活力很强的、运行不息的极其细微物质，是构成人体和维持人体生命活动的最基本物质。气运行不息，推动和调控着人体内的新陈代谢，维系着人体的生命进程。一旦气的运行停止，则意味着生命的终止。

1.气的生成和运动

(1)人体之气是由先天之气、后天水谷之气及自然界的清气，通过肺、脾、胃和肾等脏腑的协同作用而生成。先天之气来源于父母的生殖之精。人在出生之前，受之于父母的先天之精，化生先天之气，成为人体之气的根本。后天之气包

括水谷之气和自然界的清气。水谷之气来源于饮食物，饮食物被摄入人体后，经过脾胃的腐熟作用，化生为水谷精微，再通过心肺之气的布散，输布于全身，以维持脏腑组织的功能活动，成为人体气的主要部分。

(2)气的运动称为"气机"，气的运动有多种形式，可归纳为升、降、出、入 4 种基本形式。所谓升就是指气由下而上的运动；降是指气自上而下的运动；出是指气由内向外的运动；入是指气自外向内的运动。由于气的升、降、出、入运动，推动和激发着人体的各种生理功能，而且只有在脏腑、经络等组织器官的生理活动中，才能得到具体体现。如肺的呼吸功能，呼出浊气是出，吸入清气是入；肺气宣发为升，肃降为降；脾胃的消化功能，脾主升清，胃主降浊。虽然各个脏腑的生理活动形式有所侧重，但从整个机体的生理活动来看，气的升和降、出和入之间，必须协调平衡，只有这样，才能保持"气机调畅"。只有气机调畅，才能维持正常的生理功能。如肝、脾主升，肺、胃主降；心火下降，肾水蒸腾等。

2.气的功能

气对人体具有十分重要的作用，它既是构成人体的基本物质之一，又是推动脏腑功能活动的动力。分布于人体不同部位的气，有其各不相同的功能特点，概括起来有以下 5 个方面。

(1)推动作用：气是一种活力很强的精微物质，能激发和促进人体的生长发育，激发和促进各脏腑、经络等组织器官的生理功能，推动血的生成和运行，以及津液的生成、输布和排泄等。当气的推动作用减弱时，可影响人体的生长发育，出现生长发育迟缓或早衰；脏腑、经络等组织器官的生理功能减退，出现血液和津液生成不足，运行迟缓，输布、排泄障碍等病理变化。

(2)温煦作用：阳气气化产热是人体热量的来源。气能维持人体体温的相对恒定，维持人体各脏腑、经络、组织等正常生理活动，维持人体精、血、津液等液体物质正常的循行和代谢。若气的温煦作用减退，阳气不足，产热过少，则可见虚寒性病变，表现为畏寒喜暖、四肢不温，以及脏腑生理功能衰退、精血和津液代谢减弱等虚寒证。

(3)防御作用：人体的阳气旺盛，则肌腠固密，病邪无从入侵。相反，若阳气不能卫外，则腠理疏松，病邪得以随时入侵，正如《素问・评热病论》所说："邪之所凑，其气必虚"。若气的防御功能减弱，则易于受邪而患病，或患病后不易痊愈。

(4)固摄作用：固摄作用指气对血、津液、精液等液态物质有一种统摄、控制的作用。气能统摄血液，使其在脉中正常运行，不致溢出脉外；固摄汗液、尿液、唾液、胃液、肠液，使其有规律地分泌、排泄；固摄精液，防止其妄加排泄。因此，若气的固摄作用减弱，则可导致体内液态物质的大量丢失。例如，气不摄血可引起各种出血；气不摄津可引起自汗、多尿、小便失禁、流涎、泛吐清水、泄泻滑脱等；气不固精可以引起遗精、滑精、早泄等病症。

(5)气化作用：人体内精微物质的化生及其转化称为气化。精微物质的化生及精微物质转化为功能和废物，都是气的作用。气化作用主要表现在两方面：一是指精、气、血、津液的化生及其相互转化，即精气之间的相互化生；二是指脏腑的某种功能活动，以及体内代谢产物的产生和排泄，如尿液的产生和排泄是肾和膀胱的气化作用。如果机体的气化功能失常，则能影响到气、血、津液的新陈代谢，影响到汗液、尿液、糟粕的排泄，从而导致各种代谢异常的病变。所以说气化作用过程，实际上是体内物质代谢的过程，是物质转化和能量转化的过程。

3.气的分类

人体的气充沛于全身，由于来源、分布部位和功能特点的不同而有不同的名称。

(1)元气：又称“原气”“真气”，是人体最基本、最重要的气，是人体生命活动的原动力。元气有促进和调节人体生长发育、生殖，以及推动和调控各脏腑、经络、形体、官窍生理活动的作用。元气主要由肾中精气所化生，并依靠后天水谷精气的滋养不断充盛而成。元气的盛衰与先天禀赋及后天的营养，特别是肾和脾胃的功能有密切关系。元气发于肾，以三焦为通道，循行全身，内而五脏六腑，外而肌肤腠理，无处不到。人体各脏腑组织得到元气的激发，才能各自发挥其不同的功能。由此可见，元气充沛，脏腑组织功能健旺，身体健康而少病。若因先天禀赋不足，或后天失调，或久病损伤元气，则会出现元气虚弱，脏腑虚衰，机体抗病能力低下而易病。

(2)宗气：是由肺所吸入的清气与脾胃运化而来的水谷精气相结合而成。宗气的盛衰与肺、脾胃的功能密切相关。它的主要功能是促进肺的呼吸和推动血液的运行。如《灵枢·邪客》说：“宗气积于胸中，出于喉咙，以贯心脉，而行呼吸焉。”临床上凡语言、声音、呼吸的强弱，以及气血的运行，心搏的强弱和节律，肢体的活动和寒温等均与宗气的盛衰有关。

(3)营气：营气主要由脾胃运化的水谷精微所化生，是水谷之气中比较柔润，并富有营养的物质。它分布在血脉之中，是血液的重要组成部分。营气营运于全身而发挥其营养作用。故《素问·痹论》说：“营者，水谷之精气也，和调于五脏，洒陈于六腑，乃能入于脉也，故循脉上下，贯五脏，络六腑也。”由于营气存在于血液之中，对于血液的生成具有重要的催化作用，所以《灵枢·邪客》说："营气者，泌其津液，注之于脉，化以为血。"正因为营与血气有着如此密切的关系，故常常相提并论称为"营血"。

(4)卫气：卫有护卫、保卫之意。卫气是行于脉外而具有保卫作用的气。卫气与营气相对而言，属于阳，故又称"卫阳"。卫气来源于脾胃运化的水谷精微中剽悍滑利的部分，属于阳气之一。故《素问·痹论》说："卫者，水谷之悍气也。"卫气其性慓悍滑利，不受脉道的约束，行于经脉之外，外而肌腠皮毛，内而胸腹脏腑，布散全身。故卫气的主要功能是防御外邪入侵，温养机体全身，调节控制腠理的开阖和汗液的排泄。因此，卫气充盛则护卫肌表，不易招致外邪侵袭；卫气虚弱则常易于感受外邪而发病。卫气充足则可维持人体体温的相对恒定。若卫气虚亏则温煦之力减弱，易致风、寒、湿等阴邪乘虚侵袭肌表，出现阴盛的寒性病变。卫气能调节腠理的开阖和汗液的排泄，使机体维持相对恒定的体温，从而保证了机体内外环境之间的协调平衡。

(三)血

血即血液，是构成人体和维持人体生命活动的基本物质之一。脉是血液运行的管道，起着约束血液运行的作用，故又称为"血府"。如因某种原因，血液在脉中运行迟缓、涩滞，停积不行则成为瘀血。若血液在脉中运行受阻，或溢出脉外，便成为"离经之血"。离经之血若不能及时排出或消散，即变为瘀血。

1.血的生成

血液的生成主要来源于脾胃化生的水谷精微，如《灵枢·决气》说："中焦受气取汁，变化而赤是谓血。"由于脾胃接受食入的水谷，经腐熟消化之后，摄取其中的精微，成为血液生成的基本物质。水谷精微经脾的运化上输于肺，与肺吸入之清气结合，再通过心肺的气化作用，注之于脉，化而为血。另一方面，精和血的关系非常密切，它们可以相互转化。肾藏精，精生髓，精髓可以化血，诚如《张氏医通》所说："气不耗，归精于肾而为精，精不泄，归精于肝而化清血"。此即后世"精血同源"学说之由来。由此可知血的生成，是以水谷精微和精髓作为物质基础，通过脾、胃、肺、心、肾、营气的共同作用而完成的。

2.血的功能

血在气的推动下，内至五脏五腑，外达皮肉筋骨，循行全身，对全身组织器官起着营养和滋润作用。正由于血的营养作用，五脏五腑、四肢百骸才能发挥正常功能。正如《素问·五脏生成论》说："肝受血而能视，足受血而能步，掌受血而能握，指受血而能摄。"张介宾在此基础上对血的作用进行了更全面地说明。《景岳全书·血证》说:“凡为七窍之灵,为四肢之用,为筋骨之和,为肌肉之丰隆,以至滋脏腑,安神魂,润颜色,充营卫,津液得以通行,二阴得以调畅,凡形质所在,无非血之用也。是以人有此形,惟赖此血,故血衰则形萎,血败则形坏。而百骸表里之属,凡血亏之处,则必随所在而各见其偏废之病,倘至血脱,则形何以立?亡阴亡阳,其危一也。”同时,血又是神志活动的物质基础,故有“神为血气之性”之说。人的神志活动虽由心所主,但其功能的产生必须得到血的供养,血气充盛,血脉通畅,人才能神志清晰,精神健朗,思维敏捷。故《素问·八正神明论》说:“血气者,人之神。”《平人绝谷》说:“血脉和利,精神乃居。”都说明神志的产生是以血气为其物质基础的。

3.血的循行

血液循行于脉管之中,循环不已,流布全身,发挥其营养全身作用。血液的正常循行是心、肺、肝、脾共同作用的结果。①心主血脉,心气是推动血液运行的主要动力。②肺主气,又朝百脉,肺气与宗气的功能就是贯心脉以行气血,血液才能输布全身。③肝主藏血,具有贮藏血液和调节血量的功能。④脾主统血,血液的循行有赖于脾气的统摄,方能不溢于脉外。由此可见,血液的正常循行,是在多脏的相互配合下进行的。其中任何一脏的功能失调,都可以引起血行失常的病证。例如,心气不足,血运无力,进而可导致心血瘀阻证。肺气(或宗气)不足,则血行无力,可引起瘀血证。脾气虚不能统摄血液,可产生各种出血证。肝血不足,可见妇女月经量少,甚至闭经;肝气不调,疏泄失职,又可导致吐血、衄血及妇女崩漏等症。

(四)津液

津液是人体内各种正常水液的总称(包括各个脏腑组织器官内的液体及其正常的分泌物),是构成人体和维持人体生命活动的基本物质之一,是人体必不可缺的组织成分。

中医学认为,津和液是有区别的。它们虽然同属于水液,同源于饮食物,均有赖于脾胃所生成,但在性状、功能及其分布部位等方面又有区别。一般来说,津性质清稀,流动性大,主要布散于体表皮肤、肌肉和七窍,并能渗注于血脉,起滋润作用的,称为津液。性质较稠厚,流动性小,灌注于关节、脏腑、脑、髓等组织,起濡养作用的,称为液。由于津和液可以互补转化,所以在临床上津和液不再严格区分,而统称为“津液”。

1.津液的生成、输布与排泄

(1)津液的生成主要来源于饮食水谷,通过脾胃的腐熟和运化及有关脏腑的密切配合而形成。《素问·经脉别论》说："饮入于胃，游溢精气，上输于脾，脾气散精，上归于肺，通调水道，下输膀胱，水精四布，五经并行。"这是对津液的形成与输布的简要说明。饮食物在通过胃的"游溢精气"，小肠的"分清别浊"和大肠的"传导"过程中，吸收部分水分，其清者经脾的运化，即为津液。进入大肠的多余水分，经过重吸收，又化为津液。

(2)津液的排泄主要有 2 个途径：一部分是通过肺气的宣发功能，由肺呼出体外和化为汗液，经皮肤排出；一部分是经过肾的气化，膀胱的化为尿液，经尿道排出。

由此可见，津液的代谢有赖于多脏腑组织，尤以肺、脾、肾最为重要。若肺、脾、肾三脏功能失调，均可影响津液的生成、输布与排泄。津液代谢的平衡一旦受到破坏，临床上便会出现伤津、脱液等津液不足表现，或水湿、痰饮等津液输布或排泄障碍，引发水肿、腹水等水液停聚病症。

2.津液的主要生理功能

(1)滋润和濡养作用：滋润和濡养作用表现为布散于体表的津液能滋养皮毛和肌肉，渗入于体内的津液能润泽脏腑，输注于孔窍(如泪、涕、唾液等)的津液能润泽眼、耳、鼻、口等官窍，渗注于骨、脊、脑的津液能充养骨髓、脊髓和脑髓，流入关节的津液能滋润关节和滑利关节。

(2)补充血液容量作用：津液是血液的重要组成部分，与营气共同渗注于脉中，化生为血液，循环全身发挥滋润、濡养作用。《灵枢·邪客》说："营气者，泌其津液，注之于脉，化以为血。"说明津液和血液之间是相互渗透、相互为用的。津液有调节血液浓度的作用，当血液浓度增高时，津液就渗入脉中以稀释血液。《注解伤寒论·平脉法》说："水入于经，其血乃成"，就是指此而言。由于津和血互相渗透，所以当机体的津液亏乏时，血中之津液可以从脉中渗出以补充体液。汗是津液所化，所以大出血的患者不宜用汗法，汗出过多的患者亦不宜用耗伤血的药物。故《灵枢·营卫生会》说："夺血者无汗，夺汗者无血。"

(五)神

神有广义和狭义之分。广义的神是指人体的生命活动及其外在表现。如《素问·五常政大论》所说："根于中者，命曰神机，神去则机息；根于外者，命曰气立，气止则化绝。"这里所说的"神"，就是对人体生命活动的概括。狭义的神，是指人的精神活动，包括人的意识、思维、情志、感觉、智力等。这些神志活动虽各有区别，但总体主宰者是心。故《灵枢·本神》说："所以任物者，谓之心。"《素问·灵兰秘典论》说："心者，君主之官，神明出焉。"《灵枢·邪客》说："心者，五脏六腑之大主，精神之所舍也。"这里所说的"神明""神""精神"等，都是指心所主宰的神志，即人的精神、意识和思维活动。

1.神的生成

神在人的生命之初即产生了，如《灵枢·本神》说："两精相搏谓之神"。说明人一生下来，就有了本能活动，随着后天水谷精微的滋养，神的功能日趋完善。所以，《灵枢·平人绝谷》说："神者，水谷之精气也。"《素问·八正神明论》说："血气者，人之神。"这说明先天之精和后天水谷精气相结合是产生神(生命)的物质基础。

中医学认为，形神合一。形乃神之宅，神乃形之主。形存则神在，形亡则神灭。如《素问·上古天真论》说："形与神俱。"《灵枢·天年》说："百岁五脏皆虚，神气皆去，形骸独居而终矣。"

2.神的作用

神为心所主，总领各脏腑的功能活动。如《素问·灵兰秘典论》说："心者，君主之官也，神明出焉。"又说："主明则下安……主不明则十二官危。"古人所说的十二官，指五脏六腑和膻中。

人的精神活动对人体的健康有直接影响，七情和谐，精神内守，脏腑功能正常，人体健康。七情过激，气血失和，脏腑功能失调，易于患病。

神气的盛衰是反映人体生命活动和病理变化的重要指针。人体精气充沛，气血调和，血脉充盈，生命活动健壮，神气表现旺盛，可见精神健朗，面色红润光泽，双目炯炯有神；反之，精气不足，血脉空虚，脏腑功能失调，神气表现衰败，则见精神萎靡，面无光泽，目无神采。所以《素问·移情变气论》说："得神者昌，失神者亡。"因此，观察人的神气可以判断人体健康状况及病势的轻重安危，是望诊的重要内容。

(六)精、气、血、津液、神的相互关系

人体是一个有机的整体，精、气、血、津液、神之间相互依存，相互化生，相互制约。从人体生命活动来看，人体可分为形、神两大部分。精、气、血、津液属于"有形物质"，是人体内的精微物质，是产生一切功能活动和维持生命的物质基础。神属于"无形物质"，是人体生命活动的外在表现，包括精神、意识、思维活动，并产生于有形物质的基础上。现将它们之间的关系分述如下。

1.气与血的关系

气与血是构成人体的两大基本物质。《景岳全书·血证》说："人有阴阳，即为血气。阳主气，故气全则神旺；阴主血，故血盛而形强。人生所赖，唯斯而已。"气与血皆为水谷所化，气属阳，血属阴，两者不可分离。气具有推动、温煦的作用;血具有营养、滋润的作用。因此两者无论在生理或病理上都是相互依存,相互滋生,相互制约,相互影响的关系。

(1)气为血之帅,主要表现:①气能生血。从饮食物转化为水谷精微,再从水谷精微转化为营气和津液,营气和津液再转化为血,都离不开气和气化的作用。气足则血充,气虚则血虚。所以气虚常可以进一步导致血虚,而见气短、乏力、面色不华、头昏、眼花、心悸等气血两虚症候。临床治疗时常于补血药中,配以益气之品,就是取“气能生血”之义。清代吴鞠通《温病条辨·治血论》中说:“故善治血者,不求之有形之血,而求之无形之气。”《成方切用·独参汤》说:“盖有形之血不能速生,无形之气所当急固。”②气能行血。血的循行主要有赖于心气的推动,肺气的输布,肝气的疏泄。《血证论·阴阳水火气血论》说:“运血者即气。”气行则血行,气虚、气滞皆可引起血行不畅,甚至导致血瘀。故临床上治疗血瘀证时,常于活血化瘀药中配以补气药或行气药,才能获得较好的疗效。③气能摄血。“脾统血”,脾气有统摄血液的作用。脾气健旺,统摄功能正常,血液才能正常运行于脉络之中,而不致溢出脉外。若脾气虚弱,失去对血液的统摄作用,则会导致各种出行性疾病,称为“气不统血”或“脾不摄血”。治疗时必须用健脾益气的方法,方能达到止血的目的。

(2)血为气之母,主要表现:①血能载气。气存在于血液之中,血是气的载体,气必须依附于血。若气失去血的依附,则便浮散而无根。《医学真传·气血》说:“人之一身皆气血之所循行,气非血不和,血非气不运,故曰气主煦之,血主濡之。”《血证论·阴阳水火气血论》说:“守气者,即血。”都是说明气和血相辅相成的关系。所以,大出血时,往往气随血脱,急当益气固脱。②血能养气。气存血中,血以载气的同时,血不断为气的功能活动提供物质基础,使其不断得到补充,所以气不能离开血而存在。气与血相辅相成,两者的关系不可分割。所以周澂之《读医随笔·气能生血,血能藏气》说:“气充则血耗,血少则气散,相辅而成,不可偏者也。”

2.气与津液的关系

气属阳,津液属阴。津液的生成、输布与排泄主要依赖于气的升、降、出、入运动,离不开肺、脾、肾的气化功能。肺气的宣发、脾气的运化、肾阳的温化作用,保证了津液的生成、输布和排泄的正常运行。若气的功能障碍,则会影响津液的代谢而发生病变。若气化失职,则水液停留,或为痰饮,或为水肿。若气虚不固,开合失司,可引起自汗、多汗、多尿、遗尿,甚至小便失禁等津液代谢失常的病变。另外,气须依附血和津液而存在,津液损伤,也必然导致气的损伤。如大汗、大吐、剧烈腹泻，皆可导致“气随液脱”的亡阳证。水液停留，痰饮积聚，亦能阻碍气机的流畅，即所谓“水停则气阻”的病理变化。

3.津液与血的关系

津液与血都是水谷精微所化，两者相互渗透，相互转化，故有“津血同源”之称。它们又都是人体内液体状态的精微物质，营养、滋润是它们的共同功能。津液与血同属阴，在生理上津液是血液的重要组成部分，津液渗入脉中可以扩充血的容量，如《灵枢·痈疽》曰：“中焦出气，如露，上注溪谷而渗孙脉，津液和调，变化而赤为血。”反之，血液中清稀部分渗出脉外，即为津液。在病理情况下，如果失血过多，血管外的津液就会大量渗入于脉中，可导致脉外的津液不足，出现口渴、尿少、皮肤干燥，称为“耗血伤津”；津液大量耗损，不仅渗入脉中的津液不足，甚至血脉中的一部分津液还可渗出脉外，导致血脉空虚，称为“津枯血燥”。临床上治疗失血的病证，不宜使用发汗药；治疗大汗伤津的患者，不要用温燥耗血的药物。故《灵枢·营卫生会》说：“夺血者无汗，夺汗者无血。”《伤寒论》第八十六条云：“衄家，不可发汗，汗出必额上陷，脉急紧，直视不能眴，不得眠。”第八十七条云：“亡血家，不可发汗，发汗则寒栗而振。”以上都说明了津液与血的关系，并指出了在疾病过程中应当注意的事项。

4.精与气、血的关系

精能化气，气能生精，精与气相互滋生，相互依存。特别是肾精和肾气互生互化，互为体用，常合称为肾中精气，是构成人体生命活动的物质基础。若肾精不足，则可导致肾气虚；肾气虚，亦可引起肾精不足，在临床上常可出现腰痛、脱发、耳鸣、牙齿松动、记忆力减退、性功能低下等。

精能生血，血能化精，精与血相互滋生，相互转化，故有“精血同源”之称。血虚可致精亏，精亏也可导致血虚，形成精血亏损。

5.神与精、气、血、津液的关系

精、气、血、津液是神的物质基础，神是精、气、血、津液生理活动和病理变化的外在表现。产生神的物质基础充盛，则人精神活动正常，精力旺盛，思维敏捷；反之，精、气、血、津液化生不足，便可导致神的活动紊乱，精神失守，神气衰微。

五、三焦学说

自古以来中医把三焦列为六腑之一，但由于找不出与五脏相对应的表里关系，故又将三焦称为“孤腑”。六腑之中胆、小肠、胃、大肠、膀胱五腑均为有形之腑，唯独三焦是一个无形的概念。所以，历代医家对三焦的形体亦有许多争论。争论的焦点是有形和无形的问题。主张"有名无形"论述的医家,主要根据《难经・十八难》所说:"脏唯有五,腑独有六,何也?然,所以腑有六者,谓三焦也。有原气之别焉,主持诸气,有名而无形。"虽然它是有名无形,但都一致认为它有一定的功能。这种功能主要和命门相火、肾间动气联系起来,认为三焦只不过是一种元气而已,从而也就形成了"三焦气化"学说。主张"有名有形"论述的医家,主要是根据《灵枢・营卫生会》所说的:"上焦出于胃上口,并咽以上,贯膈而布胸中……;中焦亦并胃中,出上焦之后,……下焦者,别回肠,注于膀胱而渗入焉。"后世医家,如明代虞抟《医学正传・医学或问》谓"胸中肓膜之上,曰上焦;肓膜之下,脐之上,曰中焦;脐之下,曰下焦,总名曰三焦。"清代唐容川《血证论・脏腑病机论》称三焦"即人身上下内外相联之油膜也"。近代学者从形态学、生理学方面来认识三焦,如陆渊雷、章太炎认为是淋巴系统,有的认为是组织间隙等。

有学者认为,三焦既不能看作有形之腑,也不能列入五腑之中。它是古人根据脏腑所处的人体部位划分的 3 个区域,用气化学说阐述的 3 个区域内的脏腑生理功能和其相互联系。所以,它只是一种讲人体气化运行的学说,而不能作为一腑列入六腑之中。

(一)三焦学说的起源与形成

三焦学说起源于《黄帝内经》《难经》,书中将人体胸腹腔划分成 3 个生理、病理区域。横膈以上为上焦,横膈以下至脐为中焦,脐以下为下焦。如《灵枢・营卫生会》指出:"上焦出于胃上口,并咽以上,贯膈而布胸中""中焦亦并胃中""下焦者,别回肠,注于膀胱而渗入焉"。《难经・三十难》也说:"上焦者,在心下,下鬲,在胃上口""中焦者,在胃中脘,不上不下""下焦者,当膀胱上口"。足见,古人所说的三焦,实际上指的就是胸腔和腹腔。如明代张景岳注《灵枢・本输》中说:"盖即脏腑之外,躯体之内,包罗诸脏,一腔之大腑也。"至于三焦的功能,《黄帝内经》和《难经》已作了论述。如《灵枢・营卫生会》说:"上焦如雾,中焦如沤,下焦如渎。"《难经・三十一难》进一步指出上、中、下三焦在物质代谢过程中的不同作用,如上焦"主内而不出",中焦"主腐熟水谷",下焦"主分别清浊,主出而不内,以传导也"。说明,三焦的生理功能实际上就是所在脏腑的生理功能。如上焦包括心、肺的功能;中焦包括脾、胃和肝的功能;下焦包括肾、膀胱、小肠、大肠的功能。到了金元时期,温病学家将三焦学说应用于病理学上,特别是温病学派,对三焦病机的研究,更加广泛深入。如金元四大家之一的刘河间,不仅从多方面论述了外感、内伤疾病的三焦病机变化,还将三焦病变作为外感热病的分期,即上焦为初期,中焦为中期,下焦为后期。到了清代,逐步形成了以卫气营血和三焦病机为核心的温病学理论体系。如喻嘉言强调瘟疫的三焦病机定位，他在《尚论篇·驳正序例》中说："然从鼻从口所入之邪，必先注中焦，依次分布上下。"对温病学作出杰出贡献的叶天士，在创立卫气营血理论阐明温病病机的同时，并论及了三焦所属脏腑的病理变化及其治疗方法。继叶氏之后，著名温病学家吴鞠通，系统论述了三焦所属脏腑的病机及其相互传变的规律，同时依据病机确立了三焦辨证纲领并总结出了相应的治疗方药。至此，三焦病机学说臻于完善。

(二)三焦的生理功能

由于三焦纵贯于人体躯壳之内的上、中、下部，包罗诸脏腑，所以其生理功能和相应脏腑的生理功能是分不开的。

1.总司人体的气化功能

三焦有总领五脏五腑、营卫、经络、内外、上下之气的功能，五脏五腑的气化功能都是通过三焦来实现的。如《难经·三十一难》说："三焦者，水谷之道路，气之所终始也。"《三十八难》谓三焦"有原气之别焉，主持诸气"。《六十六难》说："三焦者，原气之别使也，主通行三气，经历于五脏六腑。"元气是人体的根本之气，它源出于肾，通过三焦而输布全身，推动脏腑气化功能，为人体生化动力之源泉。换言之，人体的元气是通过三焦而运行于全身，故称三焦为元气循行之通道。《中藏经·三焦虚实寒热证顺逆》说："三焦者，人之三元之气，号日中清之府，总领五脏六腑、营卫、经络、内外、左右、上下之气也。三焦通则内外左右上下皆通也，其于周身灌体，和内调外，营左养右，导上宣下，莫大于此者也。"

2.协助脏腑输布水谷精微、排泄废物

人体的饮食物，特别是水液的消化、输布与排泄，是由多脏腑参与共同完成的一个复杂的代谢过程，但都与三焦有关。

(1)上焦的功能。《灵枢·决气》说："上焦开发，宣五谷味，熏肤、充身、泽毛，若雾露之溉。"说明，上焦的功能是将水谷物中的精微，布散于人的全身，如同自然界的雾露一样喷灌大地。故曰"上焦如雾"。由此可见，上焦的功能实际上就是心、肺的运行气血与输布营养物质的功能。

(2)中焦的功能。《灵枢·营卫生会》说："中焦亦并胃中……此所受气者，泌糟粕，蒸津液，化其精微，上注于肺脉。"说明，中焦的功能主要是受纳腐熟水谷，泌别清浊，将水谷之精微转输于肺，将糟粕部分传输于下焦。故曰"中焦如沤"。可见，中焦的功能实际上就是脾、胃、肝受纳和腐熟及运化水谷的功能。

(3)下焦的功能。《灵枢·决气》说："下焦者，别回肠，注于膀胱，而渗入焉；故水谷者，常并居于胃中，成糟粕，而居下于大肠，而成下焦，渗而俱下，济泌别汁，循下焦而渗入膀胱焉。”这是对下焦功能和气化过程的概括。故曰“下焦如渎”。可见，下焦的功能实际上就是大肠、肾和膀胱的功能。

由上可见，三焦对于水谷的作用，实际上概括了食物在体内消化、吸收及其精微的输布和废物排泄的整个代谢过程，是脾、胃、心、肺、大肠、小肠、肾和膀胱等脏腑共同作用的结果。

3.疏通水道，运行水液

三焦是人体内水液运行的通道。《素问·灵兰秘典论》说：“三焦者，决渎之官，水道出焉。”所谓“决渎”即疏通水道的意思，说明三焦的生理功能是疏通水道，运行水液。人体水液代谢是由多脏腑相互协调配合共同完成的一个比较复杂的过程，其中胃的受纳，脾的运化，肺的宣降，肝的疏泄，心气的推动，肾与膀胱的气化，使清者上腾于肺，输布于全身，以滋养脏腑、组织、百骸。浊者再经过肺的肃降，下流归于肾，再经过肾的气化，使浊中之清者，升腾回流发挥其营养作用，其浊中之浊者下注膀胱而排出体外。如此循环，以维持人体水液代谢的动态平衡。《素问·经脉别论》说：“饮入于胃，游溢精气，上输于脾，脾气散精，上归于肺，通调水道，下输膀胱，水精四布，五经并行。”正是古人对人体水液代谢过程的简要说明。

第四节　经络学说

经络学说是中医学理论的重要组成部分，是研究人体经络系统的生理功能、病理变化及其与脏腑之间相互关系的学说。如《灵枢·经别》中说：“夫十二经脉者，人之所以生，病之所以成，人之所以治，病之所以起，学之所始，工之所止也，粗之所易，上之所难也。”明代喻嘉言《医门法律》也说：“凡治病不明脏腑经络，开口动手便错。”从以上记载就可以看出经络学说的重要性。它与阴阳五行学说、藏象学说、气血津液学说等组成了中医学独特的理论体系。

一、经络的含义

经络是人体运行气血、联络脏腑、沟通内外、贯穿上下的径路，包括经脉和络脉两部分。“经”是路径的意思，是经络系统的主干。“络”有网络的含义，是经脉别出的分支。两者在体内的循行方向和分布深浅各不相同。从经络循行的走向来看，经脉是直行的干线，络脉是横行的分支。从经络分布的深浅来看，经分布在较深部位，而络分布在较浅部位。经络内属于脏腑，外络于肢节，沟通于脏腑和体表之间，把人体的五脏五腑、四肢百骸、五官九窍、皮肉筋脉等组织器官构成一个统一的有机整体，使人体各部位的功能活动保持相对的协调和平衡。

二、经络学说的主要内容

经络系统是由经脉和络脉组成的，其中经脉包括十二经脉和奇经八脉，以及附属于十二经脉的十二经别、十二经筋、十二皮部。络脉包括十五络、浮络、孙络等。十二经脉是手三阴经（肺、心包、心），手三阳经（大肠、三焦、小肠），足三阴经（脾、肝、肾），足三阳经（胃、胆、膀胱）的总称，是经络系统的主体，故又称为“十二正经”。奇经八脉包括督脉、任脉、冲脉、带脉、阴跷脉、阳跷脉、阴维脉、阳维脉。十二经别是从十二经脉所别出的，所以称为别出的正经，其主要是对十二经脉起着离、合、出、入于表里经之间，加强表里两经的联系，有濡养脏腑的作用。十二经筋是十二经脉之气结聚散络于筋肉关节的体系，其主要作用是约束骨骼，利于关节的屈伸活动，以保持人体正常的运动功能。十二皮部是十二经脉在体表一定皮肤部位的反应区，居于人体最外层，所以是机体的卫外屏障。络脉方面，以十五络脉为主，可以加强表里阴阳两经的联系与调节。络脉中浮行于浅表部位的称为“浮络”。络脉中最细小的分支称为“孙络”，遍布全身，难以计数。

三、十四经的分布与循行部位及主治病症

（一）十四经的分布

十四经包括隶属于脏腑的十二经脉和前后正中线的任脉、督脉。凡分布在上肢掌面、下肢内侧的经脉及头身前正中线的任脉，称阴经；分布在上肢背面、下肢外侧的经脉及头身后正中线的督脉，称阳经。行于上肢的经脉称手经；行于下肢的经脉称足经。阳经在外侧为表，阴经在内侧为里。十二经脉在头、身、四肢的分布规律：手三阳经、足三阳经为“阳明”在前，“少阳”在中，“太阳”在后；手三阴经、足三阴经为“太阴”在前，“厥阴”在中，“少阴”在后。

（二）十四经的循行部位及主治病症

1.手太阴肺经

（1）循行部位：手太阴肺经起于中焦（胃脘部），向下联络大肠，环绕胃的上口，穿过横膈，入属肺脏，再从喉部横出腋下，沿着上臂内侧，从手少阴和手厥阴两经的前方，下抵肘窝中，循着前臂的内侧前缘，经寸口，沿着鱼际边缘，到大拇

指桡侧的末端。其支脉从列缺处分出，经手腕的桡侧一直走到示指的末端与手阳明经相接。

本经从胸走手，经穴有中府、云门、天府、侠白、尺泽、孔最、列缺、经渠、太渊、鱼际、少商，共 11 穴。

(2)主治病症：胸闷胀满，咳嗽，气喘，肩背痛，或肩臂痛，手心发热，出汗，小便频数而少，尿黄赤。

2.手阳明大肠经

(1)循行部位：手阳明大肠经起于手示指桡侧端，经第一、第二掌骨之间及手腕的桡侧、前臂背面的桡侧，至肘外侧，再沿上臂外侧前缘上肩，经肩峰前缘，与诸阳经相会于脊柱的大椎，再向前下入缺盆，联络肺脏，下膈，入属大肠。其支脉从缺盆上行，经过面颊，进入下齿龈，回绕至上唇，交叉于人中，左侧的经脉向右，右侧的经脉向左，至鼻孔的两侧，与足阳明胃经相衔接。

本经从手走头，经穴有商阳、二间、三间、合谷、阳溪、偏历、温溜、下廉、上廉、手三里、曲池、肘髎、手五里、臂臑、肩髃、巨骨、天鼎、扶突、口禾髎、迎香，共 20 穴。

(2)主治病症：下齿痛，颈部肿，目黄口干，鼻衄，咽喉痛，肩及上臂前侧痛，食指疼痛，活动不便，经脉分布部位灼热或僵冷等。

3.足阳明胃经

(1)循行部位：足阳明胃经起于鼻翼旁之迎香穴，夹鼻上行到鼻根部，入目内眦，与足太阳经脉交合于睛明穴，向下沿着鼻柱的外侧，进入上齿中，回出环绕口唇，下交唇下的承浆穴处，再沿下颌角上行，经耳前及发际抵前额。其下行支脉，从下颌部下行，沿喉咙进入锁骨窝，通过横膈，属于胃，联络脾。直行的经脉由缺盆分出，行于体表的胸腹达到腹股沟部。从胃口分出的支脉，再沿腹壁里面下行腹股沟部，和循行于体表的经脉相会合，再沿大腿前面及胫骨外侧到足背部，走向足第二趾外侧端。另一条支脉，从膝下三寸处分出走到足中趾外侧端。足跗部支脉由冲阳穴分出，进入足大趾内侧端，与足太阴脾经相接。

本经从头走足，经穴有承泣、四白、巨髎、地仓、大迎、颊车、下关、头维、人迎、水突、气舍、缺盆、气户、库房、屋翳、膺窗、乳中、乳根、不容、承满、梁门、关门、太乙、滑肉门、天枢、外陵、大巨、水道、归来、气冲、髀关、伏兔、阴市、梁丘、犊鼻、足三里、上巨虚、条口、下巨虚、丰隆、解溪、冲阳、陷谷、内庭、历兑，共 45 穴。

(2)主治病症：胃胀满，消谷善饥，胸腹痛，肠鸣，腹胀，腹水，身前部发热，寒战，颜面发黑，烦躁，易惊，疟疾，喉痛，膝关节肿痛等。

4.足太阴脾经

(1)循行部位:足太阴脾经起于大趾内侧端,沿足背内侧、内踝前面、胫骨内侧后方上行,在内踝上8寸处交叉到足厥阴肝经的前面,经膝部、股部内侧前缘进入腹部,属于脾脏,联络胃,通过横膈夹食管两旁上行到舌根部,散布于舌下。其支脉从胃部分出,通过横膈流注于心中,与手少阴心经相接。

本经从足走胸,经穴有隐白、大都、太白、公孙、商丘、三阴交、漏谷、地机、阴陵泉、血海、箕门、冲门、府舍、腹结、大横、腹哀、食窦、天溪、胸乡、周荣、大包,共21穴。

(2)主治病症:胃痛,腹胀,呕吐,嗳气,水肿等。

5.手少阴心经

(1)循行部位:手少阴心经起于心中,向下通过横膈,联络小肠。其支脉从心系,上夹咽喉,与眼睛相连。直行的经脉,从心脏上行抵肺部,再向下出腋窝,沿着上肢掌侧面的尺侧缘下行,进入手掌中,经四、五掌骨之间到手小指桡侧端,与手太阳小肠经相接。

本经从胸走手,经穴有极泉、青灵、少海、灵道、通里、阴郄、神门、少府、少冲,共9穴。

(2)主治病症:以心病、神志病为主。

6.手太阳小肠经

(1)循行部位:手太阳小肠经起于小指尺侧端,经手背外侧直上出尺骨茎突,沿上肢背侧面的尺侧缘,经尺骨鹰嘴与肱骨内上髁之间上达肩部,绕过肩胛部,交会于大椎,向下进入缺盆,联络心脏,沿食管下行穿过横膈经过胃部,属于小肠。一条支脉从锁骨窝上行,循颈部上达面颊至目外眦,再进入耳内。另一条经脉从颊部走向目内眦,与足太阳经相接。

本经从手走头,经穴有少泽、前谷、后溪、腕骨、阳谷、养老、支正、小海、肩贞、臑俞、天宗、秉风、曲垣、肩外俞、肩中俞、天窗、天容、颧髎、听宫,共19穴。

(2)主治病症:头、枕、项、背、肩胛部疼痛,眼、耳及本经循行部位的病证。

7.足太阳膀胱经

(1)循行部位:足太阳膀胱经起于目内眦,上行交会于颠顶,直行的经脉从头顶进入颅内联络于脑,回出向下到顶后分开,一直沿着脊柱两侧到腰部,从脊椎旁进入内脏,联络肾脏,属于膀胱,再向下通过臀部进入腘窝中央。另一条支脉从肩胛骨的内侧缘下行,经过臀部,沿着大腿外侧向下与腰部下行的支脉会合于腘窝中央,再从小腿后面下行,经外踝后,沿足背外侧到足小趾端,与足少阴肾经相接。

本经从头走足，经穴有睛明、攒竹、眉冲、曲差、五处、承光、通天、络却、玉枕、天柱、大抒、风门、肺俞、厥阴俞、心俞、督俞、膈俞、肝俞、胆俞、脾俞、胃俞、三焦俞、肾俞、气海俞、大肠俞、关元俞、小肠俞、膀胱俞等，共67穴。

(2)主治病症：头项强痛，眼痛，流泪，鼻流清涕，或鼻衄，项背疼痛，腰痛，髋关节、大腿后侧、腘窝、腓肠肌疼痛等。

8.足少阴肾经

(1)循行部位：足少阴肾经起于小趾下，斜向足心，沿舟骨粗隆下缘，内踝之后，转行足跟部，由小腿内侧后缘，过膝内侧，上行脊柱，属于肾脏，联络膀胱。直行的经脉从肾上行到肝，穿过横膈，进入肺脏，沿喉咙到舌根部。其支脉从肺脏分出，联络心脏，流注于胸中，与手厥阴心包经相接。

本经从足走胸，经穴有涌泉、然谷、太溪、大钟、水泉、照海、复溜、交信、筑宾、阴谷、横骨、大赫、气穴、四满、中注、肓俞、商曲、石关、阴都、腹通谷、幽门、步廊、神封、灵墟、神藏、彧中、俞府，共27穴。

(2)主治病症：咽喉肿痛、咳嗽、气喘、眼花、视物不清等，以及泌尿系统与生殖系统疾病。

9.手厥阴心包经

(1)循行部位：手厥阴心包经起于胸中，属于心包，向下通过横膈联络三焦。一条支脉出来到胸部，经腋窝，沿手臂掌侧面的中间，进入手掌中，出中指末端。另一条支脉从手掌中分出，走向无名指端，与手少阳三焦经相接。

本经从胸走手，穴位有天池、天泉、曲泽、郄门、间使、内关、大陵、劳宫、中冲，共9穴。

(2)主治病症：心烦、心痛、心悸、怔忡等心血管疾病，亦可治疗消化系统、神经系统的某些病证。

10.手少阳三焦经

(1)循行部位：手少阳三焦经起于无名指端，经手背沿桡、尺骨之间向上通过鹰嘴突，再沿上臂外侧走向肩部，交于足少阳经的后面，向前进入锁骨窝，联络心包，通过横膈，属于三焦。一条支脉从胸中向上，出缺盆，循颈部到耳后，直上耳上角，由此屈而下行，绕颊部到眼眶下。另一条支脉从耳后进入耳中，穿出后经过耳前，与前条支脉交叉于面部，达到目外眦，与足少阳胆经相接。

本经从手走头，经穴有关冲、液门、中渚、阳池、外关、支沟、会宗、三阳络、四渎、天井、清冷渊、消泺、臑会、肩髎、天髎、天牖、翳风、瘈脉、颅息、角孙、耳门、耳和髎、丝竹空，共 23 穴。

(2)主治病症：耳聋，重听，咽喉肿痛，外眼角痛，耳前、耳后肩部、上肢其经脉分布处疼痛等疾病。

11.足少阳胆经

(1)循行部位：足少阳胆经起于眼外角，达到颞部，经过耳后循颈部行手少阳经前方，抵肩部，交叉到手少阳经之后，进入锁骨窝。一条支脉从耳后分出进入耳中，出走耳前至眼外角后方。另一条支脉从外眦部下行，与前一支脉会合于锁骨窝，下入胸内，通过横膈，联络肝脏，属于胆，沿着胁肋里面达到腹股沟部，经前阴部，横行走向股关节部，与体表循行的经脉相会合。其直行的经脉，经过胸胁与前入股关节的经脉会合，再沿大腿外侧、腓骨前面、外踝下方，到足第四趾端。还有一条支脉从足背分出，达到足大趾外侧，与足厥阴肝经相接。

本经从头走足，经穴有瞳子髎、听会、上关、颔厌、悬颅、悬厘、曲鬓、率谷、天冲、浮白、头窍阴、完骨、本神、阳白、头临泣、目窗、正营、承灵、脑空、风池、肩井、辄筋、渊腋、日月、京门、带脉、五枢、维道、居髎、环跳、风市、中渎、膝阳关、阳陵泉、阳交、外丘、光明、阳辅、悬钟、丘墟、足临泣、地五会、侠溪、足窍阴，共 44 穴。

(2)主治病症：寒热往来，口苦，咽干，面色晦暗，胸胁痛、外眼角痛、颌部痛、坐骨神经痛，以及经脉所经过的各关节疼痛等。

12.足厥阴肝经

(1)循行部位：足厥阴肝经起于足大趾上毫毛部，由足跗部向上，经过内踝前 1 寸处，沿胫骨内侧面上行，至踝上 8 寸处交叉到足太阴脾经的后面，再沿大腿内侧中间上行，环绕阴部，到达小腹部，夹胃、属肝、络胆，再向上通过横膈，分布于胁肋，并沿喉咙的后面上行，联系眼睛、上额，到巅顶部与督脉会合。一条支脉从眼睛下行到面颊部，环绕口唇。另一条支脉从肝脏分出，通过横膈，向上联系肺脏，与手太阴肺经相接。

本经从足走胸，经穴有大敦、行间、太冲、中封、蠡沟、中都、膝关、曲泉、阴包、足五里、阴廉、急脉、章门、期门，共 14 穴。

(2)主治病症：胸满，胁肋胀痛，呕逆，腹泻，遗尿，尿闭，腰痛不能俯仰等头面、眼、肝、胆病，以及生殖系统、泌尿系统疾病。

13.督脉

(1)循行部位：督脉起于小腹内，出会阴部，向后沿脊柱之内上行达到风府穴处，进入脑内，再上行头顶，沿前额下行鼻柱，到唇系带处。

本经经穴有长强、腰俞、腰阳关、命门、悬枢、脊中、中枢、筋缩、至阳、灵台、神道、身柱、陶道、大椎、哑门、风府、脑户、强间、后顶、百会、前顶、囟会、上星、神庭、素髎、水沟、兑端、龈交，共 28 穴。

(2)主治病症：发热、疟疾、休克、昏厥、脊柱强直、角弓反张、癫痫等。

14.任脉

(1)循行部位：任脉起于小腹内，出会阴部，上入毛际，经过腹部、胸部的正中线上行到咽喉，再向上经过颈部、面部，进入眼眶内。

本经经穴有会阴、曲骨、中极、关元、石门、气海、阴交、神阙、水分、下脘、建里、中脘、上脘、巨阙、鸠尾、中庭、膻中、玉堂、紫宫、华盖、璇玑、天突、廉泉、承浆，共 24 穴。

(2)主治病症：疝气，带下，月经不调，不孕，遗尿，胃脘痛等泌尿生殖系统疾病及肠道疾病。

四、经络的功能

经络学说，对人体的生理功能和病理变化有重要意义，现分述如下。

(一)经络的生理功能

1.通行气血，调和阴阳

《灵枢·本胜》说："经脉者，所以行血气而营阴阳，濡筋骨，利关节者也。"可见经脉是气血循行的通道，气血通过经脉循行以营养脏腑，调和阴阳，濡养筋骨，通利关节，润泽皮毛，使人体气血得以正常循环，周而复始，如环无端，昼夜不息地维持着机体的生命活动。

2.沟通表里

经络有沟通人体表里上下，联系脏腑组织，五官百骸，将人体构成为一个有机整体的作用。如《灵枢·海论》说："夫十二经脉者，内属于腑脏，外络于肢节。"《脉度》亦说："阴脉荣其脏，阳脉荣其腑，如环之无端，莫知其纪。终而复始，其流溢之气，内灌藏府，外濡腠理。"说明经络有沟通人体表里、上下，联系肢节，内而灌于脏腑，外而濡润腠理的作用。

3.沟通表里

经络在通行气血，沟通表里，联系脏腑的同时，通过气血昼夜不息的循环和营养，人体阴阳得以调节和平衡，从而起到了"正气存内，邪不可干"的作用。

(二)经络的病理变化

经络的生理功能一旦受到损伤，便会出现阴阳失调、气血流行不畅的病理变化，造成各种疾病的发生、发展、传变、转归趋向恶化。如外邪侵犯人体，必先通过经络而传入于脏腑。如《素问·缪刺论》说："夫邪之客于形也，必先舍于皮毛，留而不去，入舍于孙脉，留而不去，入舍于络脉，留而不去，入舍于经脉，内连五脏，散于肠胃，阴阳俱感，五脏乃伤。"《皮部论》又说："邪客于皮则腠理开，开则邪入客于络脉，络脉满则注于经脉，经脉满则入舍于脏腑也。"说明，无论从表入里，还是从里出表，无不以经络为通路，故其表现的症状多在经络循行的部位。

五、经络在诊断上的应用

经络在临床诊断、辨证方面，有重要的指导作用。正如《灵枢·经脉》说："经脉者，所以能决死生，处百病，调虚实，不可不通。"又《卫气》说："能别十二经者，知病之所生，候虚实之所在者，能得病之高下。"因而，在临床上可以根据症状特点、部位、性质等结合经络循行和脏腑关系等情况，对疾病进行分析而达到诊断的目的。如肝胆经的经脉通过两胁部，故胁痛多为肝胆病；肺的经脉过缺盆，故锁骨上窝处痛，多属肺的病。再如头痛一症，可根据疼痛出现的不同部位分辨其为何经之病。足阳明之经脉循发际至额颅，故前额痛属阳明；足太阳之经脉从巅顶入络脑系，环出别下项部，故头顶及后脑部疼痛属太阳经；足少阳之经脉上抵头角，下耳后两侧，故头颞部或偏头痛属少阳。在外感风寒病中，也有用太阳、阳明、少阳、太阴、少阴、厥阴进行六经辨证的。如《素问·热论篇》说："伤寒一日，巨阳受之，故头项痛，腰脊强。二日阳明受之，阳明主肉，其脉侠鼻络于目，故身热目痛而鼻干不得卧也。三日少阳受之，少阳主胆，其脉循胁络于耳，故胸胁痛而耳聋。三阳经脉皆受其病，而未入于脏者，故可汗而已。四日太阴受之，太阴脉布胃中络于嗌，故腹满而嗌干。五日少阴受之，少阴脉贯肾，络于肺，系舌本，故口燥舌干而渴。六日厥阴受之，厥阴脉循阴器而络于肝，故烦满而阴缩。三阴三阳，五脏六腑皆受病，荣卫不行，五脏不通，则死矣。"汉代医家张仲景在这六经辨证的基础上做了补充与延伸，选订出应用方药，写成《伤寒论》一书，规范了六经辨证的标准，为后世医家广泛使用。

六、经络在治疗上的指导作用

经络学说目前已广泛应用于临床各科的治疗，包括药物、针灸、推拿、气功等各种不同的治疗方法。若没有经络学说的指导，便会影响辨证论治的准确性。如在用药方面，古人根据药物对某脏腑、经络所起的主要作用，总结出药物归经的理论。如麻黄入肺、膀胱二经，可发汗、平喘、利尿；柴胡入肝胆二经，可开郁解热，疏肝理气，以治胸闷、胁痛、寒热往来等；香附行十二经之气；附子助十二经之阳等。金元时期的医学家张元素、李东垣,非常重视分经用药,他们治肩臂痛也分辨六经。痛在前面的属阳明,加用升麻、白芷、葛根;痛在后面的属太阳,加用藁本、羌活;痛在外侧、内侧的属少阳、厥阴,加用柴胡、青皮;痛在内侧前的属太阴,加用升麻、白芷、葱白;痛在内侧后的属少阴,加用细辛、独活。这种按十二经引经用药的方法,对提高疗效有一定的帮助。

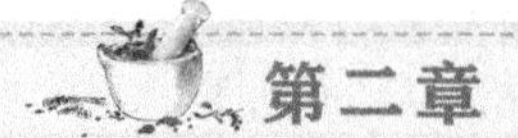

第二章

脑系病症

第一节 多寐

多寐为不分昼夜，时时欲睡，呼之即醒，醒后复睡的病证，亦即一般所谓嗜睡。多寐主要是由脾虚、湿胜引起，此外，病后或多年阳气虚弱，营血不足，精神困倦，睡眠较多者亦有所见。多寐相当于西医的发作性睡病等。

一、病因病机

多寐的病因有阳气虚衰、脾胃气虚、湿邪困阻、瘀血阻窍、痰热内蕴。阳气虚衰多见于禀赋不足、老年人或久病的患者，脾胃气虚多由思虑劳倦所致。此外，久居湿地，感受外湿，或过食生冷瓜果，损伤脾胃，导致内湿；或久病血行不利，或外伤导致络脉瘀滞，均可引起多寐。在诸多病因中，以阳虚与湿困最为多见。阳虚则阴盛，故懈怠嗜卧；湿困则清阳不升，疲困多寐。

二、辨证论治

多寐主要是由脾虚湿胜、阳衰、瘀血阻窍等引起，其病理主要是由于阴盛阳虚。因阳主动，阴主静，阴盛故多寐。临床辨证主要是区分虚实，脾虚、阳衰为虚证，湿胜、瘀阻为实证。治疗以健脾、温肾、祛湿、化瘀为主要方法。

(一)湿胜型

(1)证候：多发雨湿之季，或丰肥之人。胸闷纳少，身重嗜睡，舌苔白腻，脉濡缓。

(2)治法：燥湿健脾。

(3)方药：平胃散加味。

(4)处方：苍术 10 g，厚朴 12 g，陈皮 6 g，藿香 12 g，薏苡仁 30 g，法半夏 9 g，布渣叶 12 g，茯苓 15 g，甘草 6 g。

(二)脾虚型

(1)证候:精神倦怠,嗜睡,饭后尤甚,肢怠乏力,面色萎黄,纳少便溏。舌淡胖苔薄白,脉虚弱。

(2)治法:健脾益气。

(3)方药:六君子汤加减。

(4)处方:党参 30 g,白术 10 g,茯苓 10 g,法半夏 9 g,陈皮 10 g,黄芪 30 g,神曲 10 g,麦芽 30 g,鸡内金 15 g,木香 10 g(后入),砂仁 10 g(后入),甘草 6 g。

(三)阳虚型

(1)证候:精神疲惫,整天嗜睡懒言,畏寒肢冷,健忘。舌淡苔薄,脉沉细无力。

(2)治法:益气温阳。

(3)方药:附子理中丸加减。

(4)处方:熟附子 10 g,干姜 10 g,党参 30 g,黄芪 30 g,巴戟天 10 g,升麻 6 g,淫羊藿 15 g,炙甘草 6 g。

(四)瘀阻型

(1)证候:头昏头痛,神倦嗜睡,病情较久,或有头部外伤病史。舌质紫暗或有瘀斑苔,脉涩。

(2)治法:活血通络。

(3)方药:通窍活血汤加减。

(4)处方:赤芍 15 g,川芎 10 g,当归 10 g,桃仁 10 g,红花 6 g,白芷 10 g,丹参 15 g,生姜 3 片,葱白 3 条,大枣 10 g。

(五)心脾两虚型

(1)证候:嗜睡,睡前多眼花幻影,神疲心悸,面色不华,舌苔薄白,脉细弱。

(2)治法:补益心脾。

(3)方药:归脾汤加减。

(4)处方:党参 30 g,白术 10 g,黄芪 30 g,当归 10 g,炙甘草 6 g,茯苓 15 g,远志 10 g,酸枣仁 10 g,木香 10 g(后入),陈皮 6 g,白芍 15 g,川芎 10 g,龙眼肉 10 g,生姜 3 片,大枣 10 g。

(六)肾阳不足型

(1)证候:嗜睡发作,或昏昏欲寐,腰膝酸软,畏寒肢冷,阳痿,小便清长,夜尿频数，舌质淡，舌苔薄白，脉沉细微弱。

(2)治法：温补肾阳。

(3)方药：右归饮加减。

(4)处方：熟地黄 10 g，炒山药 30 g，山茱萸 15 g，枸杞子 15 g，炙甘草 6 g，杜仲 15 g，肉桂 6 g，制附子 6 g，淫羊藿 15 g，续断 15 g，补骨脂 15 g。

(七)髓海不足型

(1)证候：怠惰嗜睡，腰膝酸软，头昏脑鸣，或耳鸣耳聋，神情呆滞，思维迟钝，精神不济，记忆力减退，舌质淡红，舌苔薄白，脉细弱或细数。

(2)治法：填精补髓，健脑利窍。

(3)方药：左归丸加减。

(4)处方：熟地黄 15 g，炒山药 30 g，枸杞子 15 g，山茱萸 15 g，川牛膝 10 g，菟丝子 10 g，鹿角胶 10 g，龟甲胶 10 g。

(八)心阳不足型

(1)证候：嗜卧倦怠，精神萎靡，畏寒肢冷，面色㿠白，舌质淡，苔薄白，脉沉细。

(2)治法：温补心阳，补益心气。

(3)方药：桂枝甘草汤合人参益气汤加减。

(4)处方：桂枝 12 g，黄芪 30 g，党参 30 g，黄柏 10 g，升麻 10 g，柴胡 10 g，白芍 30 g，当归 10 g，白术 15 g，炙甘草 6 g，陈皮 10 g。

(九)胆热痰阻型

(1)证候：昏困嗜睡，头晕目眩，口苦口干，呕恶，胸胁满闷，舌红苔黄，脉弦数。

(2)治法：清胆化痰。

(3)方药：蒿芩清胆汤加减。

(4)处方：青蒿 10 g，黄芩 10 g，枳壳 10 g，竹茹 10 g，陈皮 10 g，半夏 9 g，茯苓 10 g，滑石 15 g，甘草 6 g，青黛 10 g。

三、调护

日常生活中采取一系列防治措施来减少多寐的发作是十分必要的，患者应有意识地把生活安排得丰富多彩，多参加文体活动，做些有兴趣的工作，尽量避免从事单调的活动。白天可适当饮茶或咖啡以提高大脑兴奋性。

(1)保持乐观的情绪,树立战胜疾病的信心,避免忧郁、悲伤,但也不宜过于兴奋。因为兴奋失度可诱发猝倒发作。

(2)最好不要独自远行,不要从事高空、水下作业,更不能从事驾驶车辆,以及管理各种信号和其他责任重大的工作,以免发生意外事故。

(3)发作性嗜睡患者应尽量避免服用镇静类的药物。

第二节 不 寐

不寐是指入睡困难,或睡而不酣,或时睡时醒,或醒后不能再睡,或整夜不能入睡的一类病证。本病证病位主要在心,与脾、胃、肝、肾等脏腑相关,病因多为心神失养或邪扰心神。脏腑功能失调,阴阳失衡是其主要病机。若暴怒、思虑、忧郁、劳倦等伤及诸脏,精血内耗,彼此影响,多形成顽固性不寐。

一、病因病机

人的正常睡眠是由心神所主,阳气由动转静时即为入睡状态,阳气由静转动时为清醒状态,这种规律一旦遭到破坏,就可导致不寐。常见病因有以下几种。

(一)思虑劳倦,损伤心脾

思虑劳倦太过,必致阴血暗耗,阴血不足,心神失养,神不守舍;思虑伤脾,脾伤则食少纳呆,生化之源不足,营血亏虚,不能上奉于心,以致心神不安。由此,心脾不足造成血不养神,神魂无主,会导致不寐。

(二)阳不交阴,心肾不交

素体虚弱,或久病之人,肾阴耗伤,不能上奉于心,水火不济,则心阳独亢;或五志过极,心火内炽,不能下交于肾,心肾失交,心火独亢。热扰神明,神志不宁,因而不寐。

(三)阴虚火旺,肝阴扰动

情志所伤,肝失调达,气郁不舒,郁而化火,火性上炎,或阴虚阳亢,扰动心神,神不安静造成不寐。

(四)心虚胆怯,神魂不安

心虚胆怯,决断无权,遇事易惊,亦能导致不寐,因素体虚弱,心胆气虚,善惊易恐，稍有惊扰，即夜寐不宁；也有因突然受到惊恐，损伤心神，造成终日情绪紧张，惶惶不安而不寐，因虚、因惊所致不寐往往互为因果。

(五)胃气不和，夜卧不安

饮食不节，肠胃受伤，宿食停滞，酿为痰热，壅滞中宫，致胃气不和而卧不得安。

二、辨证论治

主要病机为阳不入阴，阴阳失调。主要病位在心，与肝、胆、脾、胃、肾等脏腑相关。虚证多属阴血不足，心失所养；实证多为火盛扰心，心神受扰。

治疗上应以补虚泻实、平衡阴阳为原则，通过调和脏腑最终达到宁心安神的目的。虚者宜补其不足；实者宜泻其有余；虚实夹杂者，应补泻兼顾。在泻实补虚的基础上安神定志(如养血安神、镇惊安神、清心安神)配合心理调适，消除紧张焦虑，保持精神舒畅。

(一)心火炽盛证

(1)证候：心烦不寐，躁扰不宁，口干舌燥，小便短赤，口舌生疮，舌尖红，苔薄黄，脉数有力或细数。

(2)治法：清心泻火，安神定志。

(3)方药：安神丸加减。

(4)处方：黄连 6 g，炒酸枣仁 15 g，黄芩 10 g，栀子 10 g，龙齿 30 g(先煎)，柏子仁 10 g，远志 10 g，连翘 10 g，生地黄 10 g，当归 10 g，淡豆豉 10 g，竹茹 10 g，淡竹叶 10 g，琥珀粉 3 g，炙甘草 6 g。

(二)肝郁化火证

(1)证候：急躁易怒，不寐多梦，甚至彻夜不眠；伴有头晕头胀，目赤耳鸣，口干而苦，不思饮食，便秘溲赤，舌红，苔黄，脉弦而数。

(2)治法：疏肝泻热，佐以安神。

(3)方药：龙胆泻肝汤加减。

(4)处方：龙胆草 10 g，黄芩 10 g，炒栀子 10 g，泽泻 10 g，车前子 10 g，当归 10 g，生地黄 10 g，茯神 10 g，龙骨 30 g(先煎)，牡蛎 30 g(先煎)，柴胡 10 g，香附 10 g，郁金 10 g，甘草 6 g。

(三)痰热内扰证

(1)证候：胸闷，心烦不寐，泛恶嗳气，伴有头重目眩，口苦，舌红，苔黄腻，脉滑数。

(2)治法:清化痰热,和中安神。

(3)方药:黄连温胆汤加减。

(4)处方:黄连 6 g,枳实 10 g,竹茹 10 g,法半夏 9 g,陈皮 10 g,茯苓 15 g,栀子 10 g,远志 10 g,珍珠母 30 g(先煎),神曲 15 g,连翘 15 g,山楂 15 g,甘草 6 g。

(四)阴虚火旺证

(1)证候:心烦不寐,心悸不安,腰膝酸软,伴头晕耳鸣,健忘遗精,口干津少,五心烦热,舌红少苔,脉细而数。

(2)治法:滋阴降火,养心安神。

(3)方药:黄连阿胶汤加减。

(4)处方:黄连 6 g,黄芩 10 g,白芍 30 g,龙齿 15 g(先煎),柏子仁 15 g,肉桂 3 g,龙骨 30 g(先煎),牡蛎 30 g(先煎),珍珠母 30 g(先煎),磁石 30 g(先煎),金樱子 15 g,山茱萸 15 g,生地黄 15 g,茯神 15 g,山药 30 g。

(五)心脾两虚证

(1)证候:多梦易醒,心悸健忘,神疲食少,头晕目眩,伴有四肢倦怠,面色少华,舌淡,苔薄,脉细无力。

(2)治法:补益心脾,养心安神。

(3)方药:归脾汤加味。

(4)处方:黄芪 30 g,龙眼肉 10 g,党参 30 g,白术 10 g,当归 10 g,茯神 15 g,炒酸枣仁 15 g,远志 10 g,肉桂 6 g,川芎 10 g,白芍 30 g,五味子 6 g,柏子仁10 g,合欢花 15 g,夜交藤 10 g,龙骨 30 g(先煎),牡蛎 30 g(先煎),珍珠母 30 g(先煎),磁石 30 g(先煎),生姜 6 g,大枣 10 g,炙甘草 6 g。

(六)心胆气虚证

(1)证候:不寐多梦,易于惊醒,胆怯心悸,遇事易惊,气短倦怠,小便清长,舌淡苔,脉弦细。

(2)治法:益气镇惊,安神定志。

(3)方药:安神定志丸。

(4)处方:太子参 30 g,龙齿 30 g(先煎),茯苓 15 g,茯神 15 g,石菖蒲 10 g,远志 15 g,炒酸枣仁 15 g,琥珀粉 3 g,牡蛎 30 g(先煎),珍珠母 30 g(先煎),磁石 30 g(先煎)。

三、临证权变

为增强安神的效果，常根据患者的兼证选用佐助安神的药物，如五味子有敛气阴、生津液的作用，常配养血安神药用于不寐的虚证。丹参、莲子心、麦冬有清心除烦的作用，凡不寐而有心烦者都可配用。郁金、石菖蒲、白蒺藜、远志、合欢花有解郁舒气的作用，可用于不寐证兼有胸闷不舒、情志不快、时作太息者。栀子、麦芽、莱菔子、神曲等和胃化滞，常用于胃不和而卧不安者。积滞已消，仍不能入睡者，常用半夏、秫米以和胃气，若由于痰湿扰心，不能安卧，胸闷气郁，是属痰火湿热之证，应当化痰燥湿，清热安神，常用温胆汤合清气化痰丸加减。若因肾阴不足，心火上亢，使心肾不交而怔忡不寐者，可用交泰丸以交通心肾。

四、调护

本病属心神的病变，故应注意喜怒有节，心情舒畅，居住环境安静，避免噪声。患者应参加适当的体力劳动和体育锻炼，促进身心健康，生活要有规律，按时作息，养成良好的睡眠习惯。不寐患者服药时间以午后及晚上各一次为宜。

第三节 头 痛

头痛是指由外感或内伤所致脉络绌急或失养，清窍不利而引起的以患者自觉头部疼痛为主要表现的病证，病位在头，风、火、痰、瘀、虚为致病之主要因素，脉络受阻、神明受累、清窍不利为其病机，临床多虚实夹杂、本虚标实证。本病证相当于西医的偏头痛、紧张性头痛、外伤后头痛、三叉神经痛、部分颅内病变、某些感染性疾病及五官科疾病引起的头痛等。

一、病因病机

(1)外邪内侵，络阻而痛。外感头痛，多因起居不慎，坐卧当风，感受风、寒、湿、热等外邪所致，尤以风邪为主。外邪自表侵袭经络，上犯颠顶，清阳之气受阻，气血运行不畅，阻遏络道，而致头痛。若兼寒邪，以寒邪侵袭经脉，寒凝血滞，而为头痛；若兼热邪，以火热炎上，侵扰清空而为头痛；若兼湿邪，以湿蒙清窍，清阳不展，而为头痛。

(2)脏腑失调，内伤致痛。内伤头痛，多与肝、脾、肾三脏功能失职有关。因于肝者，多由情志所伤，肝失条达，郁而化火，上扰清空，而为头痛；亦有火盛伤阴，肝失濡养，或肾水不足，水不涵木，而致肝肾阴亏，肝阳上扰，而致头痛。因于脾者，多由饮饱劳倦，或病后产后体虚，脾胃虚弱，生化不足，或失血营亏，不能上养脑髓脉络，而致头痛；或饮食不节，过食肥甘，脾失健运，积湿生痰，上蒙清窍，阻遏清阳，而致头痛。因于肾者，多由禀赋不足，肾精亏耗，脑髓空虚而致头痛；亦有阴损及阳，肾阳衰微，清阳不展，而为头痛者。

(3)另外，跌仆损伤，络脉瘀阻，不通而痛，可以发生头痛；久痛入络，气滞而血瘀，亦可导致头痛。

二、辨证论治

本病的发生是由脉络痹阻绌急或失养，清窍不利所致。因此，治疗时必以调神利窍，缓急止痛为基本原则。外感头痛属实证，宜以祛邪活络为主；内伤头痛多为虚证或虚实夹杂证，治疗以滋阴养血补虚为主。虚实夹杂者，酌情兼顾并治。

(一)外感头痛

1.风寒证

(1)证候：头痛起病急，痛连项背，颠顶痛，恶风畏寒，遇风尤剧，不渴，舌苔薄白，脉浮紧。

(2)治法：祛风散寒。

(3)方药：川芎茶调散加减。

(4)处方：川芎 9 g，防风 10 g，荆芥 10 g，羌活 15 g，白芷 15 g，细辛 3 g，薄荷 10 g，法半夏 9 g，藁本 15 g，葛根 15 g，桂枝 10 g，僵蚕 12 g，地龙 12 g，蜈蚣 6 g，全蝎 6 g。

2.风热证

(1)证候：头胀痛，甚则头痛如裂，发热或恶风，面红目赤，口渴欲饮，便秘尿黄，舌质红，苔黄，脉浮数。

(2)治法：疏风清热。

(3)方药：芎芷石膏汤加减。

(4)处方：川芎 9 g，白芷 15 g，细辛 2 g，羌活 15 g，石膏 20 g(先煎)，菊花 10 g，藁本9 g，黄芩 12 g，栀子 12 g，知母 12 g，石斛 12 g，天花粉 20 g，蔓荆子 12 g，薄荷 6 g。

3.风湿头痛证

(1)证候：头痛如裹，肢体困重，胸闷纳呆，大便或溏，舌苔白腻，脉濡或滑。

(2)治法:祛风胜湿止痛。

(3)方药:羌活胜湿汤加减。

(4)处方:羌活 10 g,独活 12 g,防风 12 g,藁本 15 g,川芎 15 g,蔓荆子 15 g,甘草 10 g,苍术 10 g,厚朴 15 g,陈皮 12 g,生姜 6 g,半夏 9 g,广藿香 15 g,佩兰 15 g,茯苓 10 g,豆蔻 9 g,甘草 6 g。

(二)内伤头痛

1.肝阳化风证

(1)证候:头胀痛,心烦易怒,夜眠不宁,口苦面红,或兼胁痛,舌红苔黄,脉弦。

(2)治法:平肝潜阳。

(3)方药:天麻钩藤饮加减。

(4)处方:天麻 15 g,钩藤 15 g,决明子 20 g,牛膝 15 g,黄芩 10 g,杜仲 15 g,桑寄生 15 g,茯苓 15 g,夜交藤 15 g,益母草 15 g,夏枯草 30 g,菊花 15 g,珍珠母 30 g(先煎),磁石 30 g(先煎)。

2.气血亏虚证

(1)证候:头痛隐隐,或伴头晕,心悸不宁,面色少华,神疲乏力,遇劳加重,汗出气短,畏风怕冷,休息减轻,舌质淡,苔薄白,脉细弱。

(2)治法:气血双补。

(3)方药:八珍汤加减。

(4)处方:白芍 30 g,当归 15 g,熟地黄 30 g,川芎 15 g,党参 20 g,茯苓 15 g,白术 15 g,黄芪 30 g,细辛 3 g,制何首乌 20 g,女贞子 15 g,枸杞子 15 g,远志 15 g,炒酸枣仁 10 g,防风 10 g,白芷 10 g,甘草 10 g。

3.痰浊阻络证

(1)证候:头痛昏蒙,脘闷食欲缺乏,呕恶纳呆,口苦便秘,舌胖大边有齿痕,舌红苔黄腻,脉滑或弦滑。

(2)治法:健脾燥湿,化痰降逆。

(3)方药:半夏白术天麻汤合温胆汤加减。

(4)处方:半夏 15 g,橘红 10 g,白术 15 g,茯苓 15 g,天麻 15 g,党参 15 g,炒白扁豆 30 g,薏苡仁 30 g,黄芩 12 g,竹茹 9 g,枳实 15 g,胆南星 6 g,厚朴 15 g,枳壳 10 g,生姜 6 g,大枣 9 g,甘草 5 g。

4.瘀血阻络证

(1)证候:头痛经久不愈,痛处固定不移,痛如锥刺,或有头部外伤史,舌紫暗，或有瘀斑、瘀点，苔薄白，脉细或细涩。

(2)治法：活血化瘀，通络止痛。

(3)方药：通窍活血汤加减。

(4)处方：川芎 15 g，赤芍 15 g，桃仁 10 g，红花 15 g，益母草 15 g，大枣 9 g，黄芪 30 g，党参 15 g，全蝎 5 g，蜈蚣 2 条，地龙 12 g，僵蚕 12 g，细辛 2 g，白芷 12 g。

三、临证权变

治疗头痛，多审因而设法，虚实定补泻，但临床见症，常虚实兼夹、错综复杂。故权变之法，一要掌握标本缓急，二要随证变而法变，灵活加减。

头痛剧烈、势急者，急当治其标，以止痛为要。如偏头风痛，发作时多一侧剧痛难忍，掣痛连及眉棱骨处，甚则四肢不温，头晕目眩，脉象沉紧，对于此证，当急于止痛，用经验方散偏汤取效甚速。观散偏汤之药物用量，白芷、白芍、白芥子、香附、柴胡、郁李仁、甘草，用量均很轻，以直达病所，唯川芎一味，用量甚大，多在 30 g 以上，为其取效速之原因之一，也为本方的独到之处。临证时，若寒甚四肢不温而眩晕者，本方合术附汤（白术、附子）加减，最为合适。

头痛在病情转化时，当随机而变通。在外感头痛中，例如风寒头痛，一般以川芎茶调散加减。但风气较盛，疼痛剧烈者，可在本方中加入菊花、白僵蚕，清肝息风以止疼痛，即为菊花茶调散。两方皆以茶叶为饮。若寒犯厥阴经脉，颠顶痛甚，四肢厥冷者，用吴茱萸汤温散厥阴寒邪，方中宜去人参，加藁本、川芎、细辛等；寒客少阴经脉，症见足寒气逆，头痛背冷，脉沉细者，用麻黄附子细辛汤温散少阴寒邪，方中宜加白芷、川芎等药。又如风热头痛，若起病急剧，头痛如雷鸣，头面起核或红赤肿痛者，名“雷头风”，为风热湿毒上冲，用普济消毒饮合清晨汤加减，以清热解毒，祛风燥湿。

内伤头痛，如肝阳化火，头痛较剧，兼口苦目赤，小便色黄者，用龙胆泻肝汤或栀子清肝散以清肝泻火。痰浊头痛，若痰湿久郁化热，兼见口苦苔黄者，宜用半夏白术天麻汤清化热痰药。瘀血头痛，久治不愈者，当审其是否瘀阻伤气，治当益气化瘀，方用当归补血汤合通窍活血汤加减为宜。其他诸证头痛，往往血虚兼气虚成气血双亏，气虚兼阴虚致成气阴两虚；又如血虚夹肝阳上亢，肝阳夹痰浊，气虚夹痰阻，或内伤夹外感等，临证可以诸法合用。

四、调护

头痛的致病原因较多，需要注意发病的病史。如风寒风湿头痛，注意头部保暖避风;如肝阳上亢或痰浊而引起者,平时忌食肥腻及酒等食物;如血虚头痛者,加强饮食营养;若产后失血或血崩漏下等失血头痛者,应及时治疗。

第四节 眩 晕

眩晕是指以头晕、眼花为主症的一类病证。眩即眼花,晕即头晕,两者常同时并见。其轻者闭目可止,重者如坐舟车,旋转不定,不能站立,或伴有恶心、呕吐、汗出,甚则昏仆等症状。眩晕多风,属本虚标实之证,肝肾阴亏、气血不足为病之本。痰、瘀、风、火为病之标。病位在脑,但与肝、脾、肾密切相关,其中又以肝为主。常见于西医的高血压、低血压、低血糖、贫血、梅尼埃病、椎基底动脉供血不足等病。

一、病因病机

本病的发生,归纳起来,不外风、火、痰、虚、瘀诸方面。

(一)肝阳上亢

肝为风木之脏,体阴而用阳,其性刚劲,主动主升。素体阳盛,肝阳上亢,发为眩晕;或长期忧郁,恼怒,肝气郁结,气郁化火,使肝阴暗耗,风阳升动,上扰清空,发为眩晕;或肾阴素亏,肝失所养,以致肝阴不足,肝阳上亢,发为眩晕。

(二)气血亏虚

脾为后天之本,气血化生之源,如忧思劳倦或饮食失节损伤脾胃;或先天禀赋不足,或年老阳气虚衰,而致脾胃虚弱,不能健运水谷以生化气血;或久病不愈,耗伤气血,或失血之后,以致气血两虚,气虚则清阳不展,血虚则脑失所养,皆能发生眩晕。

(三)肾精不足

肾为先天之本,藏精生髓,若先天不足,肾阴不充,或年老肾亏,或久病伤肾,或房劳过度,导致肾精亏耗,而脑为髓之海,髓海不足,上下俱虚,发生眩晕。

(四)痰浊中阻

饮食不节,嗜酒肥甘,饥饱劳倦,伤于脾胃,健运失司,以致水湿内停,积聚成痰;或肺气不足,宣降失司,水津不得通调输布,津液留聚而生痰;或肾虚不能化气行水，水泛而为痰；或肝气郁结，气郁湿滞而生痰。痰湿中阻，则清阳不升，浊阴不降，引起眩晕。

（五）瘀血内阻

跌仆坠损，头脑外伤，瘀血停留，阻滞经脉，而致气血不能荣于头目；或瘀停胸中，迷闭心窍，心神飘摇不定；或妇人产时感寒，恶露不下，血瘀气逆，并走于上，迫乱心神，干扰清空，皆可发为眩晕。

总之，眩晕一证，多以内伤为主，尤以肝阳上亢、气血亏虚及痰浊中阻为常见。

二、辨证论治

眩晕之治法，一般须标本兼顾，或在标证缓解之时即考虑治本。如平肝潜阳合滋养肝肾，化痰降逆合健脾益气，活血化瘀合益气养阴等，都是常用的标本兼顾之法。治疗眩晕，还要注意治疗原发病，如因跌仆外伤失血，妇女崩中、漏下等致眩晕，应重点治疗失血。

（一）肝阳上亢证

（1）证候：眩晕，头部跳痛，耳鸣如潮，心烦易怒，失眠多梦，舌质红，苔薄黄，脉弦滑。

（2）治法：平肝潜阳。

（3）方药：天麻钩藤饮加减。

（4）处方：天麻 15 g，钩藤 12 g，石决明 15 g，栀子 10 g，黄芩 9 g，川牛膝 9 g，杜仲 10 g，益母草 9 g，桑寄生 12 g，夜交藤 15 g，茯苓 10 g，鳖甲 10 g，龙骨 30 g（先煎），牡蛎 30 g（先煎），磁石 30 g（先煎），珍珠母 30 g（先煎），夏枯草 30 g，甘草 6 g。

（二）气血亏虚证

（1）证候：头目眩晕，劳则加剧，神疲健忘，声低气短，面白少华或萎黄，或心悸失眠，舌质淡，苔薄白，脉细弱。

（2）治法：益气养血，健运脾胃。

（3）方药：十全大补汤加减。

（4）处方：党参 12 g，黄芪 12 g，当归 15 g，炒白术 12 g，茯苓 12 g，川芎 9 g，熟地黄 9 g，白芍 9 g，肉桂 3 g，干姜 6 g，白扁豆 15 g，龙骨 15 g（先煎），牡蛎 30 g（先煎），磁石 30 g（先煎），珍珠母 10 g（先煎），炒酸枣仁 15 g，炙甘草 6 g。

（三）痰浊内蕴证

（1）证候：头重如蒙，头目不清，胸闷少食，嗜睡，时吐痰涎，舌苔白腻，脉滑或弦滑。

(2)治法:燥湿化痰,健脾和胃。

(3)方药:半夏白术天麻汤加减。

(4)处方:半夏 10 g,白术 10 g,天麻 10 g,茯苓 10 g,陈皮 10 g,甘草 6 g,胆南星 6 g,豆蔻 15 g,砂仁 10 g,郁金 10 g,石决明 30 g(先煎),竹茹 10 g,白芥子 10 g,太子参 15 g,陈皮 10 g,黄连 10 g,黄芩 10 g,桂枝 10 g,地龙 10 g,僵蚕 10 g,蜈蚣 2 条,全蝎 6 g,甘草 6 g。

(四)瘀血阻络证

(1)证候:眩晕日久,头痛明显,失眠健忘,心悸怔忡,唇舌色暗,畏寒肢冷,舌有瘀点或瘀斑苔,脉涩。

(2)治法:活血通络。

(3)方药:通窍活血汤加减。

(4)处方:桃仁 15 g,红花 10 g,当归 12 g,葱白 10 g,赤芍 12 g,川芎 10 g,黄芪 30 g,附子 6 g,桂枝 10 g,龙骨 15 g(先煎),牡蛎 30 g(先煎),地龙 10 g,僵蚕 10 g,蜈蚣 2 条,全蝎 6 g,夏枯草 30 g,天麻 10 g,茯苓 15 g,白术 10 g,甘草 6 g。

(五)肾精不足证

(1)证候:眩晕耳鸣,精神萎靡,腰膝酸软。兼见咽干,形瘦,五心烦热,舌嫩红,苔少或光剥,脉细数;偏于阳虚者兼见面色皖白或黧黑,形寒肢冷,遗精滑泄,舌淡嫩,苔白,脉弱。

(2)治法:补肾填精,充养脑髓。

(3)方药:左归丸加减。

(4)处方:熟地黄 15 g,山药 30 g,枸杞子 12 g,茯苓 10 g,山茱萸 9 g,女贞子 9 g,知母 10 g,黄柏 9 g,龙骨 30 g,牡蛎 30 g,鳖甲 15 g,珍珠母 15 g,杜仲 15 g,鹿角胶 9 g,芡实 10 g,沙苑子 10 g,覆盆子 10 g,炙甘草 6 g。

三、临证权变

各类眩晕,可单独出现,亦可相互并见。如肝阳上亢兼肝肾阴虚,血虚兼肝阳上亢,肝阳上亢夹痰浊等证。因眩晕又多为本虚标实,故常可见到虚实之间的相互转化。如实证的痰浊中阻,瘀血内阻,或阴阳失调之肝阳上亢可转化为虚证的气血亏虚,肾精不足,反之虚证亦可转化为实证,在虚实转化的过程中,又可出现虚实夹杂的证候。因此,临证中应认识眩晕证的各种转化和兼夹证候,分析具体的证型,才能确立正确的治疗方法,恰当地遣方用药,收到较理想的治疗效果。

(一)平肝潜阳

肝以血为体,以气为用,内风多从火出,“气有余便是火”,故平肝潜阳,镇肝息风为实证眩晕之常法。息风主要适用于风阳亢盛者,常用天麻、钩藤、菊花、白蒺藜、牡蛎、石决明、珍珠母等。阴虚阳亢者宜用育阴潜阳息风药,如鳖甲、龟甲、牡蛎、生地黄、白芍等。阳亢而兼有气血上行者,宜用镇降息风药,常用牡蛎、石决明、珍珠母、龙骨、代赭石、磁石等。风火上扰者,宜用清热息风之羚羊角、地龙、僵蚕、全蝎、蜈蚣等。金石介贝之类药物,重潜作用较强,对虚证需酌情使用,不可一见眩晕便息风镇降,以致风痰未去而正气先伤。

(二)豁痰息风与燥湿化痰

痰湿不化,阻滞脉络而生眩晕者,法当燥湿祛痰,痰化则风息而眩晕自止。痰火上扰者,常用胆南星、天竺黄、贝母、竹茹、竹沥、白芥子等以豁痰息风;痰浊中阻者,常用半夏、陈皮、白术、厚朴、枳实等以健脾燥湿,白蔻仁、藿香、佩兰等以行气醒脾。但此等药不宜久服,以免耗阴。病证好转后,改用健脾益气药,如党参、白术、茯苓、甘草、砂仁、陈皮之类以扶正。水饮上乘清窍,见眩晕耳鸣欲呕,闭目而卧不能转动者,可用《金匮要略》泽泻汤加代赭石、半夏、旋覆花等益脾利水,化痰镇逆。

(三)活血化瘀

瘀血阻络,气血不得正常运行,脑失所养而致眩晕者,当用此法。常用丹参、赤芍、川芎、红花、桃仁、牛膝、三棱、莪术、鸡血藤等。气为血帅,活血化瘀药应与理气药如枳壳、香附、桂枝之类药物配伍应用,有助于行气散瘀,若气虚者宜加黄芪以补气行血。血虚有瘀滞者应加养血药,如熟地黄、当归等。体虚者活血化瘀药用量不宜过大,经产期尤应注意。

四、调护

眩晕的致病原因较多,发病又有轻有重,所以在调养和护理上也有一定区别。重证眩晕发作时,患者应卧床休息,闭目养神。室内要保持安静,医护人员动作要轻,避免噪声和摇动床架。伴有呕吐症状者,要暂时禁食,水药亦宜徐徐频服,呕吐停止后可给予半流质饮食。肝阳上亢的患者,要保持心情舒畅,防止忧思郁怒;痰浊中阻者,忌食荤腥油腻生冷食物,以免助湿生痰;肾精不足者,当节制房事,不宜过劳;气血亏虚者,应加强饮食调补。

第五节　中　　风

中风是在气血内虚的基础上，因劳倦内伤、忧思恼怒、饮食不节等，引起脏腑阴阳失调，气血逆乱，直冲犯脑，导致脑脉痹阻或血溢脑脉之外的一种常见病。临床以突然昏仆，半身不遂，口眼㖞斜，言语謇涩或不语，偏身麻木为主症，具有起病急，变化快的特点，多发于中老年人。本病证相当于西医的急性脑血管病，又称脑卒中，是一组以急性起病，局灶性或弥散性脑功能缺失为共同特征的脑血管疾病。从病理上分为缺血性中风和出血性中风两种。

一、病因病机

气血虚弱，阴阳失调，是发病的内在因素，风、痰、火是发病的条件，气血壅瘀、清窍失聪、昏迷瘫痪是病变的结果。从中风的主证看，病变部位主要在脑，并与心、脾、肝、肾四脏有关，其中尤以肝风为主。

中风的发生主要因素在于患者平素气血亏虚加之忧思恼怒、饮酒饱食或操劳过度，以致阴亏于下，肝阳暴涨，阳化风动，气血逆乱，兼夹痰火。若横窜经络，则㖞僻不遂，蒙蔽清窍则猝然昏仆，不省人事。其病机颇为复杂，现分述如下。

(一)正虚邪中

正气不足，卫外不固，外风乘虚入中经络，或痰浊素盛，外风引动痰湿流窜经络，而引起口眼㖞斜，半身不遂等症。

(二)情志所伤

五志过极，化火生风。过喜烦劳，火起于心；暴怒气逆，火起于肝；房劳过度，火起于肾。火盛最易伤阴，上盛下虚，气血逆乱，直冲于脑，脉络痹阻，蒙蔽清窍而猝然昏仆。

(三)痰蒙清窍

饮食不节，恣食肥甘，脾失健运，聚湿生痰。痰郁化火或气郁化火，火煎津液成痰；或形盛气衰，痰湿素盛，痰火相兼，或上蒙清窍，或流走经络，是以突然昏仆，㖞僻不遂。

(四)瘀血痹阻

气血攸关，若因气虚运行无力，或因气滞血行不畅，或因暴怒气逆血郁于上。

均可导致血瘀，血瘀复阻气机，以致气血瘀滞，脉络痹阻，至脑则昏仆不知人，㖞僻不遂。

中风的病理虽较复杂，归结起来不外虚、火、风、痰、瘀、气血，其中以内风、痰浊、血瘀致病者最为多见。

二、辨证论治

中风急性期多以风、火、痰、瘀为主，恢复期和后遗症期则多转化为气虚、阴虚或兼有痰、瘀。中风证候演变迅速，应注意证候的动态时空性特征，根据病程进展的不同时点，辨别出相应的证候要素及其组合特征，指导临床遣方用药，判断预后。

（一）中经络的治疗

1.风痰阻络证

（1）证候：半身不遂，口舌㖞斜，言语謇涩或不语，偏身麻木，头晕目眩，痰多而黏，舌质暗淡，舌苔薄白或白腻，脉弦滑。

（2）治法：息风化痰，活血通络。

（3）方药：化痰通络汤加减。

（4）处方：法半夏 9 g，白术 9 g，天麻 12 g，胆南星 9 g，丹参 15 g，香附 9 g，酒大黄 6 g，钩藤 15 g，石决明 30 g，珍珠母 30 g（先煎），茯苓 9 g，陈皮 6 g，桔梗 9 g，黄芩 9 g，栀子 6 g，瓜蒌 30 g，天竺黄 6 g，桃仁 9 g，红花 9 g，赤芍 9 g，菊花 9 g，夏枯草 30 g。

2.风火上扰证

（1）证候：半身不遂，口舌㖞斜，舌强言謇或不语，偏身麻木，眩晕头痛，面红目赤，口苦咽干，心烦易怒，尿赤便干，舌质红绛，苔黄腻而干，脉弦数。

（2）治法：平肝熄风，清热泻火。

（3）方药：天麻钩藤饮加减。

（4）处方：天麻 9 g，钩藤 9 g，石决明 30 g，川牛膝 9 g，黄芩 9 g，栀子 9 g，夏枯草 9 g，菊花 9 g，莲子心 9 g，炒酸枣仁 15 g，僵蚕 9 g，地龙 9 g，蜈蚣 2 条，全蝎 6 g，胆南星 6 g，天竺黄 6 g，大黄 6 g（后入）。

3.痰热壅实证

（1）证候：半身不遂，口舌㖞斜，言语謇涩或不语，偏身麻木，腹胀，便干便秘，头痛目眩，咳痰或痰多，舌质红，苔黄腻，脉弦滑或偏瘫侧弦滑而大。

（2）治法：化痰通腑。

(3)方药:星蒌承气汤加减。

(4)处方:瓜蒌 30 g,胆南星 6 g,半夏 9 g,陈皮 6 g,大黄 9 g,芒硝 9 g,黄芩 9 g,栀子 9 g,生地黄 15 g,麦冬 9 g,玄参 9 g。

(二)中脏腑的治疗

1.痰热内闭证

(1)证候:起病急骤,神志昏蒙,鼻鼾痰鸣,半身不遂,肢体强痉拘急,项强身热,气粗口臭,躁扰不宁,甚则手足厥冷,频繁抽搐,偶见呕血,舌质红绛,舌苔褐黄干腻,脉弦滑数。

(2)治法:清热化痰,醒神开窍。

(3)方药:羚羊角汤加减,配合灌服或鼻饲安宫牛黄丸。

(4)处方:羚羊角粉 0.6 g,水牛角 90 g(先煎),珍珠母 30 g(先煎),竹茹 6 g,天竺黄 6 g,石菖蒲 9 g,远志 9 g,夏枯草 30 g,牡丹皮 9 g,夜交藤 30 g,莲子心 9 g,石决明 30 g,竹沥 30 mL,胆南星 6 g,浙贝母 9 g,瓜蒌 30 g,黄芩 9 g,栀子 9 g。

本证宜选安宫牛黄丸治疗,一般一次 1 丸,一天 2 次,温水送服或鼻饲。病情重者,可每 6～8 小时服 1 丸。神昏谵语,或肢体抽搐者,也可用黄连解毒汤送服局方至宝丹,一次 1 丸,每 8 小时服 1 丸。

2.痰蒙清窍证

(1)证候:神志昏蒙,半身不遂,口舌㖞斜,痰声辘辘,面白唇暗,静卧不烦,二便自遗,或周身湿冷,舌质紫暗,苔白腻,脉沉滑缓。

(2)治法:温阳化痰,醒神开窍。

(3)方药:涤痰汤加减,配合灌服或鼻饲苏合香丸。

(4)处方:法半夏 9 g,茯苓 9 g,枳实 9 g,陈皮 9 g,胆南星 6 g,石菖蒲 9 g,远志 9 g,竹茹 6 g,丹参 15 g,生晒参 6 g,川芎 9 g,僵蚕 9 g,地龙 9 g,蜈蚣 2 条,全蝎 6 g。

3.元气败脱证

(1)证候:昏聩不知,目合口开,四肢松懈瘫软,肢冷汗多,二便自遗,舌蜷缩,舌质紫暗,苔白腻,脉微欲绝。

(2)治法:扶助正气,回阳固脱。

(3)方药:参附汤加减。

(4)处方:生晒参 15 g,附子 9 g,黄芪 30 g,山茱萸 9 g,龙骨 30 g(先煎),牡蛎 30 g(先煎),五味子 9 g,丹参 15 g,赤芍 9 g,当归 9 g,川芎 9 g,益智仁 15 g,桑螵蛸 15 g,芡实 15 g。

(三)常见变证的治疗

中风急性期重症患者出现顽固性呃逆、呕血等变证,需及时救治。

呃声短促不连续,神昏烦躁,舌质红或红绛,苔黄燥或少苔,脉细数者,可用人参粳米汤加减,药用西洋参 6 g,粳米 30 g 以益气养阴,和胃降逆;如呃声洪亮有力、口臭烦躁,甚至神昏谵语,便秘尿赤,腹胀,舌红苔黄,燥起芒刺,脉滑数或弦滑而大者,选用大承气汤加减,药用大黄 15 g,芒硝 9 g,厚朴 9 g,枳实 9 g,沉香粉 1.5 g 以通腑泄热,和胃降逆;如烦热症状减轻,但仍呃声频频,可予平逆止呃汤(经验方)治疗,药用炒刀豆 9 g,青皮 6 g,枳壳 9 g,旋覆花 9 g,法半夏 6 g,枇杷叶 9 g,莱菔子 9 g,鲜姜 3 g 以和胃理气降逆;兼气虚者加生晒参 6 g。

出现呕血,神志迷蒙,面红目赤,烦躁不安,便干尿赤,舌质红,苔薄黄,或少苔无苔,脉弦数者,可予犀角地黄汤加减,药用水牛角 30 g,生地黄 30 g,赤芍 9 g,牡丹皮 9 g 以凉血止血,或选用大黄黄连泻心汤,还可用云南白药或三七粉、大黄粉等鼻饲,如出现高热不退,可给予紫雪丹以清热凉血。

(四)恢复期的治疗

发病 2 周以后病情平稳者,辨证选用益气活血、育阴通络的方药治疗,仍以痰瘀阻络为主者可予化痰通络法。此阶段应加强康复训练,并配合针灸治疗,常见证候的辨证论治如下。

1.气虚血瘀证

(1)证候:半身不遂,口舌㖞斜,言语謇涩或不语,偏身麻木,面色㿠白,气短乏力,自汗出,心悸,便溏,手足肿胀,舌质暗淡,有齿痕,舌苔白腻,脉沉细。

(2)治法:益气活血。

(3)方药:补阳还五汤加味。

(4)处方:黄芪 30 g,当归 9 g,桃仁 9 g,红花 9 g,赤芍 15 g,川芎 6 g,地龙 9 g,党参 15 g,太子参 15 g,远志 9 g,石菖蒲 9 g,郁金 9 g,炙甘草 6 g,木瓜 30 g,伸筋草 15 g,桑寄生 15 g,杜仲 9 g,川牛膝 9 g,豨莶草 30 g。

2.阴虚风动证

(1)证候:半身不遂,口舌㖞斜,言语謇涩或不语,偏身麻木,眩晕耳鸣,手足心热,咽干口燥,舌质红而体瘦,少苔或无苔,脉弦细数。

(2)治法:育阴熄风,活血通络。

(3)方药:育阴通络汤加减。

(4)处方:生地黄 15 g,山茱萸 9 g,钩藤 15 g,天麻 12 g,丹参 15 g,白芍 30 g,天

竺黄 6 g，胆南星 6 g，莲子心 10 g，夜交藤 30 g，珍珠母 30 g(先煎)，石决明 30 g，菊花 9 g，当归 15 g，鸡血藤 30 g，地龙 9 g，僵蚕 9 g，蜈蚣 2 条，全蝎 6 g。

(五)后遗症期的治疗

中风后遗症期应加强康复训练，采取中药、针灸、推拿等综合治疗方法，促进语言和肢体功能的恢复，并注意改善患者认知功能、情感障碍和生活质量等，同时积极预防复发。大部分患者表现为气虚血瘀、阴虚风动或阴虚血瘀的证候，仍可辨证选用补阳还五汤、育阴通络方加减治疗。见肝肾亏虚、肾阳不足者给予滋补肝肾、温肾助阳，可予六味地黄丸、金匮肾气丸或地黄饮子加减治疗。

(1)以言语謇涩或不语为主要症状者，可辨证服用中药并配合针灸治疗。痰浊阻窍者，以涤痰开窍为法，可选《医学心悟》解语丹加减，药用天麻 9 g，全蝎 6 g，白附子 6 g，制天南星 6 g，天竺黄 6 g，石菖蒲 9 g，郁金 9 g，远志 9 g，茯苓 10 g。肝肾不足者，治以补肝肾，益脑髓，可选地黄饮子合解语丹加减，药用熟地黄 15 g，山茱萸 9 g，茯苓15 g，肉苁蓉 15 g，巴戟天 9 g，石菖蒲 10 g，远志 9 g，郁金 10 g，制天南星 6 g，天竺黄 6 g。

(2)肢体痉挛为主者，给予中药、针灸、推拿治疗，并积极进行康复训练。可选用芍药甘草汤或枳实芍药散加减，以柔肝缓急，舒筋活络。

(3)吞咽障碍者，予化痰开窍法治疗，选用解语丹或涤痰汤加减治疗。兼有肝肾不足者，合用金匮肾气丸或左归丸等补益肝肾之品。同时配合针灸治疗，并在专业人员指导下进行吞咽功能训练。

(4)中风后逐渐出现近事遗忘、反应迟钝者，应注意防治中风后痴呆，以滋补肝肾、化痰开窍、活血通络等方法治疗。

三、临证权变

在中风神志清醒之后，往往遗有精神迟钝，半身不遂，口眼㖞斜，言语不利等症，有待调理，以期逐渐恢复。若半身不遂，是气虚血亏，瘀阻脉络，宜益气养血，祛瘀通络，用药如黄芪、当归、赤芍、川芎、红花、桃仁、地龙等。若语言不利，多与半身不遂同时并见，有偏于虚实的不同，实证为风痰阻于廉泉，宜祛风豁痰、宣窍通络，用白附子、石菖蒲、天麻、远志、制天南星、全蝎、羌活、木香、甘草之类。虚证属肾虚精气不能上承，宜补阴扶阳，用地黄饮子加减。

四、调护

中风的重证患者不会翻身、咳痰、说话、进食，大小便也不能自主。故要密切观察病情，精心护理，积极抢救以促使病情向愈，减少后遗症。

(一)认真观察病情变化

患者神志由昏迷转清醒为顺,反之为逆,手足由逆冷转温者为顺,反之为逆。后遗症半身不遂,本属气虚脉缓者,骤然见脉弦劲而数,多有复中的可能。

(二)饮食宜忌

中风患者的饮食以清淡为宜,忌食醇酒厚味。

(三)预防压疮

为防止压疮的发生,必须做到勤翻身。对神昏患者要检查皮肤、衣服、被单是否干燥和平整,当受压皮肤发红时,应用手掌揉擦,或外搽红花酊。

(四)功能锻炼

在瘫痪肢体不能自主运动时,应帮助患者被动运动,进行肢体按摩,同时做大小关节屈伸、旋转、内收、外展等活动,以促进气血运行。当患者瘫痪的肢体可以抬举时,应加强自主运动,如保健操、太极拳、散步等。对中风不语的患者,应耐心教患者发音,以期逐步恢复语言功能。

中风多为突然发生,一般容易早期发觉,因此年岁较大的人,如常有头昏眩晕、手指麻木等,常为中风的先兆,或过于肥胖,也易于引发本病,应注意检查,及早防治,要避免情志波动,在日常生活中,防止失足跌仆,平时少吃肥肉、动物内脏等食物,选食新鲜蔬菜等。

第六节　癫　　狂

癫为颠倒错乱,狂为狂妄躁扰。癫证以精神抑郁,表情淡漠,沉默痴呆,语无伦次,静而少动为特征;狂证以精神亢奋,狂躁刚暴,喧扰不宁,毁物打骂,动而多怒为特征。因两者同属精神失常的疾病,且可互相转化,故常癫狂并称。

癫狂需与痫证、谵语、脏躁等病证相鉴别。癫狂的治疗,在于祛除导致阴阳失调、神明逆乱的病因,如气滞、痰结、火郁、血瘀等。本病证相当于西医的躁狂抑郁型或混合型情感性精神障碍等病。

一、病因病机

总的来说,癫狂的发病是由于阴阳的偏胜偏衰,即重阳者狂、重阴者癫,导致此种变化的机制,多与七情内伤有关,进而产生气滞、痰结、火郁、血瘀等,蒙蔽心窍而引起神志失常。对本病的病因病机讨论如下。

(一)情志失调

七情内伤是引起癫狂病的重要原因之一。如恼怒惊恐,损伤肝肾,致肝肾阴液不足,木失濡润,屈而不伸,则默默寡言,痴呆,语无伦次;若喜怒无常,心阴耗伤,致心阴不足,心火亢盛,则狂言狂语,骂詈不休,逾垣上屋;或所欲不遂,思虑过度,损伤心脾,心虚则神耗,脾虚则不能生化气血,心神失养,神无所主;或脾胃阴伤,胃热炽盛,则心肝之火上扰,神明逆乱。上述因素均能导致癫狂。

(二)痰气上扰

由于痰气上扰清窍,蒙蔽心神,神志逆乱,致狂躁不宁,歌笑骂詈,逾垣上屋而为癫狂。痰气内郁有因长期忧思郁怒,气机不畅,肝气犯脾,致脾失健运,痰浊内生的;也有因脾气素弱,升降失常,清浊不分,浊阴蕴结成痰者。无论因何造成痰气内郁,总由于痰气上扰清窍而病癫证。另外,因五志化火,不得宣泄,炼液成痰;或肝火乘胃,津液被熬,结为痰火;或痰结日久,郁而化火,致痰火上扰,神志迷乱,也可发为狂证。

(三)气血凝滞

气血凝滞脑气,使脑气与脏腑之气不相连接,而出现哭笑不休、骂詈歌唱等病态证候。

(四)阴阳失调

阴阳失调为本病的主要病机。机体由于气、痰、火、瘀造成阴阳的偏盛偏衰,使阴阳平衡失调,不能互相维系,阴虚于下,阳亢于上,心神被扰,神明逆乱而发病。

二、辨证论治

癫狂而有面色暗滞,或症状之轻重,一般与妇女的月经、产后有明显关系,经血紫暗有块;或舌质紫而有瘀斑,脉弦者乃气血凝滞使脑气与脏腑气不相接续而成。癫狂由于气郁、痰火,或气郁与痰火互结,扰乱心神。

治疗:属实者以理气开郁,祛痰清火;属虚者以养心益脾,安神。

(一)癫

1.痰气郁结

(1)证候:精神抑郁,表情淡漠,神志痴呆,语无伦次,或喃喃独语,喜怒无常,不思饮食，舌苔白腻，脉弦滑。

(2)治法：理气解郁，化痰开窍。

(3)方药：顺气导痰汤加减。橘红 10 g，茯苓 15 g，姜半夏 9 g，甘草 6 g，胆南星 10 g，木香 10 g(后入)，香附 10 g，枳实 10 g，远志 10 g，郁金 10 g，石菖蒲 10 g，柴胡 10 g，白芍 30 g，神曲 10 g，竹茹 10 g。

2.心脾两虚

(1)证候：神思恍惚，魂梦颠倒，心悸易惊，善悲欲哭，肢体困乏，饮食衰少，舌色淡苔，脉细无力。

(2)治法：健脾养心，益气安神。

(3)方药：养心汤加减。黄芪 30 g，白茯苓 15 g，茯神 15 g，姜半夏 9 g，当归 10 g，川芎 10 g，远志 10 g，肉桂 6 g，柏子仁 15 g，酸枣仁 15 g，北五味子 10 g，太子参 30 g，甘草 6 g，白芍 15 g，陈皮 10 g，柴胡 10 g。

(二)狂

1.痰火上扰

(1)证候：病起急骤，先有性情急躁，头痛失眠，两目怒视，面红目赤，突然狂乱无知，逾垣上屋，骂詈叫号，不避亲疏，或毁物伤人，气力逾常，不食不眠，舌质红绛，苔多黄腻，脉弦大滑数。

(2)治法：镇心涤痰，泻肝清火。

(3)方药：生铁落饮加减。天冬 10 g，麦冬 10 g，浙贝母 10 g，胆南星 10 g，橘红 10 g，远志肉 10 g，石菖蒲 10 g，连翘 10 g，茯苓 15 g，茯神 15 g，玄参 30 g，丹参 10 g，姜半夏 9 g，竹茹 10 g，炒枳壳 10 g，甘草 6 g。

2.火盛伤阴

(1)证候：狂病日久其势渐减，且有疲惫之象，多言善惊，时而烦躁，形瘦，面红，舌质红，脉细数。

(2)治法：滋阴降火。

(3)方药：二阴煎加味。生地黄 15 g，麦冬 10 g，酸枣仁 15 g，生甘草 6 g，玄参 15 g，黄连 6 g，茯苓 15 g，木通 10 g，炒栀子 10 g，淡豆豉 10 g，白芍 30 g，柴胡 10 g，炒枳壳 10 g。

三、临证权变

(一)癫

癫证因痰气郁结致病者，重证可以控涎丹除胸膈之痰浊；倘痰浊壅盛，胸膈瞀闷，口多痰涎，脉象滑大有力，形体壮实者，可暂用三圣散取吐，劫夺痰涎，惟药性猛悍，用之当慎；吐后形神俱乏，应以饮食调养。如神思迷惘，表情呆钝，言语错乱，目瞪不瞬，舌苔白腻，为痰迷心窍，宜豁痰宣窍，理气散结，先用苏合香丸芳香开窍，继用四七汤加陈胆星、郁金、石菖蒲、远志之类，以化痰行气。如见不寐易惊，烦躁不安，舌红苔黄，脉滑数等症，是由痰气郁而化热，痰热交蒸，上扰心神所致，宜清热化痰，可用温胆汤加黄连合白金丸。神志昏乱者，用至宝丹清心开窍，如逐渐高声吵嚷，动手毁物等症，为火盛欲狂之征，当从狂证施治。

癫证属心脾两虚型，也可用养心汤合甘麦大枣汤治疗，用于癫证悲伤欲哭、精神恍惚等。

(二)狂

狂证痰火上扰，舌苔黄腻甚者，为痰火壅盛之征，除以生铁落饮为主方治疗外，可同时用礞石滚痰丸泻火逐痰，再用安宫牛黄丸清心开窍。若脉弦实，肝胆火盛者，可用当归龙荟丸泻肝清火。

狂证火盛伤阴患者，除以二阴煎治疗外，亦可用《备急千金药方》定志丸调治。

涌吐与攻下，涌吐是祛除胸膈痰涎壅盛的方法，治癫证或狂证初起形神未衰者，宜首选用此法。涌吐能使阻塞于胸膈之痰涎，一涌而出，癫狂皆可用之。常用瓜蒂 6 g，防风 6 g，藜芦 3 g，捣成粗末，先煎三五沸，取汁 300～500 mL 徐徐灌服，以吐为度，不必尽剂。瓜蒂、藜芦之类，皆属剧毒之品，切勿多服，以免中毒。吐后形神俱乏，当以饮食调养，亦可用人参 30 g 以扶正。

通泻是荡涤痰食积滞，峻泻实热的方法，多用于狂证。常用药物有大黄、芒硝、牵牛子、芦荟等。也可用甘遂末 1～3 g 装胶囊内清晨空腹吞服，使大便保持在一天 3～5 次为佳。

无论涌吐或攻下，皆不宜久服，应中病即止，免伤正气，吐法性剧烈，更宜慎用。

四、调护

癫狂多因七情内伤致病，故应注意精神调摄。医护人员要正确对待患者的病态表现，应持关心态度。对其不合理要求应耐心解释，不得讥笑、讽刺。对有打人、骂人、自伤、毁物等证候的重症患者，应采取防护措施，派专人照顾，并将危险品如刀、剪、绳、药品等严加收藏，以防止意外。

癫狂患者应有良好的睡眠，失眠常可促使病情加重，应保持环境的安静。

饮食以普食为主，以无骨无刺为宜，食具应坚固不宜破损。躁动抢食或拒食患者，应重点照顾，保证适当的营养。

第七节 痫 证

痫证又名“癫痫”，俗称“羊痫风”。痫证是以突然仆倒，昏不知人，口吐涎沫，两目上视，肢体抽搐，或口中如作羊叫声，移时苏醒为特征的病证。痫证的病位在颠顶。其病因病机为多种因素导致脏气不平，痰涎壅塞，迷闭孔窍的内风证。痫证的治疗方法是发作时豁痰宣窍、息风定痫，发作后培补脾胃。癫痫是可治性疾病，大多数患者预后较好。

一、病因病机

本病之形成，大抵与七情失调，先天因素，脑部外伤有关。无论什么原因致痫，均与体内素有的痰积密切相关，故有“无痰不作痫”之说。初病实证多因痰热迷塞心窍；久病虚证则因痰湿扰乱神明。热痰可由气郁化火，炼液所生，或过食肥甘，脾胃受损而成。湿痰则由脾失健运，聚湿生成。总之，积痰内伏是痫证发病的重要内因。

（一）七情失调

七情失调主要责之于惊恐。如突感大惊大恐及其他强烈精神刺激等可导致痫证发作，此乃因宿有浊痰内伏，惊恐之后，气机逆乱，肝肾受损，阴不敛阳，化热生风，触动伏痰，使痰浊或由气逆，或随火炎，或随风动，蒙蔽心神所致。

（二）先天因素

痫证幼年发病者，多与先天因素密切相关。孕妇在妊娠期间，突受惊恐，一方面导致气机逆乱，另一方面会伤及肝肾，致母体精气耗伤，使胎儿发育异常，出生后，易于发生痫证。小儿脏腑娇嫩，元气未充，神气怯弱，或素蕴风痰，更易因惊恐而生本病。

此外，由于痫证多是时发时止，反复发作，久而影响到五脏的功能，导致五脏阴阳气血俱虚，痰浊愈结愈深，呈现虚实夹杂，而成痼疾。

二、辨证论治

本病之形成，大多由七情失调，禀赋不足，脑部外伤，或病后脏腑失调，痰浊阻滞，气机逆乱，风阳内动所致，尤其与痰邪关系密切。其中痰浊内阻，脏气失和，阴阳偏胜，神机受累，元神失控是病机关键所在。其病位在脑，与心、肝、脾、肾关系密切，但主要责之于心、肝。痫证的病性比较复杂，但多为虚实兼杂之证。虚多为气虚、阴虚，实多为风、痰、热、瘀。

(一)风痰上扰证

(1)证候：发则猝然昏仆，目睛上视，口吐白沫，手足抽搐，喉中痰鸣，移时苏醒如常人，病发前多有眩晕，头昏，胸闷乏力，痰多，心情不悦，舌质淡红，苔白腻，脉滑。

(2)治法：涤痰息风，开窍定痫。

(3)方药：定痫丸加减。天麻 10 g，川贝粉 6 g，姜半夏 9 g，胆南星 10 g，石菖蒲 10 g，全蝎 6 g，僵蚕 10 g，远志 10 g，石决明 30 g(先煎)，白芥子 10 g，莱菔子 10 g，钩藤 15 g(后入)，珍珠母 30 g(先煎)。

(二)痰火扰神证

(1)证候：猝然仆倒，不省人事，四肢强直拘挛，口中有声，口吐白沫，烦躁不安，气高息粗，痰鸣辘辘，口臭便干，舌质红或暗红，苔黄腻，脉弦滑。

(2)治法：清热化痰，开窍定痫。

(3)方药：龙胆泻肝汤合涤痰汤加减。龙胆草 6 g，黄芩 9 g，栀子 9 g，泽泻 9 g，姜半夏 9 g，胆南星 6 g，天麻 9 g，陈皮 9 g，茯苓 15 g，石菖蒲 9 g，当归 10 g，柴胡 6 g，甘草 6 g，钩藤 15 g(后入)，羚羊角粉 3 g(冲服)。

(三)瘀阻脑络证

(1)证候：发则猝然昏仆，瘛疭抽搐，或单以口角、眼角、肢体抽搐，颜面口唇青紫，舌质紫暗或瘀点，脉弦或涩。

(2)治法：活血化瘀，息风通络。

(3)方药：血府逐瘀汤合通窍活血汤加减。桃仁 10 g，红花 6 g，赤芍 15 g，当归 10 g，川芎 10 g，川牛膝 15 g，桔梗 6 g，牡蛎 30 g(先煎)，全蝎 6 g，僵蚕 10 g，地龙 10 g，法半夏 9 g，竹茹 10 g，石菖蒲 10 g。

(四)心脾两虚证

(1)证候：久发不愈，猝然昏仆，或仅头部下垂，四肢抽搐无力，伴面色苍白，口吐白沫，口噤目闭，二便自遗，舌质淡，苔白，脉弱。

(2)治法：补益气血，健脾宁心。

(3)方药：六君子汤合归脾汤加减。党参 30 g，黄芪 30 g，白术 15 g，茯苓 10 g，陈皮 10 g，木香 10 g(后入)，姜半夏 9 g，当归 10 g，炒酸枣仁 15 g，远志 10 g，五味子6 g,龙骨30 g(先煎),牡蛎30 g(先煎),芡实15 g,金樱子15 g,炙甘草6 g,胆南星10 g。

(五)肝肾阴虚证

(1)证候:发则猝然昏仆,或失神发作,或语謇,四肢逆冷,肢搐瘛疭,手足蠕动,健忘失眠,腰膝酸软,舌质红绛,少苔或无苔,脉弦细数。

(2)治法:滋阴补肾,养阴柔肝。

(3)方药:大补元煎加减。熟地黄30 g,山茱萸15 g,枸杞子15 g,当归10 g,杜仲15 g,山药30 g,党参30 g,鹿角胶6 g(烊化),牡蛎30 g(先煎),全蝎3 g,续断15 g,桑寄生15 g。

三、临证权变

(一)发作期的治疗

发作期的治疗应以除痰定痫为主,临床上常以阳痫、阴痫辨证论治。阳痫治用清化痰热,息风定痫,方用清热镇惊汤化裁;阴痫宜温阳除痰,顺气定痫,多用五生丸以二陈汤送服。

(二)休止期的治疗

休止期的治疗可按常见证治的分型辨证论治。若痰火壅盛,大便秘结者,可用竹沥达痰丸以祛痰泻火通腑;若肾虚为主者,可用河车大造丸;若痫证日久,而见神志恍惚、恐惧、抑郁焦虑者,可于主方中合甘麦大枣汤以缓急、养心、润燥。

各种类型的痫证,均可在辨证处方中,加入全蝎、蜈蚣、白僵蚕等虫类药物,以息风解痉镇痫,可以提高疗效。一般以研粉吞服法治疗,每次1～1.5 g,每天2次,小儿酌减。痫证与血瘀有关者(尤以外伤引起本病证者为多),可于主方中配丹参、红花、桃仁、川芎等活血化瘀之品。

四、调护

(1)痫证患者在没有发作时,要保持患者精神愉快,情绪乐观,避免精神刺激。起居有节,保持二便通畅。保证充足的睡眠时间,不可过劳,不要单独外出,以免发作时无人照顾。另外,要加强休止期治疗,延长发作的间歇时间。

(2)痫证发作时,应迅速将患者抬至床上,头偏向一侧,将患者领口和腰带松开,口腔内放牙垫或压舌板(用纱布包好),以免咬伤舌头。也要除去眼镜、假牙。

饮食宜清淡,多吃蔬菜,可选用苦瓜、冬瓜、梨、绿豆等,以达到清热、健脾、化湿的功效。

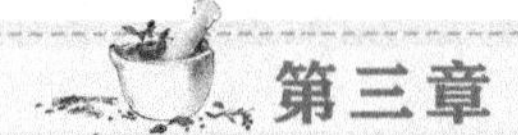

第三章

心系病症

第一节 心 悸

心悸是指患者以自觉心中悸动、惊惕不安、不能自主为主要症状的一种疾病。本病常伴有胸闷不适、气短无力、神疲懒言、惊恐胆怯等症，可由外感六淫之邪、内伤七情引起，也可由饮食失节、操劳过度引发。其辨证关键是心脉瘀阻，心气不畅，心失所养。主要病位在心，涉及肺、脾、肝、胆、肾等脏腑。

一、病因病机

(一)心虚胆怯

心神主持心的精神意识活动，胆气刚直与勇怯有关，心神健旺，胆气不怯，心动和缓而有力则无悸动之感。若素体心胆虚怯，突受惊恐，闻异声，见怪状，登高涉险则心悸胆怯，心动神摇，不能自持而成惊悸。

(二)心阳不振

心的阳气能鼓动血脉运行，温养全身。若久病或劳倦不当，耗损心阳，心阳虚不能温运血脉，致心失所养而悸动，甚则心神不能自持而悸动不宁。

(三)心血亏虚

若素体虚损，脏腑薄弱；或久病失养，阴亏血少；或思虑烦劳，耗损营血阴精；或亡精失血，均可导致心血亏虚，令心失所养而发为惊悸。

(四)阴虚火旺

久病体虚，或房劳过度，或遗泄频繁，伤及肾阴；或肾水素亏，水不济火，致虚火妄动，上扰心神，发为心悸。

(五)水饮凌心

心脾阳虚，不能疏布，蒸化水液，致水液停聚而为饮，饮邪上犯，侵凌心阳，心阳被抑，因而引起心悸。

(六)心血瘀阻

多因久病心悸，心之气阳不足，血脉循行滞涩，或外感温热、疫毒、风寒湿邪，传犯心包，或生活失摄，内蕴痰火，累伤心血，循行不畅，日久生瘀，阻于血脉而致本病。

二、辨证论治

心悸有正虚为主、邪实为主、虚实夹杂、本虚标实者；有阳热证、阴寒证；有气虚、血虚、阴虚、痰浊、水饮、瘀血之异。但辩证关键是“瘀阻”与“亏虚”。因此，辨证时要分清瘀阻的虚实因素及病邪种类，亏虚的种类和涉及的脏腑。

(一)心虚胆怯证

(1)证候：心悸不宁，善惊易恐，坐卧不安，少寐多梦而易惊醒，食少纳呆，恶闻声响，苔薄白，脉细数或虚数。

(2)治法：镇惊定志，养心安神。

(3)方药：安神定志丸加减。石菖蒲 10 g，远志 10 g，茯苓 10 g，磁石 30 g(先煎)，龙齿 30 g，酸枣仁 15 g，人参 10 g，黄芪 30 g，桂枝 10 g，附子 6 g，丹参 12 g，檀香 6 g(后入)，砂仁 10 g(后入)，龙眼肉 12 g，柴胡 12 g，郁金 12 g，合欢皮 15 g。

(二)心脾两虚证

(1)证候：心悸不宁，动则尤甚，神疲倦怠，面色不华，头晕，舌质淡，苔薄白，脉细弱或结代。

(2)治法：益气补血，养心安神。

(3)方药：归脾汤加减。黄芪 30 g，党参 30 g，白术 15 g，茯苓 15 g，当归 10 g，白芍 30 g，柴胡 12 g，远志 10 g，木香 10 g，大枣 10 g，炒酸枣仁 15 g，炙甘草 5 g，桔梗 12 g，龙骨 30 g(先煎)，牡蛎 30 g(先煎)，陈皮 15 g，神曲 15 g，山楂 15 g，鸡内金 15 g，枳壳 10 g，合欢皮 15 g。

(三)阴虚火旺证

(1)证候：心悸易惊，心烦失眠，五心烦热，苔少或无，口干，盗汗，思虑劳心则症状加重，伴有耳鸣，腰酸，脉细数。

(2)治法：滋阴清热，养心安神。

(3)方药：天王补心丹加减。生地黄 15 g，玄参 10 g，白芍 30 g，当归 10 g，丹参 15 g，茯苓 15，麦冬 10 g，柏子仁 10 g，炒酸枣仁 15 g，远志 12 g，桔梗 15 g，五味子 6 g,鳖甲 30 g,黄柏 10 g,浮小麦 15 g,麻黄根 12 g,黄芪 30 g,黄芩 10 g,黄连 6 g。

(四)心阳不振证

(1)证候:怔忡胸闷,面色㿠白,体倦懒言,形寒肢冷,舌淡苔白,脉虚无力。

(2)治法:温补心阳,安神定悸。

(3)方药:桂枝甘草龙骨牡蛎汤加减。桂枝 10 g,炙甘草 15 g,龙骨 15 g,牡蛎 15 g,附子 6 g,党参 30 g,黄芪 30 g,肉桂 3 g,山茱萸 12 g,五加皮 10 g,丹参 12 g,川芎 6 g,桃仁 10 g,红花 10 g,五味子 15 g,檀香 6 g(后入),砂仁 12 g(后入),远志 15 g,酸枣仁 15 g。

(五)水饮凌心证

(1)证候:心悸,胸闷痞满,渴不欲饮,小便短少,下肢水肿,形寒肢冷;伴有头晕、恶心、呕吐、流涎;舌淡胖,苔滑,脉弦滑或沉细,或结、代。

(2)治法:振奋心阳,化气利水。

(3)方药:苓桂术甘汤合八味地黄丸。茯苓 15 g,桂枝 10 g,白术 15 g,甘草6 g,黄芪 30 g,人参 10 g(另煎),车前子 30 g,泽泻 15 g,厚朴 12 g,附子 10 g,牡丹皮 12 g,山药 30 g,山茱萸 12 g,熟地黄 12 g,肉桂 3 g。

(六)痰火扰心证

(1)证候:心悸胸闷,恶心纳呆,口黏痰多,头身困重,苔白腻或滑腻,脉滑。

(2)治法:清热化痰,宁心安神。

(3)方药:黄连温胆汤加减。黄连 10 g,陈皮 10 g,法半夏 9 g,茯苓 15 g,竹茹 10 g,枳壳 10 g,白术 15 g,石菖蒲 10 g,远志 10 g,胆南星 6 g,甘草 6 g,栀子 12 g,珍珠母 30 g(先煎),石决明 30 g(先煎),磁石 30 g(先煎),黄芩 12 g。

(七)心血瘀阻证

(1)证候:心悸不宁,胸痛时作,面唇色暗,舌质紫暗或有瘀斑,舌下脉络迂曲,脉涩或结代。

(2)治法:活血化瘀,理气宁心。

(3)方药:血府逐瘀汤加减。桃仁 10 g,红花 10 g,当归 15 g,川芎 10 g,赤芍 10 g,丹参 20 g,郁金 10 g,枳壳 6 g,延胡索 10 g,柴胡 12 g,檀香 6 g,瓜蒌 15 g,薤白 10 g,法半夏 9 g,陈皮 12 g,乳香 12 g,没药 12 g,砂仁 12 g(后入),三七粉 3 g(冲服)。

三、临证权变

心悸之心虚胆怯证若兼心阴不足者，加柏子仁、酸枣仁、五味子以养心安神，收敛心气；若兼痰火内扰，胃失和降，症见心悸而烦，善惊痰多，食少泛恶，舌苔黄腻，脉象滑数者，可用黄连温胆汤加酸枣仁、远志以清热痰、安心神；若心血不足而见脉结代者，乃气虚血少，血不养心之故，宜用炙甘草汤益气养血，滋阴复脉；若热病后期，损及心阴而致心悸者，可用生脉散益气养阴。阴虚火旺而兼见五心烦热，梦遗腰酸者，乃阴虚相火妄动之故，可用知柏地黄丸以滋阴降火。心阳不振重证，症见汗出肢冷，而唇青紫，喘不得卧者，加服黑锡丹以回阳救逆。水饮凌心发展至肾阳虚衰，不能制水时，症见心悸喘咳，不能平卧，小便不利，水肿较重者，宜用真武汤以温阳行水。

四、调护

保持心情愉快，避免情志内伤，防止突然而来的噪声刺激，恐吓。注意寒暑变化，避免外邪侵袭，以免诱发心悸，或使病情加重。轻症患者可做适当体力活动，其强度以不感觉劳累为限。重症患者应卧床休息。呼吸急促伴有痰声，咯血或下肢水肿者可采用半卧位。

第二节　心　　痛

心痛是指以胸痛憋闷、心悸气短为主症的一种心系疾病。轻者胸闷或胸部隐痛，发作短暂；重者心痛彻背，背痛彻心，喘息不得卧，痛引左肩或左臂内侧。常伴有心悸气短，呼吸不畅，甚则喘促，面色苍白，冷汗淋漓等。变化为本虚标实，虚实夹杂。其本虚可有气虚、血虚、阴虚、阳虚，标实为血瘀、痰浊、气滞、寒凝。急性发作期以标实为主，缓解期以本虚为主，病位在心，与肝、脾、肾三脏关系密切。本病相当于西医的心绞痛。

一、病因病机

本病主要由情志变化，饮食不节，劳倦不当及年老体衰等因素，造成脏腑不和，阴阳失调。主要为心的气、血、阴、阳不足，或肝、肾、脾、胃的失调，在病理变化过程中产生气滞、血瘀、痰浊、寒凝等辩证变化，成为虚证或本虚标实之证。

（一）情志损伤

情志不和可引起气滞、血瘀、痰浊的辩证变化。较常见的为思虑用脑过度，损心脾，耗气血，致气血不足运行迟缓，气血由迟缓渐成郁滞，郁滞的气血痹阻心络而发心痛。情志抑郁恼怒，使肝失调达，气机郁滞，气郁不畅，鼓动血行之力不足，而气滞血瘀，心络受阻而痛。气郁久则化火，火郁煎津成痰，痰气郁阻，血行不畅，渐成血瘀，瘀血痰浊痹阻心络而发心痛。

（二）饮食不节

多为恣食膏粱厚味，或饥饱不均，日久损伤脾胃致运化功能不健，饮食不化津血而变生痰浊，痰随气动，久则停阻络脉，使血生不畅而渐生瘀血，瘀血痰浊交结，痹阻心络而发心痛。

（三）劳倦体衰

劳倦损耗阳气，或年老体衰，阳气亏虚，产生寒凝、痰浊、血瘀，阻塞心络，可造成心痛。由于心阳、心阴不足，久而及肾，肾阳不足，不能鼓舞心阳，心阳不振，血脉失于温运，痹阻不畅，发为心痛。

（四）瘀阻心窍

血统于心，与五脏功能有关，如五脏功能障碍、气机运行失常，都能导致瘀血内生，闭阻络脉，瘀塞心窍。可由情志激动或暴怒而猝发心胸剧痛，痛甚则肢冷欲厥，乃心痛之危急重证。

二、辨证论治

本虚宜补，针对气虚、阳虚、阴虚、血虚之证而分别给予益气、温阳、滋阴、补血治疗；标实当泻，针对气滞、血瘀、寒凝、痰浊之证而分别给予理气、活血、温通、化痰治疗。

（一）实证

1.痰阻心脉证

（1）证候：胸闷重而心痛轻，伴有身重困倦，脘痞纳呆，口黏恶心，咳吐痰涎，苔白腻或白滑，脉滑。

（2）治法：通阳泄浊，豁痰开结。

（3）方药：瓜蒌薤白半夏汤加味。瓜蒌 12 g，薤白 12 g，法半夏 10 g，枳壳 12 g，陈皮 12 g，石菖蒲 12 g，桂枝 6 g，黄连 10 g，竹茹 10 g，郁金 12 g，川芎 12 g，檀香 10 g（后入），砂仁 10 g（后入），丹参 15 g，天麻 15 g，茯苓 15 g，桔梗 10 g，甘

草 6 g。

2.气滞心胸证

(1)证候:胸痛时作,痛无定处,时欲太息,情志抑郁可诱发或加重,或兼有脘腹胀闷,得嗳气或矢气则舒,苔薄或薄腻,脉弦。

(2)治法:疏肝理气,调畅心脉。

(3)方药:柴胡疏肝散加减。柴胡 10 g,枳壳 10 g,香附 10 g,白芍 30 g,郁金 10 g,延胡索 10 g,牡丹皮 10 g,栀子 10 g,夏枯草 30 g,檀香 10 g(后入),丹参 15 g,砂仁 10 g(后入),神曲 15 g,苍术 10 g,川芎 10 g,炙甘草 6 g。

3.心血瘀阻证

(1)证候:心胸疼痛,心痛如刺,痛处固定,入夜更甚,唇舌紫暗有瘀斑,苔薄黄,脉涩或结代。

(2)治法:活血化瘀,通络止痛。

(3)方药:血府逐瘀汤合失笑散加减。桃仁 12 g,红花 6 g,川芎 12 g,赤芍 12 g,当归 12 g,柴胡 10 g,枳壳 10 g,桔梗 15 g,香附 12 g,檀香 10 g(后入),黄芪 30 g,党参 12 g,炒白术 12 g,乳香 10 g,没药 12 g,延胡索 12 g,丹参 15 g,砂仁 10 g(后入),生甘草 6 g。

4.寒凝心脉证

(1)证候:心痛彻背,背痛彻心,感寒痛甚,形寒肢冷,面色苍白,苔薄白,脉沉紧。

(2)治法:温经散寒,通阳止痛。

(3)方药:瓜蒌薤白桂枝汤合当归四逆汤加减。瓜蒌 10 g,薤白 12 g,桂枝 12 g,当归 12 g,细辛 3 g,白芍 30 g,丹参 12 g,郁金 12 g,附子 10 g,川芎 12 g,延胡索 12 g,桃仁 12 g,红花 6 g,干姜 6 g,甘草 6 g。

(二)虚证

1.心气亏虚证

(1)证候:心胸隐痛,气短心悸,动则益甚,神疲懒言,舌质淡,苔薄白,脉细弱。

(2)治法:补益心气,畅脉止痛。

(3)方药:保元汤加减。黄芪 30 g,党参 30 g,山药 30 g,炒白术 15 g,茯苓 15 g,丹参 12 g,当归 12 g,麦冬 15 g,酸枣仁 30 g,远志 15 g,黄精 30 g,木香 10 g(后入),五味子 10 g,肉桂 6 g(后入),炙甘草 6 g。

2.心阴不足证

(1)证候:心胸隐痛,五心烦热,心悸怔忡,头晕耳鸣,口燥咽干,舌红少津,苔少或花剥,脉细数。

(2)治法:滋阴养心,润脉止痛。

(3)方药:生脉饮合天王补心丹加减。太子参 30 g,麦冬 10 g,五味子 6 g,生地黄 12 g,玄参 15 g,天冬 12 g,丹参 12 g,当归 12 g,茯苓 15 g,柏子仁 30 g,炒酸枣仁 15 g,远志 10 g,珍珠母 30 g(先煎),檀香 10 g(后入),砂仁 10 g(后入),磁石 30 g(先煎),桔梗 10 g,炙甘草 6 g。

3.心肾阳虚证

(1)证候:胸闷心痛,心悸怔忡,神倦怯寒,面色㿠白,四肢不温;舌质淡胖,苔薄白,脉沉细迟。

(2)治法:补肾助阳,温通心脉。

(3)方药:参附汤合桂附八味汤加减。人参 10 g(另煎),附子 10 g,桂枝 10 g,炒白术 12 g,细辛 3 g,茯苓 30 g,熟地黄 10 g,山茱萸 12 g,山药 30 g,牡丹皮 10 g,丹参 12 g,泽泻 30 g,干姜 10 g,炙甘草 6 g。

三、临证权变

本病论治要点发作时多实,缓解后多虚,治疗总则是虚宜补,实宜通,然而具体到患者常是虚实兼杂,故治疗应通、补兼施,然从多从少,贵在权变。一般急发作,可分瘀血、痰阻两种证候施治,但更主要的应采取急救措施,用芳香宣窍,通络行瘀,如冠心苏合丸等为必选急用之品。心痛缓解已较稳定时,应注重调护锻炼,与药物调补。补气补阳,常用人参、党参、附子、黄芪。补血补阴,常用何首乌、生地黄、玄参、黄精、玉竹、当归、麦冬、白芍等。

四、调护

注意调摄精神,避免情绪波动,注意起居,做到生活规律,寒温适宜,劳逸结合,坚持适当的体育锻炼,如气功、保健操等,均可预防真心痛的发作。由于心痛反复发作,患者往往情绪紧张,思想负担较重,应开导患者,使之减轻思想压力,不要过度紧张,以利于气血畅通,防止瘀血阻滞的发生。饮食应避免过食肥甘,禁酒禁烟,以免损伤脾胃,痰湿内阻。

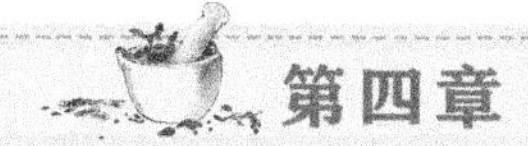

第四章

肺系病症

第一节 咳　嗽

咳嗽是由邪犯肺系，肺失宣肃，肺气上逆所致，以咳嗽为主要症状的一种肺系病证。它既是肺系疾病中的一个症状，又是独立的一种疾病。有声无痰为咳，有痰无声为嗽，有痰有声称为咳嗽。临床上多痰、声并见，故以咳嗽并称。本病常见于西医的急性气管支气管炎。

一、病因病机

咳嗽的病因有外感、内伤两类。外感咳嗽的病因多为六淫外邪犯肺；内伤咳嗽的病因主要为肺或兼及其他脏腑功能失调。不论邪从外入，或自内而发，均可引起肺失宣降，肺气上逆而咳嗽。

（一）外感

六淫外邪，侵袭肺系。多因肺的卫外功能减退或失调，以致在天气冷热失常、气候突变的情况下，六淫之邪犯肺所致。肺主气，开窍于鼻，司呼吸，外合皮毛，主卫，故外邪侵袭人体，易先伤肺，肺为邪气侵袭，气机不得宣通肃降，或气不布津，变生痰浊，阻碍气机的宣降，致气上逆则发生咳嗽。但是由于四季变化气候不同，人体感受外邪性质也有区别，加上人体功能状态有阴阳偏盛偏衰之异，因而临床上有风寒、风热、燥热等不同的咳嗽，临床以风寒咳嗽为多见。风寒之邪外袭，肺气郁闭，不得宣降，津液不布成痰而咳；风热犯肺，热邪熏蒸，肺失清肃，津液被灼而为痰，痰热郁遏，肺气不得宣降而咳；燥热犯肺，燥热灼津成痰，气道失濡，清肃之令不行而咳嗽。

（二）内伤

多因久咳不已，肺气虚弱，宣肃失司，使邪气留滞肺中，或其他脏腑有病，病邪犯肺，致肺气宣肃失常，痰气上逆而成咳嗽。临床上较多见的有以下几种。

1.脾虚生痰

脾能滋生气血，输布津液，上归于肺，而对肺有资助作用。若饮食不当，嗜烟好酒，熏灼肺胃，或过食肥甘辛辣，痰浊内生，上干于肺；若脾虚累及肺气亦衰，而成肺脾气虚的咳嗽；若脾失健运，饮食不化，而酿成痰浊上犯于肺，壅塞肺气，影响气机出入，而为湿痰咳嗽。

2.肺肾两虚

肾阳有温煦脏腑、蒸化水液的作用，若肾阳虚衰不能蒸化水津，气化不利，以致水液停积，影响及肺，使肺中津液不得敷布，津聚成痰成饮而为痰饮咳嗽；肾阴能滋养脏腑助生津液，若肾阴不足，内生虚热，虚热灼肺煎津而成阴虚咳嗽。肺阴与肾阴有着相互滋生，相互依存的关系，如久咳耗伤肺阴，日久累及于肾，也可导致肺肾阴虚的咳嗽。

3.肝火上逆

肝与肺以经络相联，肝气升发，肺气肃降，升发与肃降协调，则人体气机升降正常。若肝气郁结，失其升发疏泄之能，就会影响肺气的肃降而致咳嗽；若肝失条达，气郁化火，气火循经上逆犯肺，灼伤肺阴，而成“木火刑金”的病变，则可见咳嗽，痰出不爽，胸胁胀满等症。

总之，肺脏功能失调是咳嗽发生之关键。不论感受外邪或其他脏腑有病，累及肺脏都可引发咳嗽。外感咳嗽日久不愈，损害肺气，可演变为内伤咳嗽；内伤咳嗽如反复发作，可造成肺、脾、肾俱虚，影响气血运行，津液的输布可变生他病。

二、辨证论治

基本辨证是外邪侵袭于肺，肺失宣肃，肺气上逆。病位在肺与气道，以实证居多。咳有六淫为患，也有内伤之异，可以分为外感咳嗽与内伤咳嗽。外感咳嗽又可分风寒、风热、燥邪、风盛挛急等证候，内伤咳嗽又可分为痰湿、痰热、肝火伤肺及肺阴亏虚等证候。治随证出，除止咳之外，则有散寒、清热、润燥、疏风、缓急、泻肝、化痰、宣肺、养阴等方法。

(一)外感咳嗽

1.风寒袭肺证

(1)证候：咳嗽声重，气急咽痒，咳痰稀薄色白，鼻塞，流清涕，头痛，肢体酸痛，恶寒，发热，无汗，舌苔薄白，脉浮或浮紧。

(2)治法：疏风散寒，宣肺止咳。

(3)方药:三拗汤合止嗽散加减。炙麻黄 10 g,杏仁 10 g,荆芥 10 g,防风 10 g,桔梗 10 g,紫菀 10 g,百部 15 g,白前 10 g,前胡 10 g,陈皮 6 g,法半夏 9 g,厚朴 10 g,茯苓 12 g,款冬花 12 g,甘草 10 g。

2.风热犯肺证

(1)证候:咳嗽频剧,气粗或咳声音哑,喉燥咽痛,咳痰不爽,痰黏或稠黄,鼻流黄涕,口渴,头痛,恶风,身热,舌质红,舌苔薄黄,脉浮数或浮滑。

(2)治法:疏风清热,宣肺止咳。

(3)方药:桑菊饮加减。桑叶 10 g,菊花 10 g,杏仁 12 g,连翘 15 g,薄荷 6 g,桔梗 15 g,芦根 30 g,荆芥 10 g,防风 10 g,金银花 15 g,浙贝母 15 g,枇杷叶15 g,黄芩 10 g,鱼腥草 30 g,青果 10 g,射干 10 g,砂仁 10 g,佩兰 10 g,甘草 6 g。

3.燥邪伤肺证

(1)证候:干咳少痰或无痰,咽干鼻燥,咳甚胸痛,或痰黏不易咳出,初起可有恶寒,身热头痛,舌尖红,苔薄黄,脉细而数。

(2)治法:疏风清肺,润燥止咳。

(3)方药:桑杏汤加减。桑叶 10 g,杏仁 10 g,北沙参 15 g,浙贝母 15 g,淡豆豉 15 g,天冬 12 g,蔓荆子 15 g,薄荷 6 g(后入),天花粉 30,麦冬 15 g,五味子 6 g,桔梗 15 g,连翘 15 g,生地黄 15 g,紫菀 15 g,瓜蒌 15 g,玄参 15 g。

4.风盛挛急证

(1)证候:咳嗽,下咳无痰或少痰,咽痒,痒即咳嗽,或呛咳阵作,气急,遇外界寒热变化、异味等因素突发或加重,多见夜卧晨起咳剧,呈反复性发作,舌苔薄白,脉弦。

(2)治法:疏风宣肺,解痉止咳。

(3)方药:苏黄止咳汤加减。炙麻黄 6 g,蝉蜕 6 g,紫苏叶 10 g,紫苏子 10 g,前胡 12 g,五味子 10 g,牛蒡子 15 g,枇杷叶 15 g,地龙 10 g,荆芥 10 g,防风10 g,薄荷 6 g,桑叶 10 g,鱼腥草 30 g,麦冬 10 g,蜈蚣 2 条,川贝母 10 g,生姜 6 g。

(二)内伤咳嗽

1.痰湿蕴肺证

(1)证候:咳嗽痰多,咳声重浊,痰白黏腻或稠厚或稀薄,每于清晨咳痰尤甚,因痰而嗽,痰出则咳缓,脘腹胀满,食欲缺乏,舌苔白腻,脉濡滑。

(2)治法:燥湿化痰,理气止咳。

(3)方药:麻杏二三汤加味。麻黄 10 g,杏仁 12 g,党参 15 g,法半夏 9 g,茯苓 15 g,陈皮 15 g,苍术 10 g,厚朴 10 g,白芥子 10 g,莱菔子 15 g,紫苏子 10 g,

细辛 3 g,白术 15 g,炙甘草 6 g。

2.痰热郁肺证

(1)证候:咳嗽气息粗促,或喉中有痰声,痰多,痰质黏厚或稠黄,咯吐不爽,或有热腥味,或吐血痰,胸胁胀满,咳时引痛,面赤,或有身热,口干欲饮,舌质红,苔薄黄腻,脉滑数。

(2)治法:清热化痰,肃肺止咳。

(3)方药:清金化痰汤加减。桑白皮 15 g,黄芩 10 g,栀子 10 g,知母 10 g,浙贝母 15 g,瓜蒌仁 15 g,桔梗 15 g,橘红 10 g,天竺黄 10 g,竹茹 10 g,茯苓 12 g,枳壳 10 g,陈皮 6 g,半夏 9 g,薏苡仁 30 g,冬瓜仁 30 g。

3.肝火犯肺证

(1)证候:上气咳逆阵作,咳时面红,咳引胸痛,时随情绪波动增减,烦热咽干,常感痰滞咽喉,咯之难出,量少质黏,或痰如絮条,口干口苦,胸胁胀痛,舌质红,苔薄黄少津,脉弦数。

(2)治法:清肺泻肝,化痰止咳。

(3)方药:黄芩泻白散合黛蛤散。桑白皮 15 g,地骨皮 15 g,黄芩 10 g,海蛤壳 15 g,栀子 10 g,牡丹皮 10 g,浙贝母 15 g,枇杷叶 15 g,枳壳 10 g,郁金 10 g,丝瓜络 30 g,海浮石 30 g,竹茹 10 g,瓜蒌 15 g,麦冬 10 g,天花粉 30 g,柴胡10 g,白芍 30 g,甘草 6 g。

4.肺阴亏虚证

(1)证候:干咳,咳声短促,痰少黏白,或痰中带血,或声音逐渐嘶哑,午后潮热,颧红,手足心热,夜寐盗汗,口干咽燥,起病缓慢,日渐消瘦,神疲,舌质红,少苔,脉细数。

(2)治法:养阴清热,润肺止咳。

(3)方药:沙参麦冬汤加减。北沙参 15 g,麦冬 10 g,天花粉 15 g,玉竹 10 g,桑叶 10 g,乌梅 12 g,川贝粉 3 g(冲服),五味子 10 g,诃子 15 g,牡丹皮 10 g,白茅根 30 g,仙鹤草 30 g,藕节 15 g,银柴胡 10 g,青蒿 10 g,鳖甲 30 g(先煎),牡蛎 30 g(先煎),浮小麦 30 g。

三、临证权变

外感咳嗽多属新病,属实,其病在肺,若调治失宜,可由外感转为内伤而累及他脏。外感咳嗽的治疗以祛邪为主,但常相兼其他证候,需随证治之。如风寒咳嗽兼有肺热者,以外散风寒,内清肺热,麻杏石甘汤可用;如湿邪内郁,复感风寒者，宜疏散风寒，兼予燥湿祛痰，可苍术、厚朴之类；如素有内饮，又感风寒者，又需疏散风寒，温化寒饮，方如小青龙汤；风热咳嗽兼湿者，需在疏散风热中加入杏仁、薏苡仁宣气化湿；风热夹暑，又需香薷、前胡等疏风解暑。

内伤咳嗽，一般病程长，可先病在肺而后累及他脏，也可由先病在他脏而后累及于肺，主要与肺、脾、肾三脏的关系最为密切。一般来说，病在肺为轻，病在脾较重，病在肾尤重。在治疗上，病在肺脾治易，病在肾则很难治。内伤咳嗽易反复发作，经久不愈，转为肺胀，预后较差。

因跌打损伤，瘀血内阻，肺气不利所致者，治当消瘀肃肺，可用旋覆花、茜草降气消瘀通络，桃仁、三七和血化瘀。总之，咳嗽的治疗应随证化裁，不可墨守成规，但基本法则如宣肃肺气，温散寒邪，清泄实热，使肺金之令行；清痰、化饮、燥湿以除痰，使脾得健运而痰浊不生；虚则补气、滋阴、敛摄，使脾、肾健旺，气之出入、升降、纳摄得宜，而咳自愈。

四、调护

吸烟有害，应当戒绝。同时应注意锻炼身体，增强体质，有利于提高抗病能力。咳嗽患者，应忌食辛辣香燥、炙烤肥腻及过于寒凉生冷之品。注意气候变化，预防感冒。因感冒是引起咳嗽发生、复发和加重的重要原因，应极力避免。年老体弱者，衣着温暖。内伤咳嗽，应针对病因积极治疗和调护。如就肝火与湿痰而言，每与情志、饮食有关，须嘱患者戒郁怒，薄滋味，方能收到预期效果。

第二节 喘　病

喘病是以呼吸困难、动则加重，甚至张口抬肩、鼻煽、不能平卧为主要表现的一种肺系病证。严重者可发生喘脱。本病是由内伤、外感等多种原因导致肺失宣降，肺气上逆，或肺肾出纳失常所致，常见于西医的慢性呼吸衰竭。

一、病因病机

喘病的成因很多，有外感六淫之邪或内伤饮食、情志、劳倦，以及病咳日久，内生痰浊。也有因偶然接触花粉、尘埃等异物，或食腥臊浊气偏胜之物，损伤肺脾，引动宿痰，暴发喘证者，其发病机制主要为肺气宣降受阻，痰浊胶固不去，气机上逆而作喘。

(一)外邪侵袭

风寒侵袭肌表,卫气郁闭,内则阻碍肺气,气失宣降,津液不布,聚而成痰,痰气壅滞则气息不利而喘。外感风热之邪,或外感风寒不解。郁久化热,邪热壅郁,灼津成痰,痰热壅实,肺失清肃,气上逆而喘。

(二)内伤

有饮食不当,多因食生冷、肥甘,或贪食腥臊浊味,或嗜酒伤中,或劳倦损伤中气,脾失健运,湿浊生痰,痰浊壅阻肺气,气逆而成痰喘。有七情所伤,情志不遂,忧思气结,肺气闭阻,气机不利或气郁怒伤肝,肝气上逆于肺,肺气不得宣肃,气逆而喘。有肺肾亏虚,素体虚弱,或久病内伤,或劳倦伤中,使肺之气阴不足,肺气虚弱,而短气喘促;若病久不愈,由肺及肾,则肺肾俱虚。或劳欲伤肾,精气内夺,使气失摄纳,上逆而喘。肺虚则肺气不能肃降,肾虚则摄纳无权,均能引起气逆而喘。

二、辨证论治

喘病以呼吸困难,甚则张口抬肩为主要表现。辩证时当注意虚、实及外感、内伤之别。感邪而发多属实证,可见风寒闭肺、痰热壅肺、痰浊阻肺、肝气犯肺、水凌心肺;虚喘则常有肺、肾虚证。实证治疗可用散寒、清热、宣肺、止咳、祛痰、平喘、健脾、化浊、温阳、泻肺、利水等方法,虚证治疗又可用养阴益气、调补肺肾等方法。

(一)实喘

1.风寒闭肺证

(1)证候:喘息,呼吸气促,胸部胀闷,伴见咳嗽,痰多稀薄色白,头痛,鼻塞,喷嚏,流清涕,无汗,恶寒,或伴发热,口不渴,舌苔薄白而滑,脉浮紧。

(2)治法:宣肺散寒,止咳平喘。

(3)方药:麻黄汤加味。炙麻黄 6 g,桂枝 6 g,杏仁 10 g,紫苏子 10 g,前胡 10 g,海蛤粉 10 g(冲服),枇杷叶 10 g,葶苈子 10 g(包煎),炙甘草 6 g,大黄 6 g(后入)。

2.痰热壅肺证

(1)证候:喘咳气涌,胸闷烦热,痰多密稠色黄,或痰中带血,面红咽干,渴喜冷饮,尿赤便秘,舌质红,苔黄或黄腻,脉滑数。

(2)治法:清热化痰,肃肺平喘。

(3)方药:清气化痰丸加减。全瓜蒌 30 g,杏仁 10 g,茯苓 15 g,枳实 10 g,黄芩 10 g,胆南星 6 g,清半夏 9 g,陈皮 10 g,川贝粉 2 g(冲服),生石膏 30 g(先煎),知母 12 g。

3.痰浊阻肺证

(1)证候:喘息胸闷,咳嗽痰多,黏腻色白,咳吐不利,或脘闷,呕恶,纳呆,口黏不渴,舌质淡,苔厚腻色白,脉滑。

(2)治法:燥湿化痰,降逆平喘。

(3)方药:麻杏二三汤加减。麻黄 6 g,杏仁 10 g,法半夏 9 g,陈皮 10 g,茯苓 15 g,紫苏子 10 g,白芥子 6 g,莱菔子 6 g,桃仁 10 g,红花 6 g,赤芍 10 g,石膏 30 g(先煎),黄芩 10 g,枇杷叶 10 g,炙甘草 6 g。

4.肝气犯肺证

(1)证候:每遇情志刺激而诱发,突然呼吸短促,胸闷发憋,咽中如窒,但喉中痰声不著,平素多忧思抑郁,或失眠,心悸,或不思饮食,大便不爽,或心烦易怒,面红目赤,舌质淡或红,苔薄白或薄黄,脉象弦或弦而数。

(2)治法:疏肝解郁,降气平喘。

(3)方药:五磨饮子加减。沉香 3 g(后入),槟榔 10 g,乌药 10 g,木香 6 g,枳实 10 g,厚朴 10 g,旋覆花 10 g(包煎),代赭石 15 g(先煎),龙胆草 10 g,黄芩 10 g,大黄 6 g,赤芍 10 g,郁金 10 g,当归 10 g。

5.水凌心肺证

(1)证候:喘咳气逆,倚息难以平卧,伴咳痰稀白,心悸,面目肢体水肿,小便量少,怯寒肢冷,或面色晦暗,唇甲青紫,舌淡胖或胖暗或有瘀斑、瘀点,舌下青筋显露,苔白滑,脉沉细或带涩。

(2)治法:温阳利水,泻肺平喘。

(3)方药:真武汤合葶苈大枣泻肺汤。附子 10 g,茯苓 15 g,白术 15 g,白芍 15 g,炙麻黄 6 g,泽兰 30 g,益母草 30 g,生姜 6 g,大枣 10 g。

(二)虚喘

1.肺虚证

(1)证候:喘促短气,气怯声低,咳声低弱,咳痰稀薄,自汗畏风,或呛咳少痰质黏,烦热口干,咽喉不利,舌质淡红或舌红苔剥,脉细数。

(2)治法:补肺益气养阴。

(3)方药:生脉散合补肺汤加减。党参 15 g,麦冬 10 g,五味子 6 g,白术 15 g,熟地黄 15 g,黄芪 15 g,紫菀 10 g,桑白皮 10 g,干姜 10 g,紫苏叶 12 g,款冬花 10 g。

2.肾虚证

(1)证候:喘促日久,动则喘甚,呼多吸少,气不得续,面青唇紫,汗出肢冷,舌苔淡白,脉微细沉弱。

(2)治法:补肾纳气。

(3)方药:金匮肾气丸合参蛤散加减。桂枝 10 g,附子 10 g,熟地黄 10 g,山药 12 g,牡丹皮 10 g,泽泻 10 g,山茱萸 15 g,茯苓 15 g,党参 10 g,蛤蚧尾 3 g,桃仁 10 g,红花 6 g,泽兰 10 g,丹参 12 g。

3.肺肾气虚证

(1)证候:平素气息短促,动则为甚,腰酸腿软,脑转耳鸣,不耐劳累,下肢欠温,小便清长,舌质淡,脉沉细。

(2)治法:调补肺肾。

(3)方药:调补肺肾方加减。五味子 10 g,丹参 10 g,茯苓 12 g,山茱萸 10 g,淫羊藿 10 g,枸杞子 12 g,蛤蚧粉 3 g。

三、临证权变

喘证一般辩证有寒热虚实之分,或新病久病之别,可用常法治之。若久喘肺气不敛,气阴耗散,症见张口抬肩,呼吸短促,自汗不止,用五味子、熟地黄、山茱萸、麦冬、白芍、诃子、龙骨、牡蛎等敛肺气。若有痰者不宜用此法,防其留邪之弊。

喘病经久不愈,喘甚可见阴阳欲绝之证,症见烦躁不安,惊悸,肢冷,汗出如珠、如油,脉浮大无根,宜急投扶元救脱、镇摄肾气之品,临床常用参附汤,配合黑锡丹治之。

第三节　哮　　证

哮证又称哮喘病、哮病,是宿痰伏肺,因外邪、饮食、情志、劳倦等因素,致气滞痰阻,气道挛急、狭窄而发病。它是一种以发作性喉中哮鸣有声,呼吸困难,甚则喘息不得平卧为主要表现的反复发作性肺系疾病。本病相当于西医的支气管哮喘。

一、病因病机

(一)外邪侵袭

外感风寒或风热邪气,未得到及时治疗,治邪蕴积于肺。壅肺气,气不布津,津聚而生痰,肺气受阻而发病。或因肺气素虚,一旦吸入花粉、烟尘等,肺失清肃,影响肺的宣降,津液凝聚生痰,痰浊阻肺亦可引起哮病。

(二)饮食不当

由于人体禀赋、体质的不同,少数患者可因食入生冷饮食、酸咸肥甘、海腥发物发生哮病。

(三)体质虚弱

素体不强,或病后体弱,如幼年患麻疹、顿咳或反复感冒、咳嗽日久等,均可使肺气虚耗,气不化津,痰饮内生;或因阴虚火盛,热蒸液聚,痰热胶固于肺而发哮病。素体不强者多责之于肾,病后致哮者多责于肺。

总之,哮病发病的辨证以痰为主,宿痰的产生与肺脾肾有关,肺不能布散津液,脾不能运输精微,肾不能蒸化水液,致使津液凝聚成痰,伏藏于肺,成为哮病之宿根。以后遇风寒、风热之邪内侵,饮食不当、情志失调、劳累等因素诱发。若病因于寒或素体阳虚,痰从寒化,则发为冷哮;病因于热或素体阳盛,痰从热化,则表现为热哮。本病发病时间短者,多为实证,若长期反复发作,寒痰久宿必伤脾肾之阳,热痰煎灼必耗肺肾之阴,从而由实转虚,表现出肺脾肾等脏器虚弱之候。平时可见肺脾肾气虚、阳虚及阴虚等证候。发作时则邪实与正虚并见,严重者因肺不能调节心血运行,命门之火不能上济于心,则心阳同时受累,甚至发生“喘脱”危象。

二、辨证论治

发时治标、平时治本是本病治疗的首要原则。发作时攻邪,治标需分寒热,寒痰宜温化宣肺,热痰当清化肃肺,风邪当疏风宣肺、降气平喘,表证明显者兼以解表;平时治本当分阴阳,阳气虚者应予温补,阴虚者则以滋养,分别采用补肺、健脾、益肾等法,以冀减轻、减少或控制其发作。至于正虚邪实、寒热虚实者,又当兼以治之。

(一)发作期

1.冷哮证

(1)证候:喉中哮鸣有声,胸膈满闷,咳痰色白,面色晦滞,或有恶寒,发热,身痛，舌质淡，苔白滑，脉浮紧。

(2)治法：温肺散寒，化痰利气。

(3)方药：射干麻黄汤加减。射干 9 g，炙麻黄 12 g，干姜 9 g，细辛 3 g，款冬花 9 g，五味子 9 g，法半夏 9 g，葶苈子 9 g(包煎)，紫苏子 9 g，陈皮 6 g，紫菀 9 g，杏仁 9 g，白芥子 9 g，橘红 9 g。

2.热哮证

(1)证候：喉中哮鸣如吼，气粗息涌，胸膈烦闷，呛咳阵作，痰黄黏稠，面红，伴有发热，心烦口渴，舌质红，苔黄腻，脉滑数。

(2)治法：清热宣肺，化痰降逆。

(3)方药：麻杏石甘汤合苇茎汤加减。炙麻黄 12 g，杏仁 9 g，生石膏 30 g(先煎)，黄芩 9 g，桑白皮 12 g，款冬花 9 g，法半夏 9 g，白果 9 g，连翘 9 g，葶苈子 9 g(包煎)，瓜蒌皮 9 g，鱼腥草 15 g，地龙 9 g，薏苡仁 9 g，冬瓜仁 30 g，芦根 30 g，甘草 6 g。

3.风哮证

(1)证候：时发时止，发时喉中哮鸣有声，反复发作，止时又如常人，发病前多有鼻痒、咽痒、打喷嚏、咳嗽，舌淡苔白，脉浮紧。

(2)治法：疏风宣肺，缓急解痉，降气平喘。

(3)方药：黄龙舒喘汤加减。炙麻黄 12 g，地龙 9 g，蝉蜕 6 g，紫苏子 9 g，石菖蒲 9 g，白芍 9 g，五味子 9 g，白果 9 g，防风 9 g，桂枝 9 g，法半夏 9 g，细辛 3 g，黄芩 9 g，连翘 9 g。

(二)缓解期

1.肺脾两虚证

(1)证候：平素自汗怕风，常易感冒，每因气候变化而诱发，或倦怠无力，食少便溏，每因饮食不当而引发，发病前喷嚏频作，鼻塞流涕，舌苔薄白，脉濡。

(2)治法：益气固卫。

(3)方药：玉屏风散合六君子汤加减。黄芪 9 g，防风 9 g，白术 9 g，党参 15 g，茯苓 12 g，陈皮 9 g，半夏 9 g，桂枝 9 g，白芍 30 g，桔梗 15 g，杏仁 10 g，百部 30 g，款冬花 15 g，炙甘草 6 g。

2.肺肾气虚证

(1)证候：平素气息短促，动则为甚，腰酸腿软，脑转耳鸣，不耐劳累，下肢欠温，小便清长，舌淡，脉沉细。

(2)治法：调补肺肾。

(3)方药:调补肺肾方加减。五味子 9 g,丹参 9 g,茯苓 15 g,党参 30 g,黄芪 30 g,当归 10 g,白术 10 g,附子 9 g,山茱萸 9 g,淫羊藿 9 g,枸杞子 12 g,蛤蚧粉 3 g,干姜 6 g,甘草 6 g。

三、临证权变

哮病虽有冷热之分,但冷哮日久,或治疗中长期过用温燥,在里之寒可化燥化火而为寒热夹杂和外寒里热之证,此时可加入生石膏、杏仁清热平喘。冷哮经过治疗完全平复后,还需服用消痰理气之方以善其后。热哮若盛夏而发,可用白虎汤加清热化痰之黄芩、贝母、瓜蒌、桑白皮治疗;若痰火较甚者,还可选用礞石滚痰丸攻下痰热;如肺阴伤者,又需加入沙参、麦冬等润肺保金。

哮病易反复发作,发作时宜及时治疗,发作平息后宜扶正固本,如哮病长期不愈,频频发作,预后不良。后期可出现阳气暴脱之危证,此时急用四逆汤加人参治之,如面色青紫,可加入桃仁、红花活血化瘀;如阳气津液两脱者,又宜回阳固阴、益气生脉,人参、附子、肉桂、麦冬、五味子等同用。重者急用黑锡丹和人参蛤蚧散以扶正救脱和镇摄肾气。

四、调护

(一)预防方面

注重宿根的形成及诱因的作用,故应注意气候影响,做好防寒保暖,防止外邪诱发。避免接触刺激性气体及易致过敏的灰尘、花粉、食物、药物和其他可疑异物。宜戒烟酒,饮食宜清淡而富营养,忌生冷、肥甘、辛辣、海膻发物等,以免伤脾生痰。防止过度疲劳和情志刺激。鼓励患者根据个人身体情况,选择太极拳、内养功、八段锦、散步或慢跑、呼吸体操等方法长期锻炼,增强体质,预防感冒。

(二)调摄方面

哮病发作时,尚应密切观察哮鸣、喘息、咳嗽、咳痰等病情的变化,哮鸣咳嗽痰多、痰声辘辘或痰黏难咳者,用拍背、雾化吸入等方法,助痰排出。对喘息哮鸣,心中悸动者,应限制活动,防止喘脱。

第四节　肺　痈

肺痈是肺内形成痈肿脓疡的一种疾病。以发热,咳嗽,胸痛,咳痰量多,气味腥臭，甚至咳吐脓血为主要临床表现。本病是由热邪犯肺，壅滞肺络，以致血败肉腐而化脓成痈，相当于西医的肺脓疡及支气管扩张等伴有化脓性感染。

一、病因病机

(一)热毒蕴结

风热之邪，自口鼻或皮毛侵犯于肺，或因风寒袭肺，未得及时表散，内蕴不解，郁而化热，肺受热灼，失于清肃，肺络瘀滞，热毒郁瘀，蕴结不散，发而成痈，腐败成脓。

(二)痰热蕴结

平素嗜酒太过，恣食辛辣，煎炸炙煿厚味，蕴湿蒸痰化热，或原有其他宿疾，肺经及他脏痰浊瘀热蕴结，日久熏蒸于肺而成。

(三)内外合邪

肺痈的发生与机体内在因素有着密切的关系，如素有痰热蕴肺，复加外感风热，内外合邪，则更易引起本病，若劳累过度，正气虚弱，则卫外不固，外邪容易袭击，与内伏之痰热郁蒸，亦可发病。

本病初起多为风热袭表，内壅肺气。或风寒束肺，郁而化热，以致卫表失和，肺失肃降，多属肺卫同病的表证。邪热壅肺，使肺气壅滞，肺脉瘀阻，以使热壅血瘀而酝酿成痈。继则热势亢盛，血败肉腐而化为痈脓。脓溃破，邪毒随咳而出，病势渐趋好转。但因热邪熏灼，气阴两伤，形成虚实夹杂之证，若邪毒未尽，则出现正虚邪恋之势，迁延反复，日久不愈。

二、辨证论治

肺痈按发病的特点分为初期、成痈期、溃脓期、恢复期。初期或成痈期属于热证、实证；溃脓期之后，多属于正虚邪恋的虚实夹杂之证。治疗总以清热解毒，化瘀排脓为基本原则。

(一)初期

(1)证候：恶寒发热，咳嗽胸痛，咳则病甚，呼吸不利，咳白色黏痰，痰量日渐增多，舌苔薄黄，脉浮数而滑。

(2)治法：疏风散热，宣肺化痰。

(3)方药：银翘散加减。金银花 15 g，连翘 15 g，芦根 30 g，竹叶 12 g，荆芥 12 g，淡豆豉 12 g，牛蒡子 12 g，桔梗 15 g，甘草 6 g，鱼腥草 15 g，黄芩 10 g，瓜蒌 30 g，金荞麦 15 g，川贝母 6 g。

(二)成痈期

(1)证候:高热不退,咳嗽气急,咳吐黄稠脓痰,气味腥臭,胸胁疼痛,转侧不利,烦躁不安,口燥咽干,舌质红,苔黄腻,脉滑数或洪数。

(2)治法:清热解毒,肃肺化瘀。

(3)方药:千金苇茎汤合如金解毒散加减。苇茎 15 g,薏苡仁 30 g,冬瓜仁 30 g,桃仁 12 g,黄芩 15 g,黄连 12 g,金荞麦 15 g,桔梗 12 g,金银花 15 g,连翘 10 g,鱼腥草 15 g,蒲公英 15 g,生石膏 30 g(先煎),知母 12 g,天花粉 15 g,乳香 10 g,没药 10 g,郁金 10 g。

(三)溃脓期

(1)证候:咳吐大量脓痰,或如米粥,或痰血相兼,腥臭异常,胸中烦满而痛,身热面赤,口渴喜饮,舌质红,苔黄腻,脉滑数。

(2)治法:清热解毒,化瘀排脓。

(3)方药:千金苇茎汤合加味桔梗汤加减。桔梗 15 g,薏苡仁 30 g,浙贝母 12 g,橘红 15 g,甘草 6 g,金银花 15 g,葶苈子 12 g(先煎),白及 12 g,白茅根 15 g,藕节 10 g,三七粉 3 g(冲服),知母 12 g,天花粉 15 g。

(四)恢复期

(1)证候:身热渐退,咳嗽减轻,脓痰日渐减少,或有胸胁隐痛,短气,自汗盗汗,心烦,口燥咽干,舌质红,苔黄,脉细数。

(2)治法:益气养阴,扶正托邪。

(3)方药:桔梗汤加减。桔梗 15 g,浙贝母 12 g,枳壳 12 g,瓜蒌仁 15 g,薏苡仁 30 g,葶苈子 15 g(包煎),桑白皮 15 g,地骨皮 12 g,知母 12 g,杏仁 12 g,百合 15 g,五味子 12 g,甘草 6 g。

三、临证权变

肺痈在溃破之前均表现为实证、热证,临床辨治也很容易。而至溃脓期则为病情顺和逆的转折点,此时若邪毒渐进,则病情渐趋好转,但因热血熏灼、气阴受损,故此时常有气耗阴伤的病理变化。在治疗上则应标本兼顾,前者可加天花粉、知母、沙参、麦冬等滋阴生津;后者可加生黄芪以补气托毒,若溃后脓毒不尽,正虚邪恋,则病情迁延反复,日久不愈,要注意复燃或转为慢性,更需重视解毒排脓之法,酌加太子参、黄芪、沙参、麦冬、百合等以扶正祛邪。

四、调护

预防方面,平素体虚或原有其他慢性疾病者,肺卫不固,易感外邪,当注意寒温适度，起居有节，以防受邪致病；并禁烟酒及辛辣食物，以免燥热伤肺。一旦发病，则当及早治疗，力求在未成痈前得到消散，或减轻病情。

调摄方面，应做到安静卧床休息，每天观察体温、脉象的变化，观察痰与脓的色、质、量、味的改变。注意室温的调节，做好防寒保暖，以防复感。在溃脓期可根据肺部病位，予以体位引流，如见大量咯血，应警惕血块阻塞气道。饮食宜清淡，多吃具有润肺生津化痰作用的水果，如梨、枇杷、萝卜、荸荠等，饮食不宜过咸，忌油腻厚味及辛辣刺激海腥发物，如大蒜、海椒、韭菜、海虾等，严禁烟酒。

第五节 肺　　痨

肺痨是由感染“瘵虫”所致的以潮热、盗汗、咳嗽、咯血、倦怠乏力、身体逐渐消瘦为临床表现的肺部慢性消耗性传染性疾病。病位在肺，病变可传及脾、肾等脏，病性属本虚标实，本虚以肺、脾、肾三脏的阴阳气血虚损为主，标实以痰浊、瘀血多见。本病相当于西医的肺结核。

一、病因病机

本病的病因是久劳过度，正气虚损，肺失濡养，病位在肺。其发病及传变取决于正气强弱，病性多为阴虚。古代医家从广泛的实践中观察到痨虫的传染性造成本病的蔓延，并可引起肺外病变。

(一)正气虚弱

“正气存内，邪不可干”，若先天禀赋不强，后天嗜欲无节，如酒色过度，青年早婚，忧思劳倦，或大病久病失于调治。如麻疹、外感久咳及胎产之后，耗伤气血津液，正气先虚，抗病力弱，而致“痨虫”乘虚伤人，侵蚀肺叶，发为肺痨。

(二)痨虫袭肺

痨虫侵肺，蚀而成痨，痨虫侵袭肺脏，腐蚀肺叶，引起肺失清肃，而发生咳嗽，咳痰，气喘，胸痛，如损伤肺络则咯血。痨虫最易伤阴生热而呈阴虚肺热，出现潮热、盗汗等症。痨虫具有传染性。

肺脏病变，必然会影响其他脏器，本病初起病变部位主要在肺，随着病变的发展，可以累及脾肾，甚则传遍五脏。在气血虚弱的情况下，对其他脏器的影响，更为明显。尤以脾肾二脉见证为最多，肺虚不能输布津液，肾失滋生之源，表现为肾阴亏损、虚火妄动，如见骨蒸潮热、梦遗失精、女子经闭等肾虚症状。肺虚夺其母气以自养则脾虚，脾虚不能化水谷为精微上输以养肺，则肺更虚，终致肺脾同病，伴见疲倦、食少、便溏等脾虚症状，至疾病后期，往往可导致肺脾肾三阴亏虚，阴损及阳，可趋于阴阳两虚的严重局面。

二、辨证论治

本病由正气亏损、痨虫入侵、肺阴耗伤所致。治疗可遵循杀虫和补虚两大原则。杀虫是针对病因的治疗，补其虚，复其真元，以提高抗病能力。但补虚培元还要根据受损脏腑在肺、在脾、在肾的不同，以及病性为阴虚、气虚、阳虚的差异进行辨证治疗。

(一)肺阴亏损证

(1)证候：咳嗽，咳声短促，痰中带血丝或血点，胸部隐痛，手足心热，口干咽燥，舌边尖红，脉细或细数。

(2)治法：滋阴润肺，杀虫止咳。

(3)方药：月华丸加减。生地黄 10 g，熟地黄 10 g，天冬 10 g，麦冬 10 g，北沙参 10 g，百部 10 g，川贝粉 2 g，三七粉 3 g(冲服)，白及 5 g，茯苓 15 g，山药 10 g。

(二)气阴两虚证

(1)证候：咳嗽无力，气短声低，或干咳少痰，痰中夹血，血色淡红，午后潮热，热势一般不高，口燥咽干，畏风怕冷，自汗盗汗并见，舌质淡红，少苔，脉细数或虚大。

(2)治法：养阴益气，润肺止咳。

(3)方药：保真汤加减。人参 5 g(另煎)，白术 10 g，茯苓 15 g，甘草 5 g，炙黄芪 20 g，五味子 10 g，生地黄 10 g，熟地黄 10 g，天冬 10 g，麦冬 10 g，白芍 10 g，地骨皮 10 g，莲子心 5 g，百部 10 g，白及 10 g，当归 10 g。

(三)瘀血痹阻证

(1)证候：咳嗽，咯血，血色暗而有块，胸痛如刺，午后或夜间发热，肌肤甲错，面色黧黑，舌质暗或有瘀斑，脉涩。

(2)治法：活血祛瘀生新。

(3)方药：大黄土鳖虫丸加减。大黄 10 g，土鳖虫 6 g，桃仁 10 g，丹参 12 g，生地黄 12 g，白芍 10 g，甘草 6 g，杏仁 10 g，黄芩 10 g，百部 10 g，当归 10 g，太子参 15 g。

三、临证权变

肺痨的治疗，除了以上各型所述的辨证论治外，还可根据不同的主证配合以下方法分别治疗。

（一）咳嗽

用润肺宁嗽法，方取海藏紫菀汤、加味百花膏，偏于气虚者可予补肺汤。

（二）咯血

一般在辨证治疗的基础上加减。痰中带血丝者，加鱼腥草、藕节、白茅根，或蛤粉炒阿胶。咯血量大者，加牡丹皮、栀子、紫珠草、大黄炭。亦可用补络止血法。方取白及枇杷丸、补络补管汤，有瘀象者应祛瘀止血，配花蕊石、广郁金、血余炭，另吞三七粉。

（三）潮热、骨蒸

潮热、骨蒸者可在辨证论治的基础上加银柴胡、功劳叶、地骨皮、青蒿、鳖甲等药。亦可用清热除蒸法，方取柴胡清骨散或秦艽鳖甲散。如属气虚劳热，则当合入甘温除热之意，用黄芪鳖甲散固卫助阳，清热养阴。

（四）盗汗、自汗

盗汗者，可加乌梅、煅龙骨、煅牡蛎、麻黄根、浮小麦等。亦可用和营敛汗法，方取当归六黄汤。气虚明显者，可用牡蛎散、玉屏风散以补气实表，固卫止汗。

（五）泄泻

用培土生金法以补脾助肺，方取参苓白术散。

（六）遗精、月经不调

用滋肾保肺法以资化源。方取大补元煎加减。男子遗精酌加煅龙骨、煅牡蛎、金樱子、芡实、莲须、鱼鳔胶等固肾涩精，女子月经不调，合入芍药、丹参、牡丹皮、益母草调其冲任。在无潮热、咯血症状的情况下，主要是休息、营养、药物三结合，可常服基本方，南沙参、麦冬、百部、十大功劳叶、黄芩、丹参为方，每天1剂，或加服琼玉膏（成药）。但必须注意，本病过程中，有所见潮热咯血等症，可因外感而触发或加重，在临床应细心审察，如有外感，当先清解表邪。

四、调护

肺痨急性期患者应卧床休息。环境应安静清洁，阳光充足，空气新鲜。忌酒、烟及一切辛辣、发物。应给高热量、高蛋白、高维生素的食物,如牛乳、麦乳精、鸡蛋、肉、鱼和新鲜蔬菜等,食具要注意消毒。

第六节 肺　胀

肺胀是由多种慢性肺系疾病反复发作,迁延不愈,导致肺气胀满,不能敛降的一种病证。临床表现为胸部膨满,憋闷如塞,喘息气促,咳嗽痰多,烦躁,心悸,面色晦暗,或唇甲发绀,脘腹胀满,肢体水肿等。严重者可出现神昏、痉厥、出血、喘脱等危重证候。本病多因久病肺虚,痰浊潴留,复感外邪,诱使病情反复发作或加剧。病变首先在肺,继则累积脾肾,后期及心。病性多属本虚标实,多由气虚、气阴两虚,发展为阳虚,在疾病过程中可形成痰浊、水饮、瘀血等病理产物。病久因邪盛正虚,可发生痰迷心窍、气不摄血、正虚喘脱等危象。常见于西医的慢性阻塞性肺疾病。

一、病因病机

(一)外邪频犯,肺失宣降

久病咳喘,肺气受损,卫不固外。外邪易犯,肺失宣降,加剧痰阻气壅,使病情加重,若素有痰饮肺胀之人,外感风寒则易诱发为痰浊壅肺之证;若素有痰热肺胀之人,外感风热燥邪则易诱发为痰热郁肺之证。

(二)肺气壅滞,日久及肾

感受外邪或久病咳喘,使肺失宣降之功,痰浊壅滞不行而成肺胀。久病咳喘,损伤肺气,反复发作,日久及肾,肺肾俱损。肺失宣降而气滞,肾不纳气则气逆。清气难入,浊气难出,壅滞肺中而成肺胀。

(三)阳虚不运,痰饮凝阻

脾阳虚不能传输水湿,水湿停积,聚而为饮,凝而成痰,痰饮阻塞于肺,则肺气壅郁而成肺胀。若肾阳虚,不能温化水液,下焦阴寒之气夹水饮上逆于肺,寒饮阻壅,亦可成肺胀。

(四)痰阻气虚,瘀血内生

肺胀日久不愈,肺肾阳气受戕。气虚则失其温煦和运行血液作用而瘀血内生，脾虚生痰，痰阻气血，痰瘀相结。

肺胀的病理性质多属标实本虚。标实为痰浊、水饮、瘀血和气滞，痰有寒化与热化之分；本虚为肺、脾、肾气虚，晚期则气虚及阳，或阴阳两虚。其基本病机是肺之体用俱损，呼吸功能错乱，气壅于胸，滞留于肺，痰瘀阻结肺管气道，导致肺体胀满，张缩无力，而成肺胀。如内有停饮，又复感风寒，则可成为外寒内饮证。感受风热或痰郁化热，可表现为痰热证。痰浊壅盛，或痰热内扰，蒙蔽心窍，心神失主，则意识朦胧、嗜睡甚至昏迷；痰热内闭，热邪耗灼营阴，肝肾失养，阴虚火旺，肝火夹痰上扰，气逆痰升，肝风内动则发生肢颤、抽搐；痰热迫血妄行则动血而致出血。亦可因气虚日甚，气不摄血而致出血。病情进一步发展可致阴损及阳，阳虚不能化气行水，成为阳虚水泛证；阳虚至极，出现肢冷、汗出、脉微弱等元阳欲脱现象。

二、辨证论治

标实者，根据病邪的性质，分别采取祛邪宣肺、降气化痰、温阳利水、活血化瘀，甚或开窍、息风、止血等方法。各种病理因素相兼为患者，又当数法同用。本虚者，当以补养心肺、益肾健脾为主，分别兼以益气、养阴，或气阴双补，或阴阳兼顾。正气欲脱时则应扶正固脱，救阴回阳。虚实夹杂者，应扶正与祛邪共施。

(一)外寒内饮证

(1)证候：咳逆喘满不得卧，气短息促，咳痰稀白量多，呈泡沫状，胸部膨满，面色青暗，周身酸楚，头痛，恶寒，无汗，舌体胖大，舌质暗淡，苔白滑，脉浮紧。

(2)治法：解表散寒，温肺化饮。

(3)方药：小青龙汤加减。麻黄 10 g，桂枝 12 g，干姜 12 g，细辛 3 g，陈皮 12 g，法半夏 9 g，五味子 6 g，白芍 30 g，白芷 10 g，羌活 10 g，独活 10 g，杏仁 10 g，桔梗 10 g，炙甘草 6 g。

(二)痰浊阻肺证

(1)证候：胸膺满闷，短气喘息，咳嗽痰多，色白黏腻或呈泡沫，畏风易汗，脘腹痞胀，纳少，泛恶，便溏，倦怠乏力，舌质偏淡或淡胖，苔薄腻或浊腻，脉细滑。

(2)治法：化痰降气，健脾益肺。

(3)方药：苏子降气汤合三子养亲汤加减。紫苏子 10 g，白芥子 10 g，莱菔子 10 g，前胡 10 g，厚朴 10 g，肉桂 6 g，陈皮 10 g，法半夏 9 g，茯苓 15 g，当归 10 g，黄芪 30 g，白术 15 g。

(三)痰热郁肺证

(1)证候:咳嗽喘急,胸满气粗,咳痰黄或白,黏稠难咳,身热,烦躁,微恶寒,有汗不多,口渴欲饮,尿黄,便干,舌质红或边尖红,舌苔黄或黄腻,脉滑数或浮滑数。

(2)治法:清肺化痰,降逆平喘。

(3)方药:越婢加半夏汤或合桑白皮汤加减。麻黄 6 g,石膏 30 g(先煎),桑白皮 12 g,杏仁 10 g,黄芩 10 g,紫苏子 10 g,栀子 12 g,桔梗 10 g,川贝母 6 g,射干 10 g,葶苈子 10 g,知母 12 g,芦根 15 g,甘草 10 g。

(四)肺肾气虚证

(1)证候:呼吸浅短难续,甚则张口抬肩,倚息不能平卧,咳嗽,痰白如沫,咳吐不利,胸闷心慌,形寒汗出,或腰膝酸软,小便清长,或尿后余沥,或咳则小便自遗,舌淡或暗紫,苔白润,脉沉细虚数无力,或有结代。

(2)治法:补肺纳肾,降气平喘。

(3)方药:平喘固本汤合补肺汤加减。黄芪 30 g,山茱萸 10 g,五味子 10 g,肉苁蓉 30 g,淫羊藿 30 g,桔梗 10 g,补骨脂 15 g,沉香 3 g,紫菀 12 g,款冬花 12 g,紫苏子 10 g,法半夏 9 g,橘红 12 g,炙甘草 6 g。

(五)阳虚水泛证

(1)证候:喘咳不能平卧,咳痰清稀,心悸,胸满气憋,面浮肢肿,甚则一身悉肿,腹部胀满有水,尿少,脘痞,食欲缺乏,怕冷,面唇青紫,舌胖质暗,苔白滑,脉沉细滑或结代。

(2)治法:温肾健脾,化饮利水。

(3)方药:真武汤合五苓散加减。附子 10 g,桂枝 12 g,茯苓 15 g,白术 16 g,党参 30 g,陈皮 6 g,半夏 9 g,猪苓 10 g,泽泻 12 g,干姜 10 g,赤芍 12 g,甘草 10 g。

三、临证权变

初成和急性发作,治以祛邪为重,且大都因外感而诱发,故兼有外感者,宜用辛温和辛凉解表,兼用化痰平喘即可。久病正虚,宜重用调补。如喘满气急者,补肺气之怯则肺金之令行,肺气得开宣肃降;痰浊郁阻者,补脾健运,则湿浊得以运化而痰自消;喘促气不能续者,补肾纳气,则气得摄纳而喘促自止,此皆权变之法,往往病势得以缓解。缓解之后,需注意调理肺、脾、肾三脏。偏阴虚者,宜滋肺肾;偏阳虚者,宜温肾;不可过用升降宣化,喘不能愈而耗损正气。如果病势急重,发展至热痰内闭的危重证,宜安宫、至宝以清热、涤痰、开窍;正虚喘脱的危证,宜回阳固脱,用回阳救逆汤加减,皆以急救为主,不可拘于喘促症状,喘促汗出者,是正气浮散,急用黑锡丹之类,摄纳浮散之气。

四、调护

预防本病的关键,是重视对原发病的治疗。一旦罹患咳嗽、哮病、喘病、肺痨等肺系疾病,应积极治疗,以免迁延不愈,发展为本病。加强体育锻炼,平时常服扶正固本方药,有助于提高抗病能力。既病之后,宜适寒温,预防感冒,避免接触烟尘,以免诱发加重本病。如因外感诱发,应立即治疗,以免加重。戒烟酒及恣食辛辣、生冷之品。有水肿者应进低盐或无盐饮食。

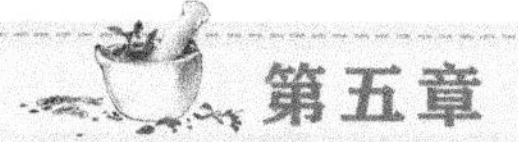

第五章

脾胃系病症

第一节 呕 吐

呕吐是指胃失和降，气逆于上，迫使胃中的食物和水液等经口吐出，或仅有干呕恶心的一种病证。古人称有声有物为呕，有物无声为吐，无物有声为干呕。但呕与吐往往并见，故一般合称呕吐。本病的发生常与外邪犯胃、饮食不洁、情志失调和脾胃虚弱有关。基本辨证为胃失和降，胃气上逆。病位在胃，但与肝脾有密切的关系。病性分虚实，实者由外邪、食滞、痰饮、肝气犯胃等，致胃气痞塞，上逆作呕，其中有偏寒、偏热之分；虚者为脾胃气阴亏虚，无力行使和降之职，其中又有阳虚、阴虚之别。初病暴病多实，病久损伤脾胃，可由实转虚；亦有脾胃素虚，复因饮食、情志所伤，而呈现虚实夹杂之证。本病常见于西医的急性胃炎、肝炎、肠梗阻、尿毒症等多种疾病。

一、病因病机

胃以降为和。无论任何原因，使胃的功能发生紊乱，导致胃气上逆，都能引起呕吐。实证可因风、寒、暑、湿之邪，或秽浊之气犯胃，胃失和降；或暴饮暴食，过食生冷，肥甘油腻，停滞脾胃，胃气受阻于和降而反逆为吐。虚证多因久病失养，或忧思伤脾，使胃气受损，脾阳不振，升降失调而吐；或热病伤阴，胃失濡养，不得润降，皆可致呕吐。常见病机有以下几种。

（一）外邪犯胃

春冬多风寒、夏秋多暑湿及秽浊之邪，侵犯胃腑，清浊相干，致胃失和降，水谷随气逆而上，发生呕吐。

（二）饮食失节

饮食过多，或生冷油腻之物停滞不化，以致胃气不能下行，上逆而呕吐；或脾胃运化失常，导致水谷不能化为精微，停痰留饮，积于中脘，痰饮上逆，发生呕吐。

(三)肝病犯胃

忧思恼怒，以致肝失条达横逆犯胃，胃失通降则上逆为呕吐；肝气久郁化火犯胃，火扰气逆，发为肝胃火盛的呕吐；久病或热病伤阴，肝阴虚，虚风内动扰胃，胃失和降上逆而为呕吐。

(四)脾胃虚寒

脾属阴，其气得阳之温煦始能升能运；胃属阳，其气得阴之滋润始能受纳能通降。故脾气病必累及于胃，临床较多见的是脾胃虚寒，阳气失于温运，每因寒凉、生冷、饥饱使脾阳不得温化转输，胃气失于和降，虚寒之气上逆而呕吐。

总之，从脏腑相传的关系来看，因脾病的多虚证，因肝病的多实证。肝胃受损一是饮食、情志久伤，脾胃渐虚，中阳不振，胃失和降而呕吐；二是久病、热病伤阴，胃失津液滋濡，不得润泽而呕吐。

二、辨证论治

本病的基本治则是和胃降逆。应分虚实进行辨证论治，实证重在祛邪，分别施以解表、消食、化痰、理气之法，辅以和胃降逆之品；虚证重在扶正，分别施以益气、温阳、养阴之法，辅以降逆止呕之药；虚实夹杂者宜攻补兼施。

(一)外邪犯胃证

(1)证候：突发呕吐，脘腹满闷，如感受风寒，可兼有发热恶寒，头痛，周身酸楚或酸痛，舌苔薄白，脉浮紧；如感受风热，可兼有恶风，头痛身疼，汗出，舌尖红，苔薄白或薄黄，脉浮数；如感受暑湿，可兼有胸脘痞闷，身热心烦，口渴，舌质红，苔黄腻，脉濡数。

(2)治法：解表疏邪，和胃降逆。

(3)方药：①外感风寒，藿香正气散加减。广藿香 10 g，紫苏叶 10 g，白芷 10 g，姜半夏 9 g，陈皮 6 g，生姜 3 g，厚朴 10 g，白术 10 g，茯苓 15 g。②外感风热，银翘散加减。金银花 12 g，连翘 15 g，竹叶 10 g，薄荷 6 g，荆芥 10 g，芦根 30 g，姜竹茹 10 g，陈皮 10 g，半夏 9 g。③外感暑湿，黄连香薷饮加减。香薷 10 g，厚朴 10 g，白扁豆花 6 g，荷叶 15 g，黄连 6 g，陈皮 10 g，半夏 9 g。

(二)饮食停滞证

(1)证候：呕吐酸腐，脘腹满闷，吐后得舒，嗳气厌食，大便臭秽，或清薄或秘结，舌苔垢腻，脉滑实。

(2)治法:消食导滞,和胃降逆。

(3)方药:保和丸加减。山楂 15 g,神曲 15 g,莱菔子 15 g,陈皮 10 g,姜半夏 9 g,茯苓 30 g,连翘 15 g,厚朴 10 g,苍术 10 g。

(三)肝气犯胃证

(1)证候:呕吐吞酸,嗳气频频,胃脘不适,胸胁胀痛,每遇情志刺激而病情加剧,苔薄白,脉弦。

(2)治法:疏肝和胃,降逆止呕。

(3)方药:四逆散合半夏厚朴汤加减。柴胡 12 g,枳壳 10 g,白芍 30 g,姜半夏 9 g,厚朴 10 g,紫苏 10 g,郁金 10 g,茯苓 12 g,生姜 3 片,甘草 6 g。

(四)痰饮内阻证

(1)证候:呕吐痰涎清水,脘闷不适,不思饮食,头晕心悸,舌苔白腻,脉滑。

(2)治法:温化痰饮,和胃降逆。

(3)方药:小半夏汤合苓桂术甘汤加减。姜半夏 9 g,白术 15 g,茯苓 15 g,桂枝 10 g,陈皮 10 g,砂仁 10 g(后入),木香 10 g(后入),神曲 10 g,甘草 6 g,生姜 3 g。

(五)脾胃虚弱证

(1)证候:饮食稍多即易呕吐,时作时止,面色少华,倦怠乏力,四肢不温,大便清薄,舌质淡,苔薄白,脉细弱。

(2)治法:温中健脾,和胃降逆。

(3)方药:香砂六君子汤加减。党参 30 g,白术 15 g,茯苓 15 g,干姜 10 g,砂仁 10 g(后入),陈皮 10 g,木香 10 g(后入),半夏 9 g,甘草 6 g。

(六)胃阴不足证

(1)证候:呕吐量少,反复发作,或时作干呕,口干咽燥,饥不欲食,舌红少苔,脉细数。

(2)治法:滋养胃阴,降逆止呕。

(3)方药:麦冬汤加减。麦冬 15 g,太子参 15 g,姜半夏 9 g,竹茹 10 g,石斛 10 g,生地黄 10 g,百合 30 g,台乌药 10 g,甘草 3 g,大枣 6 g。

三、调护

平时应注意饮食卫生,不食生冷不洁的食物,不过食肥甘厚味,不饥饱无度;要注意精神调摄,保持乐观、舒畅的情怀,可预防本病的发生。发生呕吐时,要让患者适当休息，进食清淡、易于消化的饮食。汤药要少量频服，以防因服食过快而使服入的药液吐出。

第二节 反　胃

反胃是指饮食入胃，停留而不消化，终至反出的症状。其可表现为朝食暮吐，暮食朝吐，或食入一两小时而吐，或积至一昼夜而吐。本病常见于西医的胃食管反流病。

一、病因病机

反胃多为饮食不节，思虑烦劳，损伤脾胃，致幽门不通，气逆不降而产生。初起大抵因脾胃先伤，而有胃脘痛、嘈杂、吞酸、痞满、食欲缺乏等证候，渐次发展致幽门不通，而朝食暮吐，暮食朝吐，至于发病较快，起病即食入反出者，应参考本节及呕吐节的内容，进行辨证治疗。本病常见的病因病机有以下几种。

(一)饮食不节

恣食生冷，饥饱不均，或暴饮暴食，损伤脾胃，中阳虚损，水谷不得磨化，停积不下，随气逆而吐出。嗜食烟酒或贪肥甘酒酪，或过食辛辣燥烈之品，蕴热生毒，毒热之气，熏伤胃腑，胃气不得和降，宿谷不化，渐成反胃之证。

(二)情志内伤

忧思不解，恚怒难舒，使肝气郁，脾气呆滞，肝脾失和，气机不畅，久则湿浊不化，凝结为痰饮，痰饮与宿食搏结，停阻不下成反胃。

(三)劳倦体衰

劳役不当，房事不节，或年老脾亏，都可致阳气虚衰，中阳不足，脾失运化，痰浊内生，停积胃脘，胃失温煦，水谷不化，渐成反胃之证，或久病或年老阳衰，命火亏虚，失于温煦生化，则寒湿内盛，致成阳衰寒盛的反胃证。

(四)跌仆损伤

跌仆挫压，或手术损伤，湿浊黏滞，皆可阻碍气机，水谷不得运化，停积胃中，使胃失和降，气逆而成反胃。

二、辨证论治

本病的病因病机为情志不畅,饮食不节,劳累过度等因素导致脾胃升降失调,胃失和降,胃气上逆。病位在胃,与肝脾关系密切。病性为虚实相兼,寒热错杂。

(一)肝胃不和证

(1)证候:胃灼热,反酸,胸骨后或胃脘部疼痛,每因情志因素而发作,胃脘胀闷,连及两胁,胸闷喜太息,嗳气频频,大便不畅,舌质淡红,苔薄白,脉弦。

(2)治法:疏肝解郁,和胃降逆。

(3)方药:柴胡疏肝散合香苏散加减。柴胡 10 g,白芍 30 g,川芎 10 g,香附 10 g,紫苏梗 10 g,陈皮 10 g,枳壳 10 g,旋覆花 10 g(包煎),郁金 10 g,海螵蛸 15 g,甘草 6 g。

(二)肝胃郁热证

(1)证候:胃灼热,反酸,胸骨后或胃脘部烧灼样疼痛,心烦易怒,嘈杂不适,口干口苦,大便干结,舌红苔黄,脉弦或数。

(2)治法:疏肝泄热,和胃降逆。

(3)方药:化肝煎合左金丸加减。牡丹皮 10 g,栀子 10 g,白芍 15 g,青皮 10 g,陈皮 10 g,法半夏 9 g,茯苓 10 g,浙贝母 10 g,黄连 6 g,吴茱萸 6 g,煅瓦楞子 15 g(先煎)。

(三)气郁痰阻证

(1)证候:吞咽不利,咽中如有物梗阻,每因情志不畅而加重,时有胃灼热反酸,嘈杂不适,时有咽痒咳嗽或有痰鸣气喘发作,食欲缺乏,大便不爽,舌淡苔薄白,脉弦或滑。

(2)治法:理气化痰,和胃降逆。

(3)方药:半夏厚朴汤合柴芍六君汤加减。姜半夏 9 g,厚朴 10 g,紫苏梗 10 g,陈皮 10 g,茯苓 15 g,柴胡 10 g,白芍 30 g,香附 10 g,白术 15 g,党参 30 g,枳壳 10 g,煅瓦楞子 15 g(先煎),甘草 6 g。

(四)气滞血瘀证

(1)证候:胸骨后或胃脘部刺痛,脘腹胀满,或有吐血黑便,偶有胃灼热反酸,嗳气不舒,形体消瘦,吞咽困难,舌质紫暗或有瘀斑,脉涩。

(2)治法:理气活血,和胃降逆。

(3)方药:丹参饮合二陈汤加味。丹参 15 g,檀香 6 g(后入),砂仁 10 g(后入),沉香 6 g(后入),川楝子 10 g,厚朴 10 g,延胡索 10 g,郁金 10 g,当归 10 g,茯苓 15 g,陈皮 10 g,法半夏 9 g,三七粉 3 g(冲服),甘草 6 g。

(五)胃阴亏虚证

(1)证候:胸骨后或胃脘部隐痛,口干咽燥,五心烦热,消瘦乏力,口渴不欲饮,大便干结,舌红少津,脉细数。

(2)治法:养阴益胃,和中降逆。

(3)方药:益胃汤合芍药甘草汤加减。北沙参 30 g,生地黄 15 g,麦冬 10 g,玉竹 10 g,白芍 15 g,延胡索 10 g,茯苓 15 g,陈皮 10 g,法半夏 9 g,煅瓦楞子15 g(先煎),香橼皮 10 g,甘草 6 g。

(六)寒热错杂证

(1)证候:胸骨后或胃脘部反酸明显,胃痛隐隐,喜温喜按,空腹时胃脘痛甚,得食痛减,泛吐清水,食欲缺乏,神疲乏力,手足不温,大便溏薄,舌质红,苔白,脉虚弱。

(2)治法:辛开苦降,和胃降逆。

(3)方药:半夏泻心汤合平胃散加减。法半夏 9 g,黄连 6 g,黄芩 10 g,干姜 10 g,厚朴 10 g,苍术 10 g,煅瓦楞子 15 g(先煎),陈皮 10 g,茯苓 15 g,延胡索 10 g,枳壳 10 g,柿蒂 10 g,甘草 6 g。

三、临证权变

本病多因腹痛、痞满、腹胀等脾胃病证逐渐发展转变而成,形成反胃吐食的初起,多为病在气分,可表现为单纯的脾胃虚寒,或湿热积留,治疗应遵照常法温阳或清热。证候缓解后,应注意调理脾胃,降逆化浊,控制病情发展。倘迁延日久,演变成痰浊瘀血,有形之积结,则较难治疗。且因饮食不能生化精微,气血滋生之源不足,多表现为形体虚弱,痰瘀积结之证候,治疗宜调补脾胃,随证配用降逆,化浊,祛痰,活血,不可拘泥于常见证治。病势发展至严重程度,表现阴虚津竭,或阳气衰微者,应重在调补,大便干燥者,宜润燥通幽,不可轻用降泻。

四、调护

平时应注意饮食调节,戒除烟酒等刺激之品,保持心情舒畅,避免饮食劳倦。患病后,饮食以清淡流质为宜,避免肥腻及粗硬食物。患者呕吐之时,应辅助患者以利吐出。药汁宜浓煎,空腹小口频服。

第三节 呃　逆

呃逆是指胃气上逆动膈，以气逆上冲，喉间呃呃连声，声短而频，令人不能自止为主要临床表现的病证。呃逆古称“哕”，又称“哕逆”。《黄帝内经》首先提出本病病位在胃，并与肺有关；病机为气逆，与寒气有关。西医学中的单纯性膈肌痉挛即属呃逆。

一、病因病机

本病多因情志、饮食、劳倦所伤，而产生寒、火、痰、食之邪，蕴结于中，胃失和降，多为实证。若久病，年老体衰，或热病之后，损伤脾阳，或耗伤胃阴，致使清阳不升，浊阴不降，气逆而呃，多为虚证。

(一)饮食不当

多因过食生冷，或误服寒凉药物，或因病寒凉药物服用过多，寒气搏结，损伤胃阳，寒邪夹胃气上逆，则发为呃。

(二)情志郁结

恼怒伤肝，肝气郁结，横逆犯胃，胃失和降，胃气上逆动膈；或肝郁克脾，或忧思伤脾，脾失健运，滋生痰浊，或素有痰饮内停，复因恼怒气逆，胃气上逆夹痰动膈，皆可发为呃逆。

(三)脾肾阳虚

年高体弱，或久泻久痢，大病之后，正气未复，均可损伤中气，使脾胃虚弱，胃失和降；或胃阴不足，不得润降，致胃气上逆动膈，而发生呃逆。若病深及肾，肾失摄纳，冲气上乘，夹胃气上逆动膈，也可导致呃逆。

(四)肾阴不足

热病、久病或法吐下太过，耗伤胃阴，胃失濡润，虚火上炎，不得和降而上逆为呃。

二、辨证论治

(一)实证

1.胃中寒冷

(1)证候：呃声沉缓有力，胸膈及胃脘不舒，得热则减，遇寒则甚，进食减少，口淡不渴，舌苔白，脉迟缓。

(2)治法：温中散寒，降逆止呃。

(3)方药：六君子汤合丁香散加味。丁香 10 g(后入)，柿蒂 10 g，高良姜 10 g，党参 30 g，炒白术 15 g，茯苓 15 g，陈皮 10 g，法半夏 9 g，紫苏叶 10 g，砂仁 10 g(后入)，木香 10 g(后入)，甘草 6 g，生姜 3 片。

2.胃火上逆

(1)证候：呃声洪亮有力，冲逆而出，口臭烦渴，多喜饮冷，脘腹满闷，大便秘结，小便短赤，苔黄燥，脉滑数。

(2)治法：清热和胃，降逆止呃。

(3)方药：竹叶石膏汤合温胆汤加味。竹叶 10 g，生石膏 30 g(先煎)，党参 30 g，麦冬 10 g，茯苓 15 g，枳壳 10 g，法半夏 9 g，粳米 10 g，竹茹 10 g，陈皮 10 g，天花粉 30 g，甘草 6 g。

3.气机郁滞

(1)证候：呃逆连声，常因情志不畅而诱发或加重，胸胁满闷，脘腹胀满，纳减嗳气，肠鸣矢气，苔薄白，脉弦。

(2)治法：顺气解郁，降逆止呃。

(3)方药：五磨饮子合旋覆代赭汤加味。太子参 30 g，木香 10 g(后入)，乌药 10 g，枳实 10 g，沉香 2 g，槟榔 10 g，川楝子 10 g，郁金 10 g，黄连 6 g，旋覆花 10 g(包煎)，代赭石 30 g(先煎)，法半夏 9 g，生甘草 6 g，大枣 6 枚，生姜 3 片。

(二)虚证

1.脾胃阳虚

(1)证候：呃声低长无力，气不得续，泛吐清水，脘腹不舒，喜温喜按，面色㿠白，手足不温，食少乏力，大便溏薄，舌质淡，苔薄白，脉细弱。

(2)治法：温补脾胃，和中降逆。

(3)方药：附子理中汤合香砂六君子汤。人参 10 g，白术 15 g，茯苓 15 g，半夏 10 g，附子 6 g，砂仁 10 g(后入)，柿蒂 10 g，陈皮 10 g，木香 10 g(后入)，甘草 10 g，干姜 10 g。

2.胃阴不足

(1)证候：呃声短促而不得续，口干咽燥，烦躁不安，不思饮食，或食后饱胀，大便干结，舌质红，苔少而干，脉细数。

(2)治法：益胃养阴，和胃止呃。

(3)方药：益胃汤加味。北沙参 30 g，麦冬 15 g，玉竹 15 g，生地黄 15 g，柿蒂

10 g，刀豆壳 10 g，太子参 30 g，白术 30 g，山药 30 g，海螵蛸 15 g，石斛 15 g，火麻仁 15 g。

三、临证权变

本病是因外感、内伤各种病因所致胃失和降，胃气上逆而成，临证以虚、实为纲。然又可因脏气受损不同等而致变证。呃逆兼有表邪未解者，宜柴陈煎。若肺气郁闭，或阳虚浊阴上逆，亦能为呃。前者可用枇杷叶、川贝母、郁金、射干、白通草、淡豆豉，开泄肺气，复其肃降，以止呃逆。后者以人参、附子、丁香、柿蒂、茯苓、干姜温阳化浊降逆。呃逆屡治不效者，多属气阴不足，又兼有气滞，痰阻，食积，血瘀，可用启膈散加减。若因肝肾阴虚，其气必从脐下直冲上出于口，断续作声。此由相火上炎，夹其冲气，上逆为呃，治宜大补阴丸。对于在重病中出现的呃逆，乃正虚的危象，急当温补脾肾，扶正固本，摄纳真元之气。

四、调护

保持精神舒畅，避免过喜、暴怒等精神刺激；注意避免外邪侵袭；饮食宜清淡，忌食生冷、辛辣，避免饥饱失常。发作时应进食易消化饮食、半流饮食。

第四节　胃　脘　痛

胃脘痛又称胃痛，是指以胃脘近心窝处疼痛为主症的病证。本病多由忧思郁怒、饮食不节、劳倦过度、感受外邪等导致胃之气机阻滞，不通则痛；亦有因脾胃虚弱，络脉失养，不荣则痛。病位在胃，但与肝脾关系最为密切。一般来说邪气犯胃所致胃脘痛多属急症、实证；脏腑失调，胃痛反复发作，时轻时重者，以虚证或虚实夹杂为主。本病常见于西医的慢性胃炎。

一、病因病机

胃痛的常见病因有寒邪客胃，饮食劳倦，肝气郁结，脾胃虚弱等。

(一)寒邪客胃

外感寒邪，寒属阴邪，其性凝滞收引。胃脘上部以口与外界相通，气候寒冷，寒邪由口吸入，或脘腹受凉，寒邪直中，内客于胃，或服药苦寒太过，或寒食伤中，致使寒凝气滞，胃气失和，胃气阻滞，不通则痛。正如《素问·举痛论》篇所说：

“寒气客于肠胃之间，膜原之下，血不得散，小络急引，故痛。”

（二）饮食劳倦

胃主受纳腐熟水谷，其气以和降为顺，故胃痛的发生与饮食不节关系最为密切。若饮食不节，暴饮暴食，损伤脾胃，饮食停滞，致使胃气失和，胃中气机阻滞，不通则痛；或五味过极，辛辣无度，或恣食肥甘厚味，或饮酒如浆，则伤脾碍胃，蕴湿生热，阻滞气机，以致胃气阻滞，不通则痛，皆可导致胃痛。故《素问·痹论》篇曰：“饮食自倍，肠胃乃伤。”《医学正传·胃脘痛》曰：“初致病之由，多因纵恣口腹，喜好辛酸，恣饮热酒煎爝，复餐寒凉生冷，朝伤暮损，日积月深……故胃脘疼痛。”

（三）肝气郁结

忧思恼怒，情志不遂，肝失疏泄，肝郁气滞，横逆犯胃，以致胃气失和，胃气阻滞，即可发为胃痛。脾胃的受纳运化，中焦气机的升降，有赖于肝之疏泄，《素问·宝命全形论》篇所说的“土得木而达”即这个意思。所以病理上就会出现木旺克土，或土虚木乘之变。肝郁日久，又可化火生热，邪热犯胃，导致肝胃郁热而痛。若肝失疏泄，气机不畅，血行瘀滞，又可形成血瘀，兼见瘀血胃痛。胆与肝相表里，皆属木。胆之通降，有助于脾之运化及胃之和降。若胆病失于疏泄，胆腑通降失常，胆气不降，逆行犯胃，致胃气失和，肝胆胃气机阻滞，也可发生胃痛。

（四）脾胃虚弱

脾与胃相表里，同居中焦，共奏受纳运化水谷之功。脾气主升，胃气主降，胃之受纳腐熟，赖脾之运化升清，所以胃病常累及于脾，脾病常累及于胃。若素体不足，或劳倦过度，或饮食所伤，或过服寒凉药物，或久病脾胃受损，均可引起脾胃虚弱，中焦虚寒，致使胃失温养，发生胃痛。若是热病伤阴，或胃热火郁，灼伤胃阴，或久服香燥理气之品，耗伤胃阴，胃失濡养，也可引起胃痛。肾为先天之本，阴阳之根，脾胃之阳，全赖肾阳之温煦；脾胃之阴，全赖肾阴之滋养。若肾阳不足，火不暖土，可致脾阳虚，而成脾肾阳虚，胃失温养之胃痛；若肾阴亏虚，肾水不能上济胃阴，可致胃阴虚，而成胃肾阴虚，胃失濡养之胃痛。

此外，若气滞日久，血行瘀滞，或久痛入络，胃络受阻，或胃出血后，离经之血未除，以致瘀血内停，胃络阻滞不通，均可引起瘀血胃痛。若脾阳不足，失于健运，湿邪内生，聚湿成痰成饮，蓄留胃脘，又可致痰饮胃痛。本病病因，初则多由外邪、饮食、情志不遂所致，病因多单一，病机也单纯，常见寒邪客胃、饮食停滞、肝气犯胃、肝胃郁热、脾胃湿热等证候，表现为实证；久则常见由实转虚，如寒邪日久损伤脾阳，热邪日久耗伤胃阴，多见脾胃虚寒、胃阴不足等证候，则属虚证。因实致虚，或因虚致实，皆可形成虚实并见证，如胃热兼有阴虚，脾胃阳虚兼见内寒，以及兼夹瘀、食、气滞、痰饮等。本病的病位在胃，与肝脾关系密切，也与胆肾有关。基本病机为胃气阻滞，胃络瘀阻，胃失所养，不通则痛。

二、辨证论治

胃脘痛病因虽有寒凝、食积、痰饮、湿热、瘀血阻胃，或肝气犯胃，或阴虚、阳虚，胃失所养等不同，但终致胃之气机壅滞，胃失和降，不通则痛则是共同的病机。理气和胃止痛是治疗胃脘痛的根本大法。要结合具体辩证，采用相应的治法。主要有疏肝和胃、散寒温胃、泻热清胃、消导泻胃、补虚暖胃、滋阴养胃、化瘀通胃、清化醒胃、芳化胃浊、疏通胃气、升降调胃、补中益胃、止血护胃、化痰顺胃、驱蛔安胃等，临床可灵活运用。

(一)寒邪客胃证

(1)证候：胃痛暴作，遇冷痛重，得温痛减，纳呆口淡，或兼寒热表证，泛吐清水，大便稀清，小便清长，舌淡苔白，脉弦紧。

(2)治法：温胃散寒，理气止痛。

(3)方药：良附丸合香苏饮加减。高良姜 10 g，香附 10 g，紫苏叶 12 g，荆芥穗 10 g，荜茇 6 g，厚朴 12 g，枳实 12 g，苍术 6 g，川芎 10 g，神曲 10 g，焦三仙 15 g，生姜 6 g。

(二)肝气犯胃证

(1)证候：胃脘胀痛，痛窜两胁，嗳气频作，气怒痛甚，胸脘痞闷，嘈杂吞酸，喜太息，舌边红，苔薄白，脉沉弦。

(2)治法：疏肝理气，和胃止痛。

(3)方药：四逆散合金铃子散加减。醋柴胡 12 g，炒白芍 30 g，枳壳 10 g，延胡索 10 g，炒川楝子 10 g，海螵蛸 15 g，川芎 10 g，香附 10 g，瓦楞子 15 g，牡蛎 30 g，炙甘草 6 g。

(三)痰饮停胃证

(1)证候：胃脘痞痛，胸腹堵闷，呕吐痰涎，口黏不爽，肢体沉重，口淡不饥，舌白厚腻，脉弦滑。

(2)治法：温化痰饮，理气和胃。

(3)方药：苓桂术甘汤合二陈汤加减。炒白术 15 g，茯苓 15 g，桂枝 10 g，党参 30 g，白术 12 g，法半夏 9 g，陈皮 12 g，枳实 12 g，竹茹 10 g，甘草 6 g。

（四）饮食伤胃证

（1）证候：胃脘疼痛，脘腹饱胀，厌食拒按，嗳腐酸臭，恶心呕吐，吐后症轻，大便不爽，矢气酸臭，舌苔厚腻，脉弦滑。

（2）治法：消食导滞，理气和胃。

（3）方药：枳实导滞丸合保和丸加减。枳实 12 g，莱菔子 15 g，大黄 6 g，焦三仙 15 g，鸡内金 15 g，厚朴 12 g，半夏 9 g，神曲 10 g，茯苓 15 g，陈皮 10 g，连翘 10 g，山楂 15 g，枳壳 10 g，竹茹 10 g，甘草 6 g。

（五）湿热蕴胃证

（1）证候：胃脘热痛，胸脘痞满，口渴口黏不欲饮，身重纳呆，烦闷嘈杂，肛门灼热，大便不爽，小便短赤，舌苔黄腻，脉滑数。

（2）治法：清化湿热，理气和胃。

（3）方药：连朴饮合六一散加减。黄连 6 g，厚朴 12 g，栀子 10 g，法半夏 9 g，枳壳 10 g，广藿香 12 g，茯苓 12 g，砂仁 10 g（后入），木香 10 g（后入），竹茹 10 g，六一散 15 g。

（六）瘀血阻胃证

（1）证候：胃痛如割，痛久拒按，痛处不移，入夜痛甚，痛彻胸背，食后痛重，或见呕血、黑便，舌质紫暗或舌质暗红，或有瘀斑，脉弦涩。

（2）治法：活血化瘀，理气和胃。

（3）方药：丹参饮合失笑散加减。丹参 15 g，蒲黄 12 g，五灵脂 10 g，檀香 5 g，砂仁 10 g，枳壳 10 g，三七粉 6 g，台乌药 15 g，川楝子 15 g，川芎 10 g，桃仁 10 g，红花 6 g，赤芍 15 g，当归 10 g，甘草 6 g。

（七）胃阴亏虚证

（1）证候：胃脘灼热隐痛，口干舌燥，烦渴思饮，食少干呕，似饥不食，空腹症重，或有大便干结，舌红少津，或有裂纹无苔，脉细数。

（2）治法：养阴生津，益胃止痛。

（3）方药：益胃汤合芍药甘草汤加减。北沙参 12 g，麦冬 12 g，生地黄 15 g，熟地黄 10 g，玉竹 12 g，白芍 15 g，淡竹叶 10 g，天冬 10 g，陈皮 6 g，牡丹皮 10 g，百合 30 g，台乌药 10 g，山药 30 g，黄精 30 g，甘草 6 g。

（八）脾胃虚寒证

（1）证候：胃凉隐痛，喜按喜温，遇冷痛重，得食痛减，纳少便溏，畏寒肢冷，口淡流涎，舌淡有齿痕，舌苔薄白，脉沉细迟。

(2)治法：益气健脾，温胃止痛。

(3)方药：黄芪健中汤合香砂六君子汤加减。黄芪 30 g，党参 30 g，茯苓 15 g，桂枝 10 g，白芍 15 g，延胡索 10 g，陈皮 10 g，姜半夏 9 g，白术 15 g，海螵蛸 15 g，瓦楞子 15 g，砂仁 10 g(后入)，木香 10 g(后入)，干姜 10 g，甘草 6 g。

三、临证权变

胃脘痛在临床上虽然有虚实寒热之分，然各证候之间往往有着密切的联系，相互影响，互为因果，或者出现虚实夹杂证和寒热错杂证，故临床应分别不同情况，知常达变。如寒凝气滞者，当理气散寒；寒凝血瘀者，当予温通血脉；寒湿成痰者，必当温中化湿祛痰；痛而兼呕者，当和胃降逆，代赭石、半夏、生姜等可酌情选用；肝郁有热者，金铃子散或左金丸合化肝煎，常有显效；寒热错杂者，仲景寒热并用之法可以仿用。久病必虚，久痛必瘀，致成虚实夹杂证居多。大凡阴伤，虚火内灼者重用芍药甘草汤，取酸甘化阴，缓急止痛之功，疗效显著；若气虚统摄不固，离经之血随大便而下，则以益气健脾止血为主，临床上常用人参归脾汤加阿胶、白及等治之；出血夹瘀者，可加花蕊石、三七等化瘀止血；若出血甚多，则大有气随血脱之虞，须重用独参汤或生脉散以防脱变。

四、调护

重视精神调养，使患者保持乐观、愉快的情绪。饮食失调是诱发胃脘痛的重要原因之一，胃脘痛患者饮食以清淡易消化的食物为宜，可采取少食多餐的方法。舌苔黄腻、灰腻，久而不化者，应忌食肥甘厚味、烈酒，以免助湿生热；舌质光红无苔或舌红少苔者，要忌食辛辣刺激性食物。胃脘痛持续不已者，应进食一段时间流质或半流质饮食。出现呕血或便血者，应及时住院治疗，以防不虞。

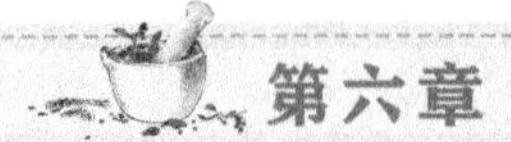

第六章

肝胆系病症

第一节 黄 疸

黄疸是以身黄、目黄、尿黄为主要表现的常见肝胆系统病证，其中以目睛黄染为重要特征，主要病因辨证是外感湿热疫毒，内为饮食所伤，体内瘀血或砂石阻络，导致肝胆气机受阻，疏泄失常，胆汁外溢。湿邪与瘀血是主要病理因素，病变脏腑主要涉及脾胃肝胆。本病证包括阳黄、阴黄、瘀黄与急黄（即瘟黄），与西医学所述“黄疸”意义基本相同。

一、病因病机

黄疸的病因有内伤、外感两方面。属外感者，为湿热、疫毒之邪蕴郁不得泄越而成。属内伤者，为饮食不节，过食肥甘酒酪，内蕴湿浊，与脏腑积热相搏而为湿热；遇阳虚之体，失于温运，或劳倦过度，脾阳不运，湿浊郁滞而成寒湿，或疸病日久，气血虚亏而成黄疸的虚证。久病黄疸，症积致瘀热在里或瘀血内阻而成瘀黄。形成黄疸的原因各有不同，但以兼湿邪多见，后世有“无湿不成疸”的论述。上述内、外二因在致病方面互相关联，现分别叙述于下。

（一）感受时邪，疫疠所染

外感湿热、热毒、疫疠者，多发于肝胆胃素有伏火、湿热之人。湿热、热毒、疫疠皆属阳邪，阳热之邪阻于脾胃，运化功能失常，蕴生湿热，则湿热中阻，熏蒸肝胆。肝胆失于疏泄，胆液不循常道而外溢，故肌肤发黄，下流膀胱使面目小便俱黄，其色鲜明如橘子色，若湿热毒盛，伤及营血。胆液外泄，发黄急速，证情险恶，又称急黄。若病热毒、疫疠者，起病急，传变快，迅犯营血，引起出血，肌肤发斑，重则内陷心包，出现神昏惊厥重证。

（二）饮食不节

饥饱失常或嗜酒过度，过食肥甘，损伤脾胃，运化失常，湿浊内生，郁而化热，熏蒸肝胆，胆汁不循常道，不得下泄，溢于皮肤发黄。

（三）脾胃虚寒

素体脾胃虚寒，或久病脾胃阳衰之人。阳虚运化功能不足，内生寒湿，寒湿内阻，胆液疏泄不利，外溢肌肤故发黄。寒湿为阴邪，故其色晦暗如烟熏。日久脾阳益衰不能化水谷精微以资生气血，若寒湿蕴结，停阻中焦则脾阳被困，而表现气机受阻，升降失调的证候。

（四）积聚不消

积聚日久不消，瘀血痰浊阻滞，肝胆升发疏泄之机失常，胆液受阻，不得循常道疏泄，而外溢侵淫肌肤则发黄，甚者瘀血痰浊阻滞，气血不荣，面色黑黄如熏，瘀血痰浊搏结不行，结为癥积、胀满。

综上所述，黄疸的病理变化主要在肝、胆、脾、胃。其病变部位虽在肝胆，但无不关及脾胃，且往往先见脾胃症状，因为肝胆与脾胃的生理功能和病理变化都是密切相连的。如因脾胃升降运化功能失常，中焦酿成湿浊，而胆液疏泄受阻不能循其常道，泛溢于外则发黄。也有因肝胆受邪传犯脾胃，致胆失于疏泄，脾胃失于升降运化，而湿困中焦，胆汁泛溢而发黄者。肝胆与脾胃有先病后病之别，但无不相互关联。故常谓肝胆不病则不黄，脾胃不病则无湿，然由于致病因素不同，患者体质有脏腑阴阳偏盛偏衰的不同，所以病理变化也不同，临证应详加辨析。

二、辨证论治

黄疸的辩证，当分阴黄、阳黄。阳黄以湿热为主，阴黄以寒湿为主，久病要注意瘀热和血瘀。治疗大法需注重淡渗利湿，促使湿邪下泄，以利于黄疸的消退，湿热发黄者，治宜清化湿热；寒湿发黄者，治以温化寒湿。病久瘀血阻络、胆郁、虫石为患者属实，祛瘀生新为先；病久脾虚气弱者属虚，补之为先；急黄热毒炽盛，邪入心营者，当以清热解毒、凉营开窍为法。病势险重者，应及时采取中西医结合的措施，积极抢救治疗。

（一）湿热发黄证

（1）证候：面目发黄，继之全身黄染，颜色鲜明，黄色如橘子色。湿重者，头身困重，腹胀脘闷，口淡不渴，苔薄白或白腻，脉濡数；热重者，发热，烦渴，尿少，便结，苔黄腻，脉弦数。

（2）治法：热重者，清热利湿；湿重者，利湿解热。

(3)方药:茵陈五苓散加减。茵陈 30 g,栀子 10 g,大黄 10 g,桂枝 10 g,猪苓 15 g,泽泻 30 g,白术 15 g,茯苓 15 g,厚朴 10 g,香附 10 g,砂仁 10 g(后入),枳壳 10 g,鸡内金 15 g,山楂 15 g,白英 30 g,白花蛇舌草 30 g,丹参 15 g,郁金 10 g。

(二)疫毒发黄证

(1)证候:身目黄染,迅速加深,色泽鲜明,腹胀满闷,高热口渴,甚或烦躁易怒,神志不清,齿鼻衄血,斑疹隐隐,苔黄干燥,舌质红绛,脉细弦或弦细数。

(2)治法:清营凉血。

(3)方药:犀角散加减。水牛角 30 g(先煎),黄连 6 g,升麻 10 g,栀子 10 g,茵陈 30 g,大黄 10 g,生地黄 15 g,牡丹皮 10 g,赤芍 10 g,紫草 15 g,白茅根15 g,茜草 15 g,仙鹤草 30 g,马鞭草 10 g,车前草 15 g,瞿麦 15 g。

(三)胆郁发黄证

(1)证候:身目发黄,色鲜明,常突然出现;伴两胁疼痛,牵及背部,或伴有怕冷发热,恶心呕吐,大便呈陶土色,小便色赤;或疼痛如钻顶状,时作时止,呕吐蛔虫;苔黄厚,脉弦数。

(2)治法:疏肝利胆。

(3)方药:柴胡疏肝汤加减。柴胡 10 g,白芍 30 g,陈皮 10 g,枳壳 10 g,川芎 10 g,香附 10 g,郁金 10 g,茵陈 30 g,金钱草 30 g,虎杖 15 g,川楝子 10 g,延胡索 10 g,黄连 3 g,竹茹 10 g,姜半夏 9 g,甘草 6 g。

(四)瘀血发黄证

(1)证候:身目发黄,面色晦暗,胁肋痞块,身体消瘦,午后低热,齿鼻衄血,舌质紫暗或有瘀斑,脉沉细涩。

(2)治法:活血化瘀。

(3)方药:血府逐瘀汤加减。当归 10 g,生地黄 10 g,桃仁 10 g,红花 6 g,枳壳 10 g,赤芍 15 g,柴胡 10 g,甘草 10 g,川芎 10 g,大黄 10 g,鳖甲 30 g(先煎),莪术 10 g,青蒿 10 g,银柴胡 10 g,水牛角 90 g(先煎),牡丹皮 10 g,丹参 15 g,茵陈 30 g。

(五)寒湿发黄证

(1)证候:黄色晦暗,欠光泽,腹胀脘闷,乏力便清,神疲畏寒,舌质淡胖,苔薄白或腻,脉濡缓。

(2)治法:温化寒湿。

(3)方药:茵陈术附汤加减。茵陈 30 g,附子 6 g,干姜 10 g,白术 15 g,甘草

10 g，茯苓 15 g，泽泻 10 g，车前子 15 g(包煎)，猪苓 15 g，厚朴 10 g，广藿香 10 g，紫苏梗 10 g，柴胡 10 g，郁金 10 g，香附 10 g。

三、临证权变

黄疸乃邪气为病，且因感染程度、年龄、体质等不同，治疗转归及预后亦有所不同，大抵黄疸初期，皆以邪实为主，故以祛邪为第一要义，特别是疫黄，首当清热解毒，祛邪以安正。若病情不能及时得以控制，常可导致毒邪内陷，形成燎原之势，攻伐心肝，耗竭真阴，而出现高热神昏谵语等症，此时用安宫牛黄丸、紫雪丹等重剂清心解毒，镇惊开窍之剂则无济于事。若痰热互结，蒙蔽心神者，可与至宝丹芳香辟秽、涤痰开窍。值得注意的是治必得体，用药适当，不可过用甘寒。若由寒湿而致发黄，治用温化，不能专用清利，否则，反会损伤阳气。如用茵陈利湿，必须配以附子、干姜温阳之品，取其温阳以化湿邪。整个治疗过程中，均须固护胃气。特别是黄疸退后，邪未尽除、正气未复之际，调补胃气，对于清除余邪，巩固疗效，促进痊愈，尤为重要。若误认为黄退病愈，放松治疗，则邪气可由气分深入血分，瘀结不散，留于胁下，而成癥块，甚者脾气受抑，转输不利，而成臌胀。

本病失治误治，迁延日久，亦可导致阳微欲脱，或热陷营血，煎灼真阴，而使病情进一步恶化。此时治疗更须积极慎重，阴虚风动者，可选用大定风珠、三甲复脉汤、阿胶鸡子黄汤滋阴息风。热盛生风者，可加羚羊角、珍珠母等清肝息风；热毒深入血分而见吐血、便血者，可用犀角地黄汤加地榆炭等凉血止血；热闭神昏者，速当用至宝丹等醒神开窍；若脾气衰微，阳气欲脱，汗出肢冷者，可用大剂参芪附子等回阳救逆，待病情好转后，再从本治之。

第二节 胁痛

胁痛是指以一侧或两侧胁肋疼痛为主的病证。病位在肝胆，病性有虚有实，也有虚实夹杂者。实证以气滞、血瘀、湿热为主，三者又以气滞为先；虚证多属阴虚、血虚；实证日久，邪尚未退，阴血已伤，可出现虚实夹杂之证。本病常见于西医的肝硬化。根据临床表现，代偿期肝硬化多属于中医学的“癥积”范畴，失代偿期出现腹水者则属于“臌胀”范畴。其他尚涉及“黄疸”“胁痛”“水肿”“血证”等病证。

一、病因病机

(一)肝郁阻络

因情志不遂或暴怒伤肝,肝失条达,肝气郁结,疏泄不利,气阻络痹,而致胁痛。

(二)瘀阻胁络

气郁日久,血行不畅,逐渐瘀血停滞,阻滞肝胆,出现胁痛,或因外伤,强力负重,致使胁肋受伤,瘀血停留,阻塞胁络,亦可引起胁痛。

(三)肝胆湿热

湿热多受于外,亦可由内而生,外感湿热,郁于肝胆,肝失疏泄,胆失通降,引起胁痛;湿热内生者,多因过食肥甘,损伤脾胃,运化失常,积湿生热,蕴结于肝胆,致肝胆疏泄失常,致使胁痛。

(四)肝阴不足

久病体虚或劳伤精血,肝阴亏虚和肾阴不足,肝血亦亏,胁络失养,造成胁痛。

综上所述。胁痛的病变主要在肝胆,其病机辨证,除气滞血瘀,伤及肝胆胁络外,同时也和脾胃、肾有关,临证所见有虚有实,而以实证为多,实证以气滞、血瘀、湿热为主,三者又以气滞为先,虚证多属阴血亏虚,肝络失养,此外,实证日久化热伤阴,肝肾阴虚,亦可出现虚实并见。

二、辨证论治

临床辨证应分清气、血、虚、实。气滞、血瘀、湿热而致的胁痛,多为实证;肝阴不足而致的胁痛则为虚证。气滞日久常可导致血瘀;血瘀或湿热日久,又可兼有气滞。如实证化热伤阴或虚证兼有气滞,则又可虚实并见。虚证和实证并不是一成不变的,辨证时应全面分析,辨明主次。治疗应以通为主。实证多采用理气、化瘀、清热、利湿等方法;虚证以滋阴柔肝为治,同时亦可适当加入理气之品,疏通肝气以提高疗效。但理气不宜辛燥,以免更伤其阴,可选辛平调气之品。

(一)肝郁气滞证

(1)证候:情志抑郁,善太息,嗳气后觉舒,两侧胁肋或少腹胀痛,走窜不定,甚则连及胸肩部,或有乳房胀痛,且情绪激动则痛剧;伴有纳呆,脘腹胀痛;舌苔薄白,脉弦。

(2)治法:疏肝理气。

(3)方药:柴胡疏肝散加减。柴胡 12 g,香附 15 g,枳壳 12 g,陈皮 6 g,川芎 15 g,白芍 30 g,青皮 10 g,川楝子 10 g,郁金 10 g,牡丹皮 12 g,栀子 12 g,延胡索 12 g,白术 15 g,茯苓 15 g,泽泻 15 g,薏苡仁 30 g,神曲 15 g,苍术 10 g,香附 10 g,甘草 6 g。

(二)血瘀阻络证

(1)证候:胁肋刺痛,痛处固定而拒按,入夜更甚,面色晦暗,舌质紫暗或有瘀斑,脉弦涩。

(2)治法:活血化瘀,通络止痛。

(3)方药:血府逐瘀汤加减。桃仁 10 g,红花 6 g,当归 15 g,生地黄 15 g,川芎 15 g,赤芍 15 g,牛膝 15 g,桔梗 15 g,柴胡 12 g,枳壳 12 g,三棱 12 g,莪术 12 g,鳖甲 30 g(先煎),穿山甲 6 g,丹参 10 g,三七 6 g,橘核 15 g,荔枝核 10 g,甘草 6 g。

(三)湿热蕴结证

(1)证候:胁肋胀痛,触痛明显而拒按,或牵及肩背;伴有身热不扬,纳呆恶心,厌食油腻,口苦口干,腹胀尿少,或有黄疸;舌红,舌苔黄腻,脉滑数。

(2)治法:清热利湿,理气通络。

(3)方药:龙胆泻肝汤加减。龙胆草 10 g,黄芩 15 g,栀子 10 g,泽泻 15 g,川木通 10 g,当归 15 g,生地黄 15 g,柴胡 12 g,车前子 15 g(包煎),茵陈 30 g,黄柏 12 g,金钱草 30 g,海金沙 30 g(包煎),郁金 15 g,黄芪 15 g,白芍 30 g,枳壳 10 g,木香 10 g,鳖甲 30 g(先煎),穿山甲 6 g,甘草 6 g。

(四)肝阴亏虚证

(1)证候:胁肋隐痛,绵绵不已,遇劳加重;伴有口干咽燥,五心烦热,两目干涩,头晕目眩;舌红少苔,脉弦细数。

(2)治法:滋阴柔肝,养血通络。

(3)方药:一贯煎合四逆散。北沙参 15 g,麦冬 15 g,当归 15 g,生地黄 15 g,枸杞子 15 g,川楝子 10 g,炒栀子 12 g,莲子心 6 g,黄精 15 g,女贞子 5 g,鳖甲 30 g(先煎),穿山甲 6 g,柴胡 10 g,白芍 30 g,枳壳 10 g,橘核 15 g,荔枝核 10 g,菊花 10 g,甘草 6 g。

三、临证权变

胁痛一证,其应较多,临证应结合兼证,注意病的变化。

肝郁胁痛，失治误治，日久气郁血瘀，可以转化为瘀血胁痛，治疗则应在理气之中，重以祛瘀通络。久病致虚，或久郁成劳，又可出现肝血不足，虚实互见之证，治疗又当以养血柔肝为主。外感胁痛的病理转归，也是如此，如外感胁痛多属湿热蕴结于肝胆致病。病久邪不去者，亦可见肝胆疏泄失职，气滞血瘀，邪毒久羁而耗伤肝血肝阴者，可转为虚实错杂之证，两者治疗又当与瘀血胁痛，肝阴不足胁痛相互参照。

四、调护

重视精神调养，使患者保持乐观、愉快的情绪。饮食调养，加强运动。

第三节　积　聚

积聚是指以腹内结块，或痛或胀为主要临床表现的病证。积属有形，结块固定不移，痛有定处，病在血分，为脏病；聚属无形，包块聚散无常，痛无定处，病在气分，是为腑病。因积与聚关系密切，故两者往往并称。本病病位在肝、脾两脏，气滞、血瘀、痰结、邪毒是主要病理因素。聚证以气滞为主，积证以血瘀为主，聚证病程较短，预后尚好，但少数聚证日久不愈，可以由气入血转化为积证。积证日久，可导致气虚、血虚，甚或气阴并损。如病势进一步发展，还可见出血、黄疸、腹满肢肿等变证。本病常见于西医的酒精性肝病、腹部肿瘤、非酒精性脂肪肝、肝脾肿大、胃肠功能紊乱、不完全性肠梗阻等。酒精性脂肪肝、酒精性肝炎预后较好，而酒精性肝硬化预后较差，其 5 年内死亡率约 50%，且易并发肝癌。

一、病因病机

积聚的发生，多因情志郁结，饮食所伤，寒邪外袭及病后体虚，或疟疾病经久不愈，以致肝脾受损，脏腑失和，气机阻滞，瘀血内停，或兼痰湿凝滞而成。聚证以气机阻滞为主，积证以瘀血凝滞为主。但无形之聚气滞日久，可致血瘀而成有形之积，有形之积，亦必然阻滞气机，故积聚在病机上有区别，亦有一定联系。积聚日久，均可导致正虚。一般初病多实，久病多虚，现叙述如下。

（一）情志不遂

肝气不舒，脏腑失和，气机阻滞，脉络受阻，经隧不利，血行不畅。若偏重于影响气机的运行，则为聚；气滞血瘀，日久凝结成块则为积。

（二）脾胃受损

饮食不节，饥饱失宜，醇酒厚味，损伤脾胃，健运失司，凝结成痰，痰浊阻滞气机，血脉瘀阻，气血痰浊搏结乃成本病。亦有气滞食郁，食气交阻，气机不畅，而成聚证者。

（三）感受寒湿

寒邪、湿热等多种外因及邪毒长期作用于人体或侵袭人体之后留着不去，均可导致受病脏腑失和，气血运行不畅，痰浊内生，日久而成积聚。也有外感寒湿，复因情志内伤，气因寒遏，脉络不畅，阴血凝聚而成积证者。

（四）他病转移

黄疸病后或黄疸经久不退，湿邪留恋，或久疟不愈，湿痰凝滞，脉络痹阻；或感染血吸虫，虫阻脉道，肝脾气血不畅，血络受阻，皆可成积。

本病的病因虽有多端，但其病机主要是气滞而导致瘀血内结。至于湿热、风寒、痰浊，均是促成气滞血瘀的间接因素。同时，本病的形成与正气的强弱密切相关，强者气行则已，弱者留滞为病。病机的演变亦与正气有关，一般初病多实，日久多虚实夹杂，后期则正虚邪实。若瘀血内结，气机不得宣畅，或正虚邪实，则瘀血更甚，致积块迅速增大。此后脾胃运化日衰，影响精血化生，正气愈虚，积块留着愈不易消。若肝脾统藏失职，或瘀热灼伤血络，可致出血；若湿热蕴结中焦，可出现黄疸；如水湿泛滥，亦可出现腹满肢肿之鼓胀病。

二、辨证论治

积聚辩证首先要辨别积与聚的不同，其次要辨积聚的部位。对于积证，尚须辨初、中、末期虚实不同。最后，还要辨标本缓急，按照急则治标，缓则治本或标本兼顾的原则及时处理。聚证病在气分，以疏肝理气、行气消聚为基本治则，重在调气；积证病在血分，以活血化瘀、软坚散结为基本治则，重在活血。积证初期积块不大，软而不坚，正气尚未大虚，治宜行气活血，软坚消积为主；中期积块渐大，质渐坚硬，正气渐伤，邪盛正虚，治宜攻补兼施；末期积块坚硬，形瘦神疲，正气伤残，治宜扶正培本为主，酌加理气、化瘀、消积、解毒之品，切忌攻伐太过。

（一）聚证

1.肝气郁结证

（1）证候：腹中结块柔软，时聚时散，攻窜胀痛，脘胁胀闷不适，苔薄，脉弦。

(2)治法:疏肝解郁,行气散结。

(3)方药:逍遥散合木香顺气散加减。柴胡 9 g,当归 15 g,白芍 12 g,木香 6 g(后入),香附 6 g,枳壳 9 g,郁金 9 g,乌药 9 g,延胡索 12 g,川芎 9 g,丹参 9 g,苍术 9 g,厚朴 9 g,陈皮 6 g。

2.食滞痰阻证

(1)证候:腹胀或痛,腹部时可触及条索状物,按之胀痛更甚,便秘,纳呆,舌苔腻,脉弦滑。

(2)治法:理气化痰,导滞散结。

(3)方药:六磨汤合枳术丸加减。大黄 9 g,槟榔 9 g,枳实 9 g,沉香 6 g,木香 9 g,乌药 9 g,白术 10 g,半夏 9 g,茯苓 12 g,使君子 9 g,苍术 9 g,厚朴 9 g,陈皮 6 g,山楂 9 g,神曲 12 g。

(二)积证

1.气滞血瘀证

(1)证候:腹部积块质软不坚,固定不移,胀痛不适,舌苔薄白,脉弦。

(2)治法:理气消积,活血散瘀。

(3)方药:柴胡疏肝散合失笑散加减。柴胡 9 g,香附 9 g,陈皮 6 g,枳壳 9 g,白芍 12 g,延胡索 9 g,蒲黄 9 g,丹参 9 g,桃仁 9 g,炙鳖甲 30 g(先煎),牡丹皮 9 g,栀子 9 g,黄芩 9 g,川芎 9 g,当归 9 g。

2.瘀血内阻证

(1)证候:腹部积块明显,质地较硬,固定不移,隐痛或刺痛,形体消瘦,纳谷减少,面色晦暗黧黑,面颈部胸臂血痣赤缕,女子可见月事不下,舌紫暗或有瘀斑、瘀点,脉细涩。

(2)治法:祛瘀软坚,佐以扶正健脾。

(3)方药:膈下逐瘀汤合六君子汤加减。桃仁 9 g,红花 6 g,当归 9 g,川芎 9 g,牡丹皮 9 g,赤芍 9 g,延胡索 12 g,五灵脂 9 g,乌药 6 g,炙鳖甲 30 g(先煎),党参 30 g,白术 15 g,佛手 15 g,白芥子 9 g,法半夏 9 g,皂角刺 9 g。

3.正虚瘀结证

(1)证候:久病体弱,积块坚硬,隐痛或剧痛,饮食大减,肌肉瘦削,神倦乏力,面色萎黄或黧黑,甚则面肢水肿,舌质淡紫,或光剥无苔,脉细数或弦细。

(2)治法:补益气血,活血化瘀。

(3)方药:八珍汤合化积丸加减。党参 30 g,白术 15 g,茯苓 15 g,当归 15 g,白芍 15 g,川芎 9 g,莪术 9 g,瓦楞子 9 g,五灵脂 9 g,槟榔 9 g,生地黄 12 g,北沙参 15 g，石斛 9 g，栀子 9 g，牡丹皮 9 g，白茅根 15 g，茜草 9 g，三七粉 6 g，黄芪 30 g，肉桂 3 g，泽泻 9 g。

三、临证权变

积证重在活血，聚证重在调气，但必须根据正气的强弱，积聚的部位，进行辨治。若积在脘腹，可用三棱、莪术以活血软坚，木香、槟榔以行气；积在右胁，可用膈下逐瘀汤；积在左胁，可用鳖甲煎丸。此外，在积块的局部用阿魏膏外敷，配合内服药而加强疗效。聚证一般采用行气化滞之法，如木香顺气散、六磨汤分别选用。但聚虽属气滞，聚久可致络脉不通而血瘀，那就必须配合活血化瘀同时进行治疗。

四、调护

积聚一证，起于情志失调者居多，故正确对待各种事物，解除紧张，忧虑情绪，避免情志内伤，是非常重要的。饮食以营养丰富，易消化的软食或普食为主，忌用煎炸、黏腻、坚硬、辛辣刺激性食物，多进蔬菜和水果。注意休息，切勿过劳，病情重者需卧床治疗。

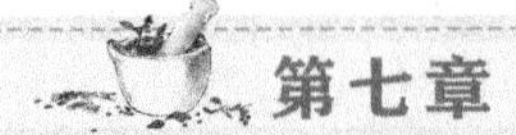

第七章

肾系病症

第一节 水　　肿

水肿是指体内水液潴留，泛浅肌肤，引起眼睑、头面、四肢、腹背甚至全身水肿的一类病证，严重者可伴有胸腔积液、腹水等。本病多因感受外邪、饮食失调或劳倦过度，肺失通调、脾失转输、肾失开合、膀胱气化不利而造成。本病常见于西医的多种心脏病引起的心源性水肿、肾小球肾炎、肾病综合征引起的肾源性水肿和低蛋白血症、维生素B缺乏症、严重贫血引起的营养不良性水肿、甲状腺功能减退症、原发性醛固酮增多症引起的内分泌性水肿，以及特发性水肿等病症。

一、病因病机

(1)人体水液运行，依靠肺气的通调、脾气的转输、肾气的开合从而使三焦能够发挥决渎的作用，使膀胱气化畅行，小便通利，若肺、脾、肾三脏功能障碍，三焦决渎失权，膀胱气化不利，则可发生水肿。

(2)肺为水之上源，主一身之表，外合皮毛，外邪入侵，最易犯肺，若体表为风邪所侵，则肺气失宣，不能通调水道，下输膀胱，以致风遏水阻，风水相搏，流溢肌肤而发为水肿。

(3)如久居脾湿之地，或涉水冒雨，水湿内侵，脾为湿困，健运失司，不能升清降浊，以致水湿不得下行，泛滥于肌肤而成水肿，如湿郁化热，湿热交蒸，而小便不利，亦可形成水肿。以上属外湿内侵，湿困脾阳之实证。如劳倦太过、饥饱不调、脾益失运，不能为胃行其津液，散精于肺，以输布全身;使水液停聚，泛于肌肤而为水肿。但因其属劳倦伤脾，脾失健运之虚证。

(4)房劳过度，肾气内伤或劳倦伤脾，日久脾肾俱虚，肾虚则开阖不利，不能化气行水，以致水液停聚，泛滥肌肤，形成水肿。

综上所述，水肿的病因大体可分为外感和内伤两类，外感由风邪、湿邪所致，其水肿多属阳水。内伤为劳倦，饮食，房劳所伤，其水肿多属阴水。

水肿的病理变化，主要与肺、脾、肾三脏有关。如肺失通调水道，脾失转输、制约水湿。肾失蒸化水液，使三焦宣上、疏中、导下功能失常，膀胱气化不利，形成水肿。故水肿的发生，标在肺，本在肾，制在脾。三脏是相关的，无论何脏功能失常，都可相互影响。急性水肿与肺、脾关系较大，特别是肺；慢性水肿与脾、肾关系较为密切，重点在肾。

二、辨证论治

水肿有阴水与阳水之分。阴水为虚证、阳水为实证，两者常相互转化。水肿的治疗以发汗、利尿、泻下为基本大法。阳水以驱邪为主，可以用发汗、利水、攻逐、解毒诸法；阴水则以扶正为主，可以用健脾温肾利水、通阳利水、补气养阴利水等方法。

(一)风水相搏证

(1)证候：初起眼睑水肿，迅即四肢及全身皆肿，且兼恶风发热，肢节酸楚，小便不利。咽喉红肿疼痛，恶寒，咳喘，舌苔薄白，脉浮滑或紧。

(2)治法：疏风清热，宣肺行水。

(3)方药：越婢加术汤加减。

(4)处方：麻黄 9 g，石膏 30 g(先煎)，白术 12 g，猪苓 12 g，茯苓皮 15 g，泽泻 12 g，羌活 9 g，车前子 30 g，紫苏叶 12 g，防风 9 g，牛蒡子 9 g，射干 9 g，前胡 9 g，杏仁 9 g，生姜 3 片，大枣 6 枚，甘草 6 g。

(二)湿毒浸淫证

(1)证候：眼睑水肿，影响全身，小便短少，大便不通，恶风发热，身发疮疡，甚则溃烂，舌质红，苔薄黄，脉浮数或滑数。

(2)治法：宣肺利水，清热解毒。

(3)方药：麻黄连翘赤小豆汤合五味消毒饮加减。

(4)处方：麻黄 9 g，杏仁 9 g，连翘 12 g，赤小豆 30 g，野菊花 12 g，蒲公英 30 g，紫花地丁 30 g，金银花 12 g，薏苡仁 15 g，泽泻 12 g，苦参 12 g，土茯苓 30 g，赤芍 6 g，大黄 9 g。

(三)湿热壅盛证

(1)证候：遍身水肿，皮肤绷紧发亮，胸脘痞闷，烦热口渴，小便短赤，或大便干结，舌苔黄腻，脉象沉数或者濡数。

(2)治法:分利湿热。

(3)方药:疏凿饮子加减。

(4)处方:槟榔 9 g,椒目 5 g,赤小豆 30 g,羌活 9 g,秦艽 12 g,茯苓皮 30 g,大腹皮 30 g,生姜皮 9 g,黄柏 9 g,泽泻 12 g,大黄 6 g,猪苓 10 g,白术 15 g,桂枝 6 g,甘草 6 g。

(四)脾虚湿困证

(1)证候:全身水肿,尤以下肢为甚,按之凹陷,有时晨起水肿甚,纳少便溏,倦怠乏力,腰背酸痛,胫膝酸软,动则气短,尿有余沥,舌质淡红,舌边常见齿痕,苔薄白,脉细弱。

(2)治法:健脾补气,利水消肿。

(3)方药:防己黄芪汤合参苓白术散加减。

(4)处方:黄芪 30 g,防风 6 g,炒白术 12 g,炒党参 30 g,茯苓 30 g,山药 15 g,杜仲 12 g,续断 12 g,桔梗 15 g,砂仁 10 g(后入),莲子肉 15 g,车前子 30 g,大腹皮 30 g,生姜皮 9 g,陈皮 6 g,鸡内金 6 g,甘草 6 g。

(五)气滞水停证

(1)证候:肢体或全身水肿,胁肋满痛,嗳气则停,纳食减少,面色㿠白,爪甲无华,小便短少,舌苔白或白滑,脉弦。

(2)治法:行气利水。

(3)方药:柴胡疏肝散合胃苓汤加减。

(4)处方:柴胡 9 g,炒白芍 12 g,枳壳 12 g,川芎 9 g,香附 12 g,紫苏梗 12 g,茯苓 15 g,炒白术 9 g,泽泻 12 g,木香 9 g(后入),青陈皮各 6 g,谷麦芽各 12 g,桃仁 10 g,红花 10 g,丹参 10 g,郁金 10 g,土鳖虫 6 g,党参 15 g,炙黄芪 15 g。

(六)脾肾阳衰证

(1)证候:面浮身体肿胀,腰以下尤甚,按之凹陷不起,心悸气促,腰部冷痛酸痛,畏寒神疲,四肢厥冷,小便量少,面色㿠白或灰滞,舌质淡胖,苔白或白腻,脉沉细。

(2)治法:健脾补肾,温阳利水。

(3)方药:济生肾气丸合真武汤加减。

(4)处方:附子 12 g,巴戟天 12 g,淫羊藿 24 g,熟地黄 12 g,山茱萸 12 g,山药 15 g,桂枝 9 g,炒白术 12 g,茯苓皮 15 g,泽泻 12 g,车前子 30 g,菟丝子 24 g,补骨脂 12 g,丹参 12 g,党参 30 g,五味子 6 g,煅牡蛎 30 g,煅龙齿 15 g,姜半夏

9 g,黄芪 30 g,炙甘草 6 g。

(七)气阴两虚证

(1)证候:水肿日久,气短乏力,纳少腹胀,手足心热,口干咽燥,头目眩晕,舌红少苔,脉象细数。

(2)治法:益气养阴利水。

(3)方药:防已黄芪汤合六味地黄丸加减。

(4)处方:黄芪 15 g,防己 12 g,茯苓皮 15 g,太子参 15 g,山药 15 g,生熟地黄各 12 g,枸杞子 12 g,山茱萸 12 g,泽泻 9 g,续断 12 g,女贞子 12 g,墨旱莲 12 g,北沙参 12 g,麦冬 12 g,黄精 12 g,炒白术 9 g。

(八)瘀水交阻证

(1)证候:水肿,面、唇、肤色晦滞,腹部青筋暴露,妇女经水暗红或成紫块,经水少闭,舌紫暗或见瘀点,脉涩。

(2)治法:活血利水。

(3)方药:桃红四物汤合血府逐瘀汤加减。

(4)处方:当归 12 g,赤芍 9 g,川芎 3 g,红花 6 g,桃仁 9 g,丹参 12 g,黄芪 30 g,益母草 30 g,牛膝 9 g,马鞭草 15 g,泽兰 12 g,车前子 30 g,郁金 12 g,延胡索 9 g,淫羊藿 12 g,紫河车 9 g,茯苓 30 g,薏苡仁 15 g。

三、临证权变

用佐治三法,是治水肿权变之法。

(一)理气

理气是治疗水肿的辅助方法。理气可以疏肝,调理气机,使三焦通达,水道通畅,同时脾之运化、肾之开阖均与肝脏疏泄功能息息相关,故用理气药,可使水肿消退迅速,常用药物有砂仁、白蔻仁、枳壳、厚朴、槟榔、木香、沉香等。

(二)活血

临床上水肿多易导致血瘀,特别是水肿日久,气血虚衰,络脉瘀阻,形成血瘀,则属虚实夹杂之症。此时瘀血不除,则水肿难消,但活血利水药多耗气,故用此类药的同时宜加用补气之药以防之;气充则又能使活血化瘀药物加强其作用。常用药物有桃仁、红花、赤芍、泽兰、益母草、丹参等。

(三)清热解毒

水肿初期,有热象者,宜加用清热解毒药,如金银花、连翘、蒲公英、茵陈、鱼腥草之类。若水肿日久，机体阴阳失调，水火失济，气机怫郁，水湿不运，郁而化热，湿热相合，形成虚实夹杂证，或寒湿久郁化热，皆可根据病情，佐以清热燥湿，疗效较好。常用清热燥湿药物有黄柏、黄芩、栀子、黄连。亦可配用解毒药如白花蛇舌草、蒲公英、重楼等。

水肿是一种常见疾病。阳水易治，阴水难医，其轻者经正确治疗，多可治愈。也有经治疗水肿消退，转为虚劳者，更有久治不愈而病状恶化者。

四、调护

水肿患者，一般都有脾胃运化功能衰弱，一旦饮食不慎，损伤脾胃，则可加重病势。故宜根据病情适当减盐或禁盐，忌暴饮暴食，勿过食肥甘之品，宜选用既利于治疗，又容易消化吸收的营养食品。

(1)注意精神调养。使患者树立战胜疾病的信心，轻症患者，宜适当锻炼身体，防止复感外邪，以利恢复。

(2)重视饮食调养。选择既有利水消肿作用，又容易消化吸收的饮食。如赤豆汤、冬瓜汤、荠菜汤等均可，在病有好转之后，切忌暴饮暴食，过食肥甘厚味。

第二节　淋　　证

淋证是指因饮食劳倦、湿热侵袭而致的以肾虚、膀胱湿热、气化失司为主要病机，以小便频急，滴沥不尽，尿道涩痛，小腹拘急，痛引腰腹为主要临床表现的一类病证。淋证为临床常见病，中医药治疗类属淋证的尿路结石和肾盂肾炎均有较好的疗效。西医学的尿路感染、泌尿系统结石、泌尿系统肿瘤、乳糜尿等，当临床表现为淋证时，可参考本节内容辨证论治。

一、病因病机

(一)膀胱湿热

湿热多受自于外，亦可由内而生。多食肥甘酒热之品，酿成湿热，下注膀胱；或下阴不洁，秽浊之邪侵入膀胱，酿成湿热，发而为淋。若湿热客于膀胱者，小便灼热刺痛，则为热淋。若膀胱热盛热伤阴络，迫血妄行，血随尿出，则为血淋。若湿热久蕴煎熬水液，尿液凝结，日积月累，聚为砂石，则为石淋。若湿热蕴结于下，以致气化不利，无以分清别浊，脂液随小便而出，尿如米泔或如脂膏而成膏淋。

(二)肝气瘀滞

郁怒伤肝，肝气失于疏泄，久则血失流畅，脉络瘀阻，或气郁化火，气火郁于下焦，以致膀胱气化不利，而成为淋。临床上淋证常伴有轻重不等的气血不畅表现，若以脐下满闷等气滞表现为主证者，则称为气淋。若中气下陷所致气淋，是气淋的虚证。

(三)脾肾亏虚

年老体衰，以劳累过度，房事不节，以及久淋不愈，湿热耗伤正气，或淋证过用苦寒，或恣用辛香，败坏脾胃，渐次导致脾肾亏虚。脾虚则中气下陷，肾虚者下元不固，因而小便淋沥不已。中气不足，气虚下陷者，则为气淋。

综上所述，淋证的病因以湿热为主，病位在肾与膀胱，且与肝脾有关。病机为湿热蕴结下焦，导致膀胱气化不利。病初多邪实之证，久病则由实转虚；如邪气未尽，正气已伤，则表现为虚实夹杂证候。

二、辨证论治

本病初起属实，久病则虚，常有虚实转化。治疗以实则清利，虚则补益为原则。

(一)湿热淋证

(1)证候：小便频数，灼热刺痛，小便黄赤，腹痛拒按，寒热起伏，口苦，呕恶，便秘，舌苔黄腻，脉濡数或者滑数。

(2)治法：清利湿热通淋。

(3)方药：八正散加减。

(4)处方：萹蓄 15 g，瞿麦 15 g，滑石 30 g(包煎)，车前子 30 g(包煎)，通草 6 g，枳实 10 g，大黄 6 g，栀子 10 g，灯心草 6 g，生地黄 15 g，白茅根 30 g，甘草梢 6 g。

(二)石淋证

(1)证候：尿中时夹砂石，小便艰涩，尿时疼痛或突然中断，中腹绞痛难忍，尿中带血，舌质红，苔薄黄，脉弦或代数。

(2)治法：清利湿热，排石通淋。

(3)方药：石韦散加味。

(4)处方:石韦 15 g,冬葵子 15 g,滑石 30 g(包煎),萹蓄 15 g,大蓟 15 g,薏苡仁 30 g,竹茹 10 g,瞿麦 15 g,小蓟 15 g,金钱草 30 g,海金沙 15 g(包煎),白芍 30 g,藕节 30 g,鸡内金 15 g,黄柏 10 g,黄连 6 g,黄芩 10 g,炙甘草 6 g。

(三)气滞淋证

(1)证候:小便涩滞,淋沥不畅,少腹满痛,舌苔薄白,脉沉弦。

(2)治法:利气疏导。

(3)方药:沉香散加味。

(4)处方:沉香 6 g,橘皮 6 g,小茴香 6 g,白芍 15 g,枳壳 10 g,石韦 15 g,滑石 30 g(包煎),王不留行 10 g,郁金 12 g,青皮 6 g,乌药 6 g,炙甘草 6 g。

(四)气虚淋证

(1)证候:小腹坠胀,尿有余沥,面色㿠白,舌质淡,脉虚细无力。

(2)治法:补中益气。

(3)方药:补中益气汤。

(4)处方:黄芪 30 g,党参 30 g,白术 12 g,当归 10 g,柴胡 10 g,升麻 10 g,陈皮 6 g,熟地黄 12 g,萹蓄 15 g,瞿麦 15 g,鸡内金 15 g,海金沙 30 g(包煎),甘草 6 g。

(五)气滞血淋证

(1)证候:小便涩痛带血,尿时夹有血块,疼痛满急加剧,心烦,舌尖红,苔黄,脉数。

(2)治法:清热通淋,凉血止血。

(3)方药:小蓟饮子合导赤散加减。

(4)处方:小蓟 15 g,藕节 15 g,蒲黄 12 g(包煎),生地黄 12 g,灯心草 10 g,栀子 10 g,竹叶 10 g,通草 3 g,赤芍 6 g,三七粉 3 g(冲服),琥珀粉 3 g(冲服),白茅根 30 g,甘草 5 g。

(六)肾虚血淋证

(1)证候:尿色淡红,尿痛涩滞不显,腰膝酸软,神疲乏力,舌淡红,脉细数。

(2)治法:滋阴清热,补虚止血。

(3)方药:六味地黄丸合二至丸加减。

(4)处方:生地黄 12 g,山茱萸 10 g,山药 30 g,牡丹皮 10 g,女贞子 15 g,墨旱莲 15 g,小蓟 15 g,白茅根 30 g,茯苓 15 g,泽泻 12 g,续断 12 g,狗脊 12 g,滑石 30 g(包煎),猪苓 10 g,龟甲 30 g(先煎),阿胶 10 g(烊化冲服)。

(七)湿热膏淋证

(1)证候:小便浑浊如米泔水,尿道热涩疼痛,舌红苔黄腻,脉濡数。

(2)治法:清热利湿,分清泄浊。

(3)方药:萆薢分清饮。

(4)处方:川萆薢 30 g,石菖蒲 12 g,黄柏 10 g,车前子 30 g(包煎),薏苡仁 15 g,白术 15 g,茯苓 15 g,莲子心 10 g,丹参 15 g,乌药 6 g,青皮 6 g,小蓟 15 g,白茅根 30 g,藕节 15 g,栀子 10 g,龙胆草 10 g。

(八)肾虚膏淋证

(1)证候:淋出为脂,涩痛反见减轻,形瘦,眩晕,腰膝酸软乏力,舌淡苔腻,脉细弱无力。

(2)治法:补虚固涩。

(3)方药:膏淋汤。

(4)处方:党参 30 g,山药 30 g,生地黄 12 g,芡实 15 g,五倍子 10 g,覆盆子 15 g,生龙骨 30 g(先煎),生牡蛎 30 g(先煎),白芍 30 g,知母 10 g,太子参 30 g,炒白术 15 g,升麻 10 g,柴胡 10 g,菟丝子 15 g,沙苑子 15 g,煨益智仁 15 g。

(九)劳淋证

(1)证候:小便不甚赤涩,但淋沥不已,时作时出,遇劳即发,腰膝酸软,神疲乏力,舌质淡,脉弱。

(2)治法:健脾利湿,益肾固涩。

(3)方药:无比山药丸。

(4)处方:山药 30 g,茯苓 15 g,熟地黄 12 g,山茱萸 10 g,肉苁蓉 12 g,巴戟天 12 g,菟丝子 15 g,五味子 6 g,赤石脂 30 g,牛膝 15 g,黄芪 30 g,党参 30 g,车前子 15 g(包煎),黄柏 10 g,凤尾草 15 g。

三、临证权变

淋证中之气、血、石、膏淋,初起都可表现为湿热淋,而且彼此常可相互转化。例如湿热淋在气分,常可转化为血淋;石淋初起可为湿热,久则可转化为虚证之劳淋。说明气、血、石、膏、劳 5 种不同质的淋证,存在着证情转化,虚实转化,在其转化过程常相互兼杂出现。因而淋证治疗更不能一证一方,常是清热、消石、化瘀相互兼顾,但各有主次之不同。唯理气药可用于不同性质的淋证,不同时期的证情。因为理气能通畅三焦气化,以助通淋利小便,随证情虚实的不同,选用药味药量有轻重之分，对劳淋不宜多用理气，可少佐之，以畅气机。活血药的用法，更应随机权变，初起可少佐活血通络，热甚者用清热凉血，久病淋浊不愈者，腰腹痛或尿中有砂石，宜用活血散瘀消石通淋。此皆治法之权变，至于审因治疗，消除病本，仍是主要环节。湿热、气、血、石、膏淋都应以通淋为主，随其虚实寒热而调之。石淋应以消石散结为治本，鸡内金、海金沙、山楂、金钱草等皆常用之品。膏淋溺窍病重用通淋祛浊，精窍病宜消瘀散结。虚证劳淋宜补肾，兼调心脾。

四、调护

淋证除热淋伴有高烧者需卧床休息以外，其他淋证一般不需要绝对卧床休息。石淋应增加活动量以帮助石淋排出；劳淋不宜过度疲劳；膏淋应避免体力劳动，血淋要适当休息。要鼓励热淋，石淋患者大量饮水，以利于湿热及结石的排出。淋证患者的饮食宜清淡而富于营养，忌食炙煿厚味、鱼虾海腥、羊肉及辛辣刺激之品。膏淋应忌用脂肪及油脂类食物。

第三节　癃　闭

癃闭是由肾和膀胱气化失司导致的以排尿困难，全天总尿量明显减少，小便点滴而出，甚则闭塞不通为临床特征的一种病证。其中以小便不利，点滴而短少，病势较缓者称为“癃”；以小便闭塞，点滴全无，病势较急者称为“闭”。癃和闭虽有区别，但都是指排尿困难，只是轻重程度上的不同，因此多合称为癃闭。癃闭相当于西医学中各种原因引起的尿潴留。

一、病因病机

(一)湿热蕴结

暴病的病理变化，多为湿热之邪郁结膀胱使气化不利，小溲不得畅利排出，甚至点滴难下，为湿热癃闭的主要病理变化。若湿热壅盛，迫及于肺，则肺失肃降，使水道不得通调，导致小便不利。若湿热壅阻中焦，中气受阻，不能运化水湿，水湿停阻影响膀胱气化，亦可引起小便不利。癃闭虽关及肺脾，但必累及肾与膀胱而后发为癃闭。

(二)情志因素

因惊恐恼怒等精神刺激,致肝失疏泄,累及下焦气化功能,肾与膀胱气化不利,故小便不通,并兼见胸胁胀满,急躁易怒等气郁的症状,倘迁延失治,尿浊潴留膀胱,久则累及于肾,气阳受损可发展为久病重证。

(三)肾元亏虚

肾元亏虚多因纵情恣欲,或年老肾衰,或久病尿浊、水肿及暴病癃闭迁延不愈,肾元久伤,阴阳亏虚。属肾阳虚衰者,失于温化则膀胱气化不利,使小便排出无力,点滴难下,肾阳不足,气化无权,故小便潴留不通,有因久病湿热伤阴,或素体阴精暗耗而致阴虚,阴虚则阳无以化,阳失濡养而不能蒸化水气,膀胱失阳气的蒸化,故小便不利,为肾阴虚所致的癃闭。

(四)脾阳不振

少数患者素体脾阳不振,升举转输功能不足,影响膀胱气化功能使小便不利,同时出现气虚症状,如面白身倦、乏力等,为脾虚所致的癃闭。

(五)络脉受阻

久病跌仆损伤,使络脉受损,渐致血瘀;或房事不节,败精不泄,致使败精瘀血阻滞于肾或膀胱,小便不得通畅,常成为癃闭的主要病理变化。且"久病入络",不同病理变化所致的癃闭,往往兼有瘀血阻络的因素。

(六)肺热气壅

肺乃水之上源,热邪壅于肺脏,肺气失于肃降之职,津液输布功能失常,致水道通调不利,不能下输膀胱,又由于热气过盛,下移膀胱以致下焦为热气闭阻,而成癃闭。

总之暴病多湿热或气滞,久病多肾亏或脾虚,或血瘀,但是某些暴病实证,日久伤正气,可渐至久病虚证,某些久病虚证亦可因尿浊停蓄化热,变成湿热的实证。

二、辨证论治

癃闭的形成与水液代谢功能失调有密切关系。癃者为轻,闭者为重,两者可以互相转化。癃闭日重,浊邪壅滞三焦,三焦气化不得宣行则渐变成关格。癃闭的治疗以通利为原则。癃闭实证宜清化湿热、通瘀散结、调畅气机而通水道;虚证则取补肾健脾而助气化,气化得行,小便自通,通补结合。根据虚实症候表现不同,进行分证论治。

(一)膀胱湿热证

(1)证候:小便点滴不通,或量少而短赤灼热,小腹胀满,口苦口黏,口干不欲饮,或大便不畅,舌质红苔根黄腻,脉数。

(2)治法:清热利湿,通利小便。

(3)方药:八正散加减。

(4)处方:萹蓄 15 g,瞿麦 15 g,炒栀子 10 g,通草 6 g,大黄 6 g,车前子 15 g(包煎),蒲公英 15 g,大血藤 15 g,滑石 30 g(包煎),石菖蒲 12 g,郁金 12 g,甘草 6 g。

(二)肺热壅盛证

(1)证候:小便不畅或者点滴不通,咽干,烦渴欲饮,呼吸急促或有咳嗽,舌质红,苔薄黄,脉数。

(2)治法:清泄肺热,通利小便。

(3)方药:清肺饮加减。

(4)处方:黄芩 10 g,桑白皮 10 g,茯苓 15 g,猪苓 10 g,麦冬 12 g,炒栀子 10 g,天花粉 30 g,通草 6 g,车前子 30 g(包煎),竹叶 12 g。

(三)肝郁气滞证

(1)证候:小便突然不通或者通而不畅,胁腹胀满,情志抑郁或者心烦易怒,舌红,苔薄白或薄黄,脉弦。

(2)治法:调畅气机,通利小便。

(3)方药:沉香散加减。

(4)处方:石韦 15 g,滑石 30 g(包煎),沉香 6 g(后入),王不留行 10 g,郁金 10 g,枳壳 10 g,当归 10 g,陈皮 6 g,冬葵子 10 g,白芍 30 g,大腹皮 30 g,柴胡 12 g,甘草 6 g。

(四)痰瘀阻塞证

(1)证候:初起自觉排尿不畅,渐致滴沥不爽。若因尿路狭窄,肿物阻塞者,尿出如线细,小腹胀满,隐隐作痛,舌质紫暗或有瘀斑,脉涩。

(2)治法:行瘀散结,通利小便。

(3)方药:代抵当丸加减。

(4)处方:大黄 10 g,玄明粉 10 g(后入),生地黄 15 g,当归 12 g,鳖甲 30 g(先煎),桃仁 10 g,肉桂 6 g,生牡蛎 30 g(先煎),王不留行 10 g,夏枯草 30 g,土茯苓 30 g,萆薢 15 g。

(五)脾气不生证

(1)证候:时欲小便而不得出,或量少而不爽利,小腹坠胀,气短,语声低微,精神疲乏,不思纳食,舌淡苔薄,脉弱。

(2)治法:升清降浊,化气行水。

(3)方药:补中益气汤合春泽汤。

(4)处方:炙黄芪 30 g,炒党参 30 g,炒白术 15 g,茯苓 15 g,当归 10 g,麦冬 10 g,肉桂 10 g,陈皮 10 g,猪苓 15 g,柴胡 10 g,炙升麻 10 g,泽泻 10 g,覆盆子 15 g,益智仁 15 g,炙甘草 6 g。

(六)命门火衰证

(1)证候:小便不通或者点滴不爽,排出无力,面色㿠白,神气怯弱,畏寒肢冷,腰膝冷而酸软,舌淡苔白,脉沉细而尺弱。

(2)治法:温阳益气,补肾利水。

(3)方药:济生肾气丸加减。

(4)处方:附子 12 g,肉桂 3 g,熟地黄 12 g,山茱萸 12 g,山药 15 g,杜仲 12 g,续断 12 g,牛膝 10 g,茯苓 15 g,车前子 30 g(包煎),泽泻 12 g,淫羊藿 10 g,仙茅 12 g,补骨脂 12 g,牡丹皮 10 g。

三、临证权变

本病治法首先是通利小便以应急,但单纯用通淋利尿药,难以消除其致病之因。即或小便暂得通利,亦难根治。故治癃闭必是审因施治,调理脏腑气机,宣畅三焦气化,以通调水道为主要方法。一般实证以清泄湿热,消瘀散结,宣畅气机,与通利小便并用;虚证属阳气虚者,宜温补脾肾,属阴血虚者,宜滋养阴血,与通利小便药并用。而滋补与通利孰多孰少,当灵活权变。癃闭发作急,少尿无尿,以致尿液蓄留,有浊毒内攻之势的实证,单用通利小便药往往难以奏效,腑以通为用,小便不利,可用通二便的方法,如大黄、牵牛子等,通腑泻浊,多能收功。若癃闭由水肿、尿浊、淋证逐渐演变而成,小便点滴难下,渐至闭塞不通者,可用补气升提法,助气化令清阳之气得升,浊阴之邪下降,用党参、黄芪之类补气,以升清降浊,配以桔梗、杏仁等,开宣肺气,使上窍开而下窍自行。此皆权变之法。同时须注意审因,因跌仆撞伤者,当活血行瘀;败精凝滞者,当消瘀散结;结有砂石者,当消石通利;热病津枯者,当滋阴生津,此皆随证化裁之法。总之,治癃闭着眼于通利。实证宜通腑,虚证宜升补,不论虚实都当行气,随病不同,兼用活血、散结,都应灵活立法处方。

对于尿潴留的癃闭患者,除内服药物治疗外,尚可用外治法治疗。①取嚏或探吐法:打喷嚏或呕吐,前者能开肺气,后者能举中气而通下焦之气,是一种简单有效的通利小便方法。其方法是用消毒棉签,向鼻中取嚏或喉中探吐;也有的用皂角粉末 0.3～0.6 g,鼻吸取嚏。②外敷法:可用葱白 500 g,捣碎,入麝香少许拌匀,分 2 包,先置脐上 1 包,热熨约 15 分钟,再换 1 包,以冰水熨 15 分钟,交替使用,以通为度。

四、调护

癃闭患者因心情紧张或忧思恼怒致病者居多,必须加强精神护理,解除患者的紧张情绪,保持心情舒畅,切忌忧思郁怒。实证癃闭,饮食以清淡为宜,并注意防止外邪侵入,消除助湿生热的各种因素,如忍尿、过食肥甘等。虚证癃闭要节情欲,勿过劳,以促进疾病早日康复。

第四节 关　格

关格是指小便不通与呕吐并见的病证。小便不通名曰关,呕吐不止名曰格。本病主要由脾肾阳虚,浊毒壅阻,三焦气化失司所致。关格晚期,浊毒、瘀血相因为患,可致五脏俱伤而见正虚邪实,寒热错杂,变证多端,病情渐入危境。

一、病因病机

(一)尿浊浸淫脏腑

此证因久患水肿等病,肾脏损伤严重,功能衰竭,肾阳虚衰,不能蒸化水气;脾阳虚衰不能运化水湿,致水湿停聚,尿浊壅塞,则小便不利。尿浊留滞不去,内侵脏腑,外淫肌肤。在脏腑潴留膀胱,尿浊不泻;停阻中焦则脾胃升降受阻,浊气上逆;尿浊之气上逆,犯及心肺,则肺失清肃,心气不舒,浊邪不能下降,清阳不得上济,则清窍失聪;肾与膀胱、心、肺、脾胃俱病之证。浊邪外淫肌肤,则肌肤甲错,瘙痒落屑,尿浊停阻,以及心、肺、脾胃、膀胱、脏腑俱病,其证甚危。且病久气血被耗,脾肾阳虚,气血滋生之源不足,表现一派气血不足、脏腑经络失养之危证。

(二)内生风阳痰火

若阳损及阴,渐至阴精衰竭,则孤阳亢盛,亢阳失制,易化火生风,风火煎津成痰，就形成了风、阳、痰、火炽盛的证候。这样的病理变化，往往由脾肾阳虚，渐次累及肝肾阴虚，久之阴虚则火旺，虚火灼津则成痰，或阴虚不能制阳则阳亢，阳亢则肝风内动，夹痰火上扰，浊邪上干神明，则清窍失聪，神识被蒙。或肝风内动，风阳横逆经脉，则头摇，肢颤，抽搐。或风火伤于络脉，络脉被损，容易出血，可出现鼻衄、齿龈出血、大便色黑等。也有一些患者，不出现阴虚症状，以阴精暗耗，尿浊久留化热，出现湿热尿浊停阻诸症。

总之，本证的病理以阳虚、阴阳两虚为本，尿浊滞留，侵害肾、肝、心、脾、肺、胃及膀胱等脏腑，病理变化过程中可产生风、阳、痰、火，久留化热为标证。临床常见虚实兼杂者。

二、辨证论治

关格为本虚标实之证。虚以脾肾亏虚为主，实以湿浊毒邪内蕴为主。若病邪严重损伤正气，则转化为以五脏衰竭为主的本虚证。关格前期主要为脾肾阳衰，阳不化湿，故治疗应以健脾益肾、温阳补气为主。后期为虚实夹杂，脾肾更衰，水湿、浊毒、痰热、瘀血壅滞三焦，治疗在温补脾肾之中分别给予止呕利尿、化痰降浊、开通疏利、活血祛瘀、息风止痉等方法。

（一）脾阳虚损证

(1)证候：泛恶呕吐，小便短少，面部或下肢水肿，神疲乏力，面色无华，唇甲苍白，胃纳不佳，大便溏薄，舌淡胖苔薄白，脉沉细。

(2)治法：健脾益气，温阳利水。

(3)方药：防己黄芪汤合附子理中丸加减。

(4)处方：黄芪 30 g，附子 10 g，制大黄 6 g，车前子 15 g(包煎)，党参 30 g，茯苓 15 g，白术 15 g，枸杞子 10 g，薏苡仁 30 g。

（二）肾阳亏虚证

(1)证候：小便不通，短少色清，水肿以腰以下为甚，呕吐，面色苍白而晦滞，腰膝酸软，畏寒怕冷，四肢不温，舌质淡白而胖，苔薄白，脉沉细。

(2)治法：温肾益肾，温阳利水。

(3)方药：济生肾气丸合真武汤加减。

(4)处方：附子 10 g，肉桂 3 g，茯苓 15 g，白术 15 g，泽泻 10 g，白芍 30 g，车前子 15 g(包煎)，牛膝 10 g，生姜 6 g。

（三）肝肾阴虚证

(1)证候：小便短少，泛恶呕吐或干呕，面部烘热，头晕耳鸣，腰膝酸软，口干，舌红苔少，脉弦细数。

(2)治法：滋补肝肾，养阴益精。

(3)方药：六味地黄丸加减。

(4)处方：熟地黄 24 g，山药 30 g，山茱萸 15 g，泽泻 10 g，茯苓 15 g，牡丹皮 10 g，枸杞子 10 g，牛膝 10 g，车前子 15 g(包煎)。

(四)湿热蕴结证

(1)证候：呕吐频作，尿少便秘，脘腹痞满，胃纳不佳，口干不欲饮，舌红苔黄腻，脉滑数。

(2)治法：清热化湿，降逆止呕。

(3)方药：黄连温胆汤加减。

(4)处方：黄连 6 g，竹茹 10 g，法半夏 9 g，茯苓 15 g，枳实 10 g，大黄 5 g，茵陈 30 g，栀子 10 g，陈皮 10 g，生姜 6 g。

(五)浊毒入营动血证

(1)证候：小便不通，呕吐臭秽或呕血，发热，渴喜冷饮，齿鼻衄血，烦躁，便秘，舌红绛苔黄，脉洪数。

(2)治法：清热解毒，凉血泻火。

(3)方药：清瘟败毒饮加减。

(4)处方：水牛角 90 g(先煎)，生石膏 30 g(先煎)，竹叶 10 g，牡丹皮 10 g，连翘 10 g，知母 10 g，白芍 30 g，黄芩 10 g，黄连 6 g，栀子 10 g，生地黄 10 g，生甘草 6 g。

(六)痰湿蒙蔽清窍证

(1)证候：尿少水肿，恶心呕吐，痰涎壅盛，咳嗽气急，呼吸深缓，表情淡漠，神志昏蒙，舌淡苔白腻，脉滑。

(2)治法：温化痰湿，芳香开窍。

(3)方药：涤痰汤加减。

(4)处方：胆南星 10 g，法半夏 9 g，枳实 10 g，茯苓 30 g，陈皮 10 g，石菖蒲 10 g，竹茹 10 g，木香 6 g(后入)，炙甘草 6 g。

(七)肝风内动证

(1)证候：小便不通，泛恶呕吐，皮肤瘙痒，头晕头痛，目眩，手足抽搐，烦躁不安，舌暗红，苔黄，脉弦数。

(2)治法：平肝潜阳，息风化浊。

(3)方药:天麻钩藤饮合大定风珠加减。

(4)处方:天麻 15 g,钩藤 15 g(后入),石决明 30 g(先煎),栀子 10 g,杜仲 10 g,桑寄生 10 g,牛膝 12 g,黄芩 10 g,夜交藤 30 g,茯神 30 g,生龙骨牡蛎各 30 g(先煎)。

(八)命门衰竭证

(1)证候:面色苍白,手足逆冷,汗出心悸,泛恶呕吐,口有尿味,尿少或尿闭,舌淡苔灰黑,脉沉迟。

(2)治法:温肾助阳,化气行水。

(3)方药:真武汤加减。

(4)处方:附子 9 g,肉桂 6 g,白术 15 g,茯苓 15 g,白芍 30 g,泽泻 10 g,车前子 15 g(包煎),山茱萸 12 g,黄芪 30 g,猪苓 15 g,甘草 6 g。

三、临证权变

本病多因水肿、癃闭、淋浊等病发展演变而来,一旦关格证候出现,即成笃重之证。证情多为虚证,或本虚标实之证,而以肺脾气虚,脾肾阳虚为重;或肺脾气血两虚,或肝肾阴虚,或相互兼见。从邪实来看,尿浊浸淫,久成浊毒,以肺脾气虚,不得宣达运化,而湿痰壅盛,浊毒弥漫;肝肾阴虚而阳亢风动,致成风、阳、痰、火与浊毒相杂之邪实。

临床对此证须有全面了解,正确估计,分清标本,别其缓急,急则治标,重用以降泻、息风、潜阳、清热、通窍之剂,标证缓解,当扶正固本,或标本同治,以温补气阳,滋养阴血之剂为主,调理脏腑,冀其徐徐康复,不可妄图速效。

具体治法的应用,一般情况下都应标本兼治。凡气虚阳虚者,多兼有浊毒之邪,治宜温阳降浊,益气降浊。凡血虚阴虚者,多兼风、火、痰、阳之邪,故治宜养血降浊,或滋阴降浊,同时火盛者,应清热凉血解毒;浊毒风火炽盛,窜扰血分,症见吐血、衄血者,宜清热凉血,活血止血;阳亢风动者,宜潜阳息风。治疗及时得法,多能缓解症情。倘病重势急,用药可不过猛峻,如补阳常重用参附,补阴重用生地黄、玄参,清热用黄连、栀子,降浊用大黄、芒硝等,以免病重药轻,难以奏效。此外,应注意保护脾胃,常因浊气上逆而呕吐,方中当佐用竹茹、半夏、陈皮、姜、枣之类,和胃降浊。对病势演变应注意观察,及时处理,见有昏迷、抽搐、喘急、出血,都是病情恶化之征象,治疗应随时采取应变措施。

四、调护

关格病是由水肿、淋证、癃闭、臌胀、黄疸、肾痨等病证发展而来,预防本病,首先应防止以上诸病的发生和发展。若已经患了关格，尚需注意：绝对卧床休息，给予容易消化的高热量、高脂肪、低蛋白、富有维生素的饮食。皮肤发痒者，应保持皮肤清洁，每天以热水洗擦，不得用肥皂和酒精。呼吸有臭味者，宜多漱口。饮食不宜过咸，忌肥腻、炙烤等不易消化食物。

第五节 阳 痿

阳痿是指青壮年男子，由于虚损、惊恐、湿热等原因，致使宗筋失养而弛纵，引起阴茎痿弱不起，临房举而不坚，或坚而不能持久的一种病证。本病常见于西医学中的男子性功能障碍。

一、病因病机

(一)命门火衰

肾寄寓着命门，命门是滋生化育力量所在，为生命之本，称为真阳，亦称元阳。阴阳相互资生，源源无穷，主宰着生殖及生长发育。因房劳过度或少年误犯手淫，以致精气虚损，命门火衰，温养兴阳的功能衰弱，致阴器弛软不用。

(二)心脾受损

思虑忧郁，损伤心脾，心主温运血脉，脾为气血化生之源，心脾俱虚，致气血不足，精血化生温运功能不足，引起全身性虚弱，渐使宗筋失气血滋养，则弛纵不用；或脾胃虚弱，水谷精微不能化生气血而变生湿热，累及肝肾，湿热下注，而成阳痿。

(三)恐惧伤肾

惊恐伤肾，肾气虚怯则精气不充，致阴精亏损，命门火衰，下元失于温养，渐至阳痿不举，或举而不坚。

(四)湿热下注

湿热下注多因饮食劳倦，损伤脾气，运化失司，湿聚蕴热，或外感湿热之邪蕴郁下注，浸淫肝肾，外阴为肾所主，肝的经脉循行经过阴器，湿热浸淫肝肾，宗筋弛缓，故发为阳痿。

总之，阳痿形成无不因肾精亏，命火衰。一般初起命火未至大衰程度，表现肾阳不振，阳事不举或举而不坚，难以支持性生活。久则正气渐伤，命门虚则痿软不能举。甚者肾精亏虚，导致脑髓不足，命门火衰，阴寒内生，出现阴阳两衰，脏腑功能不足的虚损证。所以阳痿病主要在肾、肝、脾及胃。

二、辨证论治

(一)阴虚火旺

(1)证候：阳痿者，时起欲念而阳不能举，伴有头晕目眩，腰膝酸软，心烦，多梦，胸膈烦热，舌红少苔，脉细数。

(2)治法：滋阴降火。

(3)方药：知柏地黄丸加味。

(4)处方：生熟地黄各 15 g，山茱萸 15 g，山药 30 g，菟丝子 15 g，茯苓 15 g，枸杞子 15 g，五味子 6 g，金樱子 15 g，鳖甲 30 g(先煎)，牡蛎 30 g(先煎)，牡丹皮 10 g，泽泻 15 g，知母 10 g，黄柏 15 g。

(二)肾阳不足

(1)证候：年老久病或大病新愈者，阴茎疲软，举而不坚，甚或勃起困难，见面色㿠白，头晕耳鸣，畏寒肢冷，夜尿清长，舌淡，苔薄白，脉沉细。

(2)治法：温补肾阳。

(3)方药：还少丹加减。

(4)处方：熟地黄 15 g，枸杞子 10 g，锁阳 15 g，阳起石 15 g(先煎)，仙茅15 g，巴戟天 15 g，淫羊藿 30 g，山茱萸 15 g，五味子 6 g，石菖蒲 10 g，肉苁蓉15 g。

(三)肝郁气滞

(1)证候：功能性阳痿者，平素心理压力大，性格内向，伴情绪抑郁或焦虑不安，或郁郁寡欢，兴趣全无，胸胁满闷，上腹饱胀，善太息等，舌质偏暗或正常，舌苔薄白，脉弦细或弦滑。

(2)治法：疏肝解郁起痿。

(3)方药：沈氏达郁汤加减。

(4)处方：柴胡 10 g，白芍 30 g，枳壳 15 g，川芎 15 g，制香附 10 g，青陈皮各 10 g，当归 10 g，广郁金 10 g，白蒺藜 15 g，山茱萸 15 g，五味子 6 g，合欢皮 15 g，甘草 6 g。

(四)湿热下注

(1)证候：常见嗜食肥甘厚味者，酒肉无度，阳道痿软，举而不坚，或少腹牵及

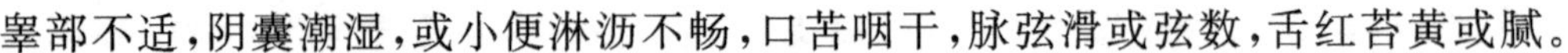

睾部不适,阴囊潮湿,或小便淋沥不畅,口苦咽干,脉弦滑或弦数,舌红苔黄或腻。

(2)治法:清热利湿。

(3)方药:柴胡渗湿汤加减。

(4)处方:龙胆草 10 g,黄柏 10 g,柴胡 10 g,泽泻 10 g,防已 10 g,土茯苓 30 g,薏苡仁 30 g,苍术 10 g,五味子 6 g,白蔻仁 10 g,枳壳 10 g,金樱子 15 g,芡实 15 g,甘草 6 g。

(五)心脾两虚

(1)证候:久病体虚,长期脑力劳动,气血暗耗,伴性欲淡漠,勃起无力,或心悸自汗,面色少华,纳呆,舌淡苔薄白,脉沉细。

(2)治法:健脾养血、宁心安神。

(3)方药:归脾汤加味。

(4)处方:党参 30 g,黄芪 30 g,白术 15 g,茯神 15 g,当归 10 g,补骨脂 10 g,远志 15 g,菟丝子 10 g,金樱子 15 g,芡实 15 g,酸枣仁 15 g,龙眼肉 10 g,木香 10 g(后入),甘草 6 g。

(六)恐惧伤肾

(1)证候:素体胆气不足,坐卧不安,或房事惊吓,临房即痿,胆怯多虑,心悸易惊,或夜寐难安,遗精早泄。

(2)治法:补肾宁心安神。

(3)方药:桂枝龙骨牡蛎汤加减。

(4)处方:桂枝 10 g,生龙骨 30 g(先煎),生牡蛎 30 g(先煎),磁石 30 g(先煎),白芍 30 g,党参 30 g,巴戟天 10 g,石菖蒲 10 g,炙远志 10 g,当归 10 g,菟丝子 30 g,茯苓神各 15 g,炙甘草 6 g。

(七)气血瘀滞

(1)证候:常因跌仆损伤或久行久坐,负重过度,强力行房,金刃伤及络脉,或久病入络,引起血脉瘀滞,阳痿不起,见舌质暗紫,脉涩不利。

(2)治法:活血化瘀、通络起痿。

(3)方药:活血散瘀汤加减。

(4)处方:当归尾 10 g,赤芍 10 g,桃仁 10 g,川芎 10 g,苏木 10 g,丹皮 10 g,丹参 15 g,枳壳 10 g,全瓜蒌 15 g,木瓜 15 g,柴胡 10 g,金樱子 15 g,芡实 15 g。

(八)痰浊阻窍

(1)证候:抑郁症、癫痫或精神分裂症。除勃起困难外,常伴性欲淡漠,胸闷痞满，喉中异物或痰涎色白，口黏不爽，精神萎靡，头晕目眩，失眠心悸，神呆目滞，思维迟钝，脉弦滑或涩滞，舌苔白腻或微黄。

(2)治法：清化痰浊、通窍起痿。

(3)方药：温胆汤加减。

(4)处方：制半夏 9 g，青陈皮各 10 g，茯苓神各 15 g，竹茹 10 g，天竺黄 10 g，郁金 10 g，石菖蒲 10 g，炙远志 15 g，枳壳 10 g，炒酸枣仁 15 g，金樱子 15 g，芡实 15 g，炙甘草 6 g。

三、临证权变

阳痿的病因虽然复杂，但以房劳太过，频犯手淫为多见。病位在肾，并与脾、胃、肝关系密切。本病主要是由命门火衰、心脾受损、恐惧伤肾、肝郁不舒、湿热下注等，导致宗筋失养而弛纵所致。辨证要点主要是辨别有火无火及分清脏腑虚实。阳痿的治疗主要从病因病机入手，属虚者宜补，属实者宜泻，有火者宜清，无火者宜温。命门火衰者，应温肾壮阳，滋肾填精，忌纯用刚热燥涩之剂，宜选用血肉有情温润之品；心脾受损者，补益心脾；恐惧伤肾者，益肾宁神；肝郁不舒者，疏肝解郁；湿热下注者，苦寒坚阴，清热利湿。节制房事，戒除手淫，调节好情志，都是重要的辅助治疗措施。

四、调护

阳痿由房劳过度引起者，应清心寡欲，戒除手淫；因全身衰弱、营养不良或身心过劳引起者，应适当增加营养或注意劳逸结合，节制性欲；由精神因素引起者，应调节好精神情绪；由器质性病变引起者，应积极治疗原发病；由药物影响性功能而致者，应立即停用。要树立战胜疾病的信心，适当进行体育锻炼，夫妻暂时分床和相互关怀体贴，这些都有辅助治疗作用。

第六节　遗　　精

遗精是指由脾肾亏虚，精关不固，或火旺湿热，扰动精室所致的以不因性生活而精液频繁遗泄为临床特征的病证。本病发病因素比较复杂，主要有房事不节，先天不足，用心过度，思欲不遂，饮食不节，湿热侵袭等。有梦而遗精者，称为梦遗；无梦而遗精，甚至清醒时精液自出者，称为滑精。本病为男科疾病，其发病近年有增多之势，中医药治疗有较好的疗效。成年未婚男子，或婚后夫妻分居者，偶有遗精，且不伴有头晕、身倦等其他症状，属于生理现象。若遗精次数过多，常伴有头昏，精神萎靡，腰腿酸软，失眠等症者，则属病态，可参照本病治疗。西医学的神经衰弱、前列腺炎等引起的遗精，可参考本节辨证论治。

一、病因病机

（一）君相火旺，心肾不交

用脑过度，心阴暗耗，心火独亢，或多思妄想，恣情纵欲，损伤肾阴，肾阴亏，亢盛之邪火扰动亏虚之阴精，肾精不得固藏，则精液外泄，此为心肾阴虚火旺之遗精。

（二）肾虚，精关不固

肾主藏精，肝主疏泄。纵情，恣欲，早婚，房劳过度，频犯手淫，精液频遗，致疏泄无度，阴精亏虚，阴亏则阳失制而亢旺，阳亢疏泄太过，阴亏肾精不藏而遗精。或先天不足，禀赋素亏，下元虚惫，精关不固则遗精。病位在肾肝。

（三）湿热下注，热扰精室

饮食不节，醇酒厚味，损伤脾胃，内生湿热，湿热流注于下，扰动精室致使精关不固，发生遗精。病位在脾肾。

（四）劳伤心脾，气不摄精

中气不足，心脾气虚之人，每因劳累太过，气伤更甚，或思虑过度，郁伤脾气，亦可导致气不摄精而遗泄。

二、辨证论治

（一）君相火旺

(1)证候：少寐多梦，梦中遗精，伴有心中烦热，头晕目眩，精神不振，倦怠乏力，心悸不宁，善恐健忘，口干，小便短赤，舌质红，脉细数。

(2)治法：清心安神，滋阴清热。

(3)方药：黄连清心饮合三才封髓丹。

(4)处方：黄连 10 g，生白芍 30 g，肉桂 3 g，阿胶 10 g(烊化)，龙骨 30 g(先煎)，牡蛎 30 g(先煎)，天冬 10 g，生地黄 15 g，玄参 10 g，远志 15 g，酸枣仁 15 g，炙甘草 6 g。

（二）湿热下注

(1)证候：遗精频作，或有梦或无梦，或尿时有少量精液外流，小便热赤浑浊，或尿涩不爽，口苦或渴，心烦少寐，口舌生疮，大便溏臭，或见脘腹痞闷，恶心，苔黄腻，脉濡数。

(2)治法：清热利湿。

(3)方药：程氏萆薢分清饮。

(4)处方：丹参 15 g，萆薢 15 g，石菖蒲 10 g，乌药 10 g，威灵仙 15 g，白芷 10 g（后入），茯苓 15 g，皂角刺 15 g，五味子 6 g，金樱子 15 g，芡实 15 g，益智仁 15 g，菟丝子 15 g，牡蛎 30 g(先煎)。

(三)劳伤心脾

(1)证候：劳累则遗精，心悸不宁，失眠健忘，面色萎黄，四肢困倦，食少便溏，舌淡，苔薄白，脉细弱。

(2)治法：调补心脾，益气摄精。

(3)方药：妙香散合归脾汤。

(4)处方：桃仁 10 g，红花 6 g，川芎 6 g，赤芍 10 g，金樱子 15 g，芡实 15 g，柴胡 10 g，生地黄 10 g，当归 10 g，党参 30 g，白术 15 g，黄芪 30 g，茯神 15 g，远志 15 g，酸枣仁 15 g，木香 10 g(后入)，鸡内金 10 g，炙甘草 6 g。

(四)肾虚不固

(1)证候：梦遗频作，甚至滑精，腰酸膝软，咽干，心烦，眩晕耳鸣，健忘失眠，低热颧赤，形瘦盗汗，发落齿摇，舌红少苔，脉细数。遗久滑精者，可兼见形寒肢冷，阳痿早泄，精冷，夜尿多或尿少水肿，尿色清，或余沥不尽，面色㿠白或枯槁无华，舌淡嫩有齿痕，苔白滑，脉沉细。

(2)治法：补肾益精，固涩止遗。

(3)方药：左归饮合金锁固精丸、水陆二仙丹。

(4)处方：生熟地黄各 12 g，枸杞子 12 g，当归 10 g，炒酸枣仁 12 g，白芍30 g，杜仲 15 g，淫羊藿 15 g，怀牛膝 10 g，金樱子 15 g，芡实 15 g，益智仁 15 g，菟丝子 15 g，炙远志 6 g。

三、临证权变

遗精大抵因恣情纵欲，或思色不遂，或劳心过度，致相火妄动而生。少数因醇酒厚味，蕴生湿热，下扰精室而发生。故遗精初起正气未伤，多表现为相火、湿热之实证，治疗宜泻相火清湿热为主，宁心神，益肾精兼之，一般不得用固涩。然久泄不已，正气已伤，肾精匮乏，又当急需止遗，以免精髓流失，故或补阴，或补阳，都应配用固精止遗之品。精是营养一身，生殖生命活动的物质精华，宜充盈而忌亏乏，固护精髓之法，贵在权变，要补泻涩利得当。临床多有遗泄无度，久用固涩无效者，大多是脾气不升，肾气不固所致，又非重用固摄所致奏效，而是当重用补益脾肾之气，固护精关，往往应手取效。故知母、黄柏之泄相火；人参、黄芪之益气升提，虽有一虚一实之异，但又都常分别用于遗精证。至于镇静安神，又当随证情的寒热虚实，分别选用益心气、养心血、清心热、敛心神而兼有安神功效之品。至于湿热下注的遗精，可演变或兼见膏淋、尿浊等症，遗精日久易兼见阳痿，都要参考各有关病证治疗。

四、调护

注意精神调养，是治疗本病的关键。医护人员应鼓励患者，清心寡欲，排除杂念，以利于疾病的治疗。养成规律的生活习惯，节制性欲，戒除手淫。夜晚进食不宜过饱，睡前用温水洗脚，养成侧卧的习惯，被褥不宜过厚，衬裤不宜过紧。少食辛辣刺激性食品，以及姜、韭之类食物。

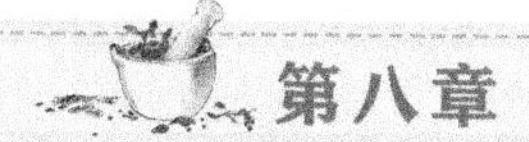

第八章

气血津液病症

第一节　郁　　病

郁病是由七情过极，导致脏腑阴阳气血失调，脑神不利而引起的，以心情抑郁、情绪不宁、胸部满闷、胁肋胀痛，或易哭善怒，或自觉咽中如有异物梗阻等为主要临床表现的病证。疾病早期多以脏腑功能失调，气机郁遏，脑神受扰为主；久则由气及血，变生多端，脏腑虚损，脑神失养，引起多种复杂的症状。亦有素体肾精不足者，发病早期即脑髓不充，脑神失养。本病的预后在很大程度上与个体素质有关，病程短、症状较轻、病前社会适应能力好、个性缺陷不明显为预后好的指征，反之则预后差。如伴有晕厥、激越、现实解体、癔症表现及自杀观念者，常提示预后不佳。本病相当于西医的焦虑症、抑郁症、癔症、焦虑性神经症、情感性精神障碍的抑郁状态及神经症等。

一、病因病机

郁证的病因为情志所伤，其发病除与情志所伤的强弱及时间的长短有关外，也与脏气虚弱有关。郁症所伤部位主要在肝脏。肝郁久之则引起五脏失和，其中以心、肝、脾、肾受累，以及气血失调最为多见。此处主要介绍心、肝。

（一）起于心郁

所愿不遂，精神紧张，思虑不解，曲意难伸，则心气郁而心神不宁，日久肝气亦失于条达，出现心肝气郁之证。心气郁则母能令子虚，故脾运不健，湿聚生痰，上逆咽喉则发为梅核气；蔽阻心窍，扰乱心神者则呈现悲伤骂詈之狂证，或哭笑无常之脏躁证。若情志久郁，气机不畅，心之营血渐耗，神失所养，以致心血亏虚，可呈现心悸、失眠、健忘之证。耗伤心阴，则心火亢盛而见五心烦热、面色潮红等证候。

总之,郁证由情志所伤,气机郁滞脏腑失和所致,以气郁为主,并可兼见其他诸郁,多属实证;日久则由气及血,并多由实转虚,虚实错杂,进而心脾俱伤,阴虚火旺等均属虚证。

(二)起于肝郁

情志抑郁,则肝失条达疏泄之性,而发为肝郁证。肝气横逆乘脾,脾失健运,则呈现肝郁脾弱、肝脾不和等证。肝郁气滞,气机郁滞而成气郁;气为血帅,血为气母,气行血行,气滞则血行失畅,因而气郁日久可成血郁;脾主运化水谷之精微,肝脾失调,健运失司,水湿留滞而成湿郁;肝郁化火,煎熬津液成痰,湿蕴日久,亦可成痰,痰气郁结而成痰郁;胃主纳谷,脾主运化,胃为阳土,喜润恶燥,脾为阴土,喜燥恶湿,痰湿郁阻,纳运呆滞,饮食难化,气郁食滞而成食郁;肝郁化火,阳热亢盛而成热郁。总之肝郁不解,六郁成矣。

二、辨证论治

治疗郁病的基本原则是理气开郁,攻补兼施,怡情养性。对于实证,首先要理气开郁,并根据是否有血瘀、化火、痰结、湿滞、食积等,分别采用活血、降火、化痰、祛湿、消食等方法;同时应注意理气而不要耗气,活血而不能伤血,清热而不伤脾胃,祛痰而不伤正。虚证需要根据所损及的脏腑及气血阴阳亏虚的不同而补之,可采用养心安神、补肾益脑、调理脾胃、滋养肝肾等方法,对于出现脑神失养,脑神经功能低下者,必须注重补气养血、益精填髓。虚实兼杂者,需视虚实的偏重而虚实兼顾。此外,心理疏导亦很重要。

(一)肝气郁结证

(1)证候:情绪不宁,郁闷烦躁,胸部满闷,胸胁胀痛,不思饮食,大便不调;或急躁易怒,口苦而干;或头痛,目赤,耳鸣;或嘈杂吞酸,大便秘结;舌质红,苔黄,脉弦或弦数。

(2)治法:疏肝解郁,清肝泻火,理气畅中。

(3)方药:柴胡疏肝散合丹栀逍遥散化裁。柴胡 12 g,香附 10 g,枳壳 10 g,陈皮 12 g,川芎 15 g,白芍 30 g,牡丹皮 12 g,炒栀子 12 g,白术 12 g,茯苓 10 g,当归 12 g,郁金 12 g,香橼 12 g,佛手 12 g,磁石 30 g(先煎),砂仁 10 g(后入),丹参 15 g,菊花 10 g,钩藤 10 g,炙甘草 6 g。

(二)血行郁滞证

(1)证候:精神抑郁,性情急躁,头痛,失眠健忘,或胸胁疼痛,或身体某部位有发冷或热感，舌质紫暗，或有瘀点、瘀斑，脉弦或涩。

（2）治法：活血化瘀，理气解郁。

（3）方药：通窍活血汤合四逆散化裁。桃仁 10 g，红花 10 g，生地黄 12 g，川芎 10 g，赤芍 10 g，柴胡 12 g，枳壳 12 g，香附 12 g，青皮 9 g，郁金 12 g，陈皮 10 g，乌药 9 g，木香 12 g，牡丹皮 10 g，栀子 12 g，生姜 6 g，大枣 9 g，甘草 6 g。

（三）肝郁脾虚证

（1）证候：精神抑郁，胸部闷塞，胁肋胀满，思虑过度，多疑善忧，善太息，食欲下降，消瘦，易疲劳，稍事活动便觉倦怠，脘痞嗳气，月经不调，大便时清时干；或咽中不适如有异物梗阻，吞之不下，吐之不出；舌苔薄白，脉弦细，或弦滑。

（2）治法：疏肝健脾，化痰散结。

（3）方药：逍遥散合归脾汤。柴胡 12 g，当归 12 g，白芍 12 g，白术 12 g，法半夏 9 g，厚朴 12 g，党参 30 g，黄芪 30 g，远志 15 g，酸枣仁 15 g，茯苓 15 g，香附 12 g，郁金 12 g，焦三仙 12 g，陈皮 10 g，木香 12 g，牡丹皮 10 g，栀子 12 g，生姜 6 g，炙甘草 6 g。

（四）肝胆湿热证

（1）证候：情绪抑郁或急躁易怒，郁闷不舒，失眠多梦，胁肋满闷，口苦纳呆，呕恶腹胀，大便不调，小便短赤，舌红苔黄腻，脉弦滑数。

（2）治法：清肝利胆，宁心安神。

（3）方药：龙胆泻肝汤加减。龙胆草 15 g，黄芩 10 g，栀子 10 g，川木通 6 g，泽泻 9 g，当归 20 g，生地黄 15 g，柴胡 10 g，车前子 10 g，珍珠母 30 g，合欢皮 15 g，龙齿 30 g，滑石 30 g，薏苡仁 30 g，黄柏 10 g，黄连 6 g，甘草 6 g。

（五）忧郁伤神证

（1）证候：精神恍惚，心神不宁，多疑善虑，悲忧善哭，喜怒无常，时时欠伸，或手舞足蹈，骂詈喊叫；或伴有面部及肢体的痉挛、抽搐等多种症状；舌质淡，苔薄白，脉弦细。

（2）治法：甘润缓急，养心安神。

（3）方药：甘麦大枣汤化裁。甘草 9 g，浮小麦 15 g，大枣 9 g，磁石 30 g（先煎），牡蛎 15 g，天冬 12 g，百合 30 g，柏子仁 12 g，炒酸枣仁 12 g，茯神 15 g，制何首乌 12 g，当归 10 g，生地黄 12 g，珍珠母 30 g（先煎），钩藤 9 g，何首乌 12 g。

（六）肾虚肝郁证

（1）证候：情绪低落，郁闷烦躁，悲观失望，兴趣索然，疏懒退缩，意志减退，神思恍惚，反应迟钝，行为迟滞，胸胁胀痛，脘闷嗳气，不思饮食，腰膝酸软。少气乏力，失眠，心烦易惊，颧红盗汗，手足心热，口燥咽干，舌红少苔，脉弦细数。

(2)治法：益肾补虚，调气安神。

(3)方药：滋水清肝饮化裁。生地黄 15 g，牡丹皮 10 g，茯苓 15 g，泽泻 10 g，刺五加 15 g，五味子 6 g，郁金 10 g，合欢皮 15 g，柴胡 12 g，栀子 10 g，白芍 30 g，熟地黄 12 g，山茱萸 9 g，鹿角胶 9 g，龟甲胶 9 g，磁石 15 g(先煎)，甘草 6 g。

三、临证权变

郁证虽有六郁之分，但其主要原因是属七情所伤，初期都为实证，若积郁日久，即可发展各种虚损之候。故治疗是舒肝理气、解郁为主。实证以肝郁为主。重在疏肝理气、和胃行滞，随证兼佐燥湿、化痰、导滞、清热、和血等方法；以心郁为主，情志怫郁之实证，宜疏导、宣窍，安神。虚证宜重在益心脾，滋心肾，补气养血，佐以疏肝、解郁等方法。郁证病程多较长，故用药不宜峻猛。在实证的治疗中，注意理气而不耗气，活血而不破血，清热而不败胃，祛痰而不伤正；在虚证的治疗中，应注意补而不燥，滋而不腻。具体运用分述如下。

(一)疏肝理气

疏理气机是治疗郁证的基本方法，在治疗郁证的全过程中可按证情的轻重，选用解郁药，并根据郁证，病位不同，分别选用不同药物。气郁情志不舒者，宜用柴胡、薄荷、白蒺藜、紫苏梗、陈皮，使行散而不燥烈；肝脾不和或肝胃不和者，宜用紫苏梗、陈皮、川楝子、香附、乌药、木香、青皮之类以疏肝理气；脾胃气机不畅者，宜用枳壳、厚朴、陈皮、香橼、佛手之类，以理脾气，行郁滞。此类药物皆辛燥，宜用于肝脾气郁的实证。心气郁，神志不宁者，宜用远志、石菖蒲、白蒺藜、合欢花之类。以宣心窍，舒气郁而宁神志。以上 4 类不同的舒郁药可分清主次轻重，随证选用。此外，若有累及肺气呈现胸膈闷胀者，可加用桔梗、杏仁宣畅气机。对郁证的治疗，虽以解郁为主要方面，但不得一派疏散，如疏肝药宜佐用当归、白芍以养肝血；理气宜配白术、茯神健脾；舒心郁宜配用炒酸枣仁、柏子仁以养血安神，使辛散而不燥烈，解郁而不伤正。

(二)调补正气

郁证日久，或过服辛散都可损伤营血阴津，故对虚证或虚实夹杂证中须调补扶正者，可选用滋阴、养血、润燥之剂。如心阴虚者，可选用生地黄、麦冬、阿胶；心血虚者，宜用当归、酸枣仁、柏子仁、龙眼肉；若心神惑乱呈现脏躁证者，可加用小麦、甘草、大枣以益脾养血。肝血虚，宜用当归、白芍、何首乌、枸杞子、女贞子；

血虚生风而见手足蠕动或抽搐者，更加珍珠母、钩藤、龙骨、牡蛎之类潜镇息风。并须少佐疏肝解郁，醒脾快气之品，使其滋而不腻。郁证日久，元气渐伤，可用甘温补益之品，如脾气虚者，宜用人参、党参、黄芪、白术以益气健脾，佐用陈皮、砂仁，使其补而不滞；肝郁脾虚之泄泻，可用山药、莲子肉补脾，佐用木香行气而不破气；心肝久郁，累及于肾而泄泻者，用莲须、芡实、龙骨、牡蛎等固涩，配用车前子、泽泻以渗利之，皆取其燥涩而不滞碍气机，扶正而无助郁之弊。

（三）散久郁之邪

郁证的发展变化过程中，产生湿、痰、食、火、血郁者，在疏散郁结中宜分别佐用祛湿、化痰、消食、降火、活血等方法。湿郁常用苍术、厚朴；痰郁用半夏、陈皮；食郁用神曲、麦芽；火郁用栀子、龙胆草，血郁用当归、川芎，此为久郁的常用方法。气、血、痰、湿、食、火之六郁，皆起于肝气郁，故治宜疏气解郁为主，兼用攻祛之法即可。

四、调护

对郁证患者，应做好精神治疗工作，医护人员要持同情、关心的态度对待患者，以取得患者的充分信任，解除患者的忧思郁虑。患者也应正确对待各种事物，防止情志内伤，以促进郁证的完全治愈。

第二节　呕血与便血

呕血是指血由胃或食管等上消化道而来，经口呕出或吐出的病证，可由肝胃积热、脾气虚弱、瘀血阻滞等多种原因，使胃络受损，胃失和降所致。其病位在胃，与肝脾密切相关；其出血部位多来自十二指肠悬韧带以上的上消化道，如食管、胃、十二指肠、胰腺、胆道，以及胃空肠吻合术后的上段空肠等部位，一般出现呕血多提示出血量大或出血速度较快。

便血是指血自肛门排出的病证，包括血随便出，或便黑如柏油状，或粪便潜血试验阳性，或单纯下血。本病多因脾胃虚弱，气不统血，或胃肠积热、湿热蕴结、气滞血瘀等所致；病位在胃、肠，与肝、脾密切相关；其出血部位既可来自上消化道，亦可来自十二指肠悬韧带以下部位的下消化道，如小肠、大肠。

一般呕血都伴有黑便，而黑便不一定都伴有呕血。如短期出血量大，常可导致惊厥、气脱之危候，常见于西医的消化道出血、痔疮等病证。

一、病因病机

(一)呕血

呕血属胃的病变。胃为水谷之海，多气多血之经，若外邪犯胃或胃本虚弱，均可使胃络损伤，亦可因他脏影响，伤及胃络而致呕血。其病因病机如下。

1.外邪侵袭，热伤营卫

感受温热之邪，或风寒化热入里，热伤营血，使气血沸腾，血随胃气上逆而呕血。

2.饮食所伤，热结于胃

由于平素嗜食辛辣炙煿之品，而致燥热蕴结于胃，胃火内炽，扰动血络而外溢，或因嗜食肥甘，饮酒过多，以致湿热郁结于胃，胃气失和。湿热久郁化火，灼伤胃络，血随胃气上逆而呕血。

3.情志内伤，肝火犯胃

郁怒伤肝，或情志抑郁，肝气郁结，郁而化火，肝火犯胃，损伤胃络，迫血上行；或素有胃热，复因肝火扰动，气逆血奔而上行以致呕血。

4.劳倦久病，脾虚气弱

劳倦过度，损伤脾胃，或久病脾虚，脾气虚弱则不能统血，血液外溢，上逆而呕血。或脾胃虚，复因饮冷，以致寒郁中宫，脾胃虚寒，不能摄血，血上溢而致呕血。

此外若因气滞血瘀，或久病入络，瘀血内阻于胃，致血不循经，亦可发生呕血。

(二)便血

根据历代医家的论述，结合临床实践，便血的病因病机如下。

1.胃中积热

由于饮食不慎，过食辛辣，醇酒厚味，以致热积于胃，损伤胃络，血液下渗大肠而为便血。

2.湿热蕴蒸

外受湿热之邪，湿浊蕴积于肠胃，日久化热伤津，灼伤阴络，络伤则血外溢而致便血。

3.脾胃虚弱

由于素体脾虚胃弱，中气不足，或因劳倦过度以致脾虚气弱，脾气下陷，血液统摄无权而大便下血。

二、辨证论治

呕血、便血多缘于火热扰动，迫血妄行；或气失统摄，血溢脉外。治疗当治火、治气、治血。治火分清热泻火、滋阴降火；治气分清气降气、益气摄血；治血以止血为要，或凉血止血，或收敛止血，或祛瘀止血。按阶段，分为止血、宁血、消瘀、补血。按部位，血出于胃者，以清胃止血为主，兼以降气；血出于肠，以清肠止血为主，常合风药。按缓急，急性出血，以清热凉血为主；如气随血脱，则大剂补气固脱；慢性出血，以补气摄血为主；阴虚者，治以滋阴降火。

（一）胃热炽盛证

(1)证候：吐血量多，色红或紫暗，常夹有食物残渣，脘腹胀闷，甚或疼痛，口渴喜饮，口臭便秘，或大便色黑，舌质红，苔黄，脉滑数。

(2)治法：清胃泻火，宁络止血。

(3)方药：泻心汤加减。黄连 6 g，黄芩 6 g，大黄 6 g，焦栀子 10 g，生地黄 15 g，炒白芍 15 g，地榆 15 g，白及 10 g，仙鹤草 30 g，茜草 10 g，石膏 30 g，知母 10 g，麦冬 10 g，石斛 10 g，墨旱莲 10 g，玄参 10 g，三七粉 6 g，五灵脂 10 g，花蕊石6 g，代赭石 10 g(先煎)，旋覆花 10 g(包煎)，竹茹 10 g。

（二）肝火犯胃证

(1)证候：吐血色鲜红或紫暗，嘈杂泛酸，胃脘痞胀灼热，心烦易怒，胁痛口苦，大便色黑如柏油状，舌质红，苔黄，脉弦数。

(2)治法：泻肝清胃，凉血止血。

(3)方药：龙胆泻肝汤加减。龙胆草 10 g，黄芩 10 g，栀子 10 g，生地黄 15 g，炒柴胡 10 g，泽泻 10 g，炒当归 10 g，大黄 6 g(后入)，侧柏叶 15 g，白芍 15 g，甘草 6 g，代赭石 10 g(先煎)，石决明 30 g(先煎)，羚羊角粉 1 g(冲服)，莲子心 6 g，黄连 6 g，淡竹叶 10 g，水牛角 10 g，牡丹皮 10 g，赤芍 10 g，吴茱萸 6 g，海螵蛸 15 g，白及 10 g，浙贝母 10 g。

（三）瘀血阻络证

(1)证候：吐血紫暗，胃脘疼痛，固定不移，痛如针刺，口干不欲饮，或便血紫暗，面色暗滞或黧黑，或见赤丝蛛缕，胁下癥块，舌质紫或有瘀斑，苔薄，脉涩。

(2)治法：活血通络，化瘀止血。

(3)方药：化血丹加味。花蕊石 10 g，三七粉 6 g(冲服)，血余炭 10 g，茜草

15 g,地榆 15 g,牡丹皮 10 g,白芍 15 g,大黄 6 g,地榆 15 g,艾叶 10 g,炮姜 6 g,延胡索 10 g,五灵脂 10 g。

(四)肠道湿热证

(1)证候:大便下血,色暗红或紫黑如赤豆汁,或下血污浊腥臭,便解不畅,或大便稀清,腹痛,口干口苦,舌红,苔黄腻,脉滑数。

(2)治法:清肠化湿,凉血止血。

(3)方药:地榆散加减。地榆 15 g,黄连 6 g,黄芩 10 g,栀子 10 g,茜草 15 g,水牛角 6 g,牡丹皮 10 g,槐花 10 g。

(五)肠风伤络证

(1)证候:便色鲜红,甚则纯下鲜血,大便干结或为便泄,肛门瘙痒,舌红苔黄,脉弦。

(2)治法:祛风清肠,宁络止血。

(3)方药:槐花散加减。槐花 15 g,侧柏叶 15 g,荆芥穗 10 g,防风 10 g,炒枳壳 10 g,地榆 15 g,当归 10 g,黄芩 10 g,栀子 10 g,牡丹皮 10 g,金银花 15 g,石斛 15 g,黄连 6 g,木香 6 g(后入)。

(六)肝胃阴虚证

(1)证候:吐血量多色红,脘胁隐痛,嘈杂吐酸,烦热潮红,盗汗,咽干口燥,大便色黑如柏油状,舌红无苔,脉细弦数。

(2)治法:养胃柔肝,滋阴凉血。

(3)方药:茜根散加味。茜草 10 g,阿胶 6 g,生地黄 15 g,黄芩 10 g,侧柏叶 6 g,墨旱莲 15 g,石斛 15 g,麦冬 15 g,白茅根 30 g,太子参 30 g,山药 30 g,知母 10 g,黄柏 10 g,牡丹皮 10 g。

(七)脾不统血证

(1)证候:吐血反复不止,时轻时重,血色暗淡,或便清色黑,或便血暗红,胃脘隐痛,喜按,食欲缺乏,神疲乏力,心悸气短,自汗,面色苍白,舌质淡,苔白,脉细弱。

(2)治法:益气摄血,健脾和胃。

(3)方药:归脾汤加减。炙黄芪 20 g,党参 30 g,炒白术 10 g,炒当归 10 g,龙眼肉 15 g,炒白芍 15 g,木香 6 g(后入),阿胶 15 g,海螵蛸 15 g,白及 10 g,仙鹤草 15 g,炙甘草 6 g,升麻 3 g,炒柴胡 10 g。

三、临证权变

(1)古人治疗呕血有三诀:宜行血不宜止血;宜补肝不宜伐肝;宜降气不宜降火。因为行血能使血循经行,不致积瘀,故宜行血;伐肝则损伤肝体,肝体伤而血不藏,故宜补肝;气有余便是火,气降则火降,故降气则火降。

此外治疗呕血,可分4个阶段,即止血、消瘀、宁血,补虚。急则先治标止血,以防气随血脱;继而祛其离经未出之血,以防积瘀;再则安定气血,以防复发;然后用补血以固其本。

关于用化瘀之药,若有积瘀而不化,则血不循经,势必出血不止。化瘀当理气为先,气行则血行;但用化瘀之法,必须详审病机,不可过之。

呕血用辛温药物,当脾虚不能统血时,用归脾汤、补中益气汤等,均有益气摄血之效,在因失血而致虚寒者,方中每加辛温之药以振奋阳气,如黄土汤之附子、理中汤之炮姜等,确属虚寒者可用,必须明辨病机。

(2)便血如因热伤脉络的为实证,气不摄血而血随便出的为虚证。实证治宜清热凉血,虚证治宜益气固摄。临床必须辨别。若便血证久,脾虚气陷,血液统摄无权,治用归脾汤以益气健脾,固摄血液,引血归经而便血可止;如便血不止,脱肛便溏,神疲乏力,为中气虚陷者,可用补中益气汤,益气补中,升提中气,这是扶正固本之法。

四、调护

有呕血史者,平时忌酒忌烟,以及忌食辛辣有刺激性的食物。当呕血发生时,应使患者情绪安定,卧床休息。大呕血时宜禁食。血止后给予流质或半流质饮食,应少吃多餐,以防伤络出血。饮食不宜过热,以免血热妄行,呕血不止。

避免情志内伤,注意饮食调摄,对便血的护理有重要作用。便血患者应适当休息,避免疲劳。便血量多者应卧床休息。给予患者精神上的鼓励和安慰,消除紧张、恐惧的情绪。血量较多者,应注意观察有无心悸、面色苍白、脉象细数等症,及早防治虚脱。

饮食以软烂少渣,容易消化,少刺激的食物,以及少食多餐为宜,可吃一些油腻不甚的荤菜及新鲜蔬菜、水果。忌烟酒及辛辣动火之物。

第三节　咯　　血

咯血又称嗽血，是指肺络损伤，血液妄行，溢入气道，随咳嗽而出为主症的病证。临床常见为痰血相兼，或痰中带血丝，或纯血鲜红，间夹泡沫等症状。本病相当于西医的呼吸系统疾病、循环系统疾病、外伤等。本证既可单见，又可为肺部疾病的兼证，临床应注意与肺痨相鉴别。

一、病因病机

咯血由肺络受损所致，以肺为娇脏，又为脏腑之华盖，凡外受风热燥邪，内因火灼，损伤肺络，而为咯血。

（一）外邪袭肺

肺主气，司呼吸，开窍于鼻，外合皮毛，故易受外邪侵袭。风热侵袭肺卫，卫气郁遏则发热，肺失宣肃则咳嗽，热伤肺络，血随咳溢。或风热化燥，耗伤肺阴，亦能引起咯血。

（二）肝火犯肺

肝火犯肺多由肺气素虚所致，也可因情志不遂，肝郁化火，肝火上道犯肺，损伤肺络而致咯血。或因暴怒气逆，致使肝气横逆，气有余便是火，血随火动，木火刑金而咯血。

（三）阴虚火盛

由于肾阴久虚而肺阴亦虚。肺肾两败，金水相生，相互有关，或先因肺阴虚而后病及于肾，或由肾水久亏导致肺阴虚，肺肾阴虚，水亏火旺，肺失滋润，虚火灼肺，伤于肺络而为咯血。

（四）气虚不摄

劳倦过度，耗伤正气，或大病久病之后，中气虚馁，以致气虚而不能摄血，血不循经而错行，从肺络溢出而形成咯血。

二、辨证论治

咯血有外感、内伤之分，两者临床表现及预后各不相同，应注意辨识。

外感咯血病程短，起病较急，初起均有恶寒发热等表证。咳嗽痰中带血，血量少，为风邪闭肺，损伤肺络所致。若咳嗽痰黄，痰中带血，血色鲜红，为风热犯肺，热伤阳络，血溢于肺之象。若风热化燥而咳嗽，痰少咳痰不爽，痰中带血为燥热损伤肺络之候。

内伤咯血，实证多为肝火犯肺。由于肝用太过，烦躁易怒，肝火偏亢，上逆迫肺，灼伤肺络，火益炽则络益伤，而见咳吐纯血鲜红、量多。虚证内伤咯血，多为阴虚，病势较缓。症见干咳痰少，口干咽燥，痰中带血，或反复咯血，颧红，午后潮热，盗汗等乃肺肾阴亏虚所致。

咯血以由火热熏灼肺络引起者为多，但火有虚实之别，治实火当清热泻火，凉血止血。治虚火当滋阴清热，宁络止血。由风邪袭肺及气虚不摄所致者，又当分别以疏风解表，宁络止血及益气摄血之法治之。此外，由于部分离经之血，有可能停聚体内，形成瘀血，因此，在止血的同时，必须考虑到活血化瘀，勿使瘀血停留，引起后患。血止之后，还应考虑宁络、补血，以及针对出血的原因进行治疗，以防止再度出血。

(一)风热伤肺

(1)证候：喉痒咳嗽，痰中带血，口干鼻燥，或有身热，舌红，苔薄黄，脉浮数。

(2)治法：清热润肺，宁络止血。

(3)方药：桑叶 10 g，象贝母 10 g，淡豆豉 6 g，栀子 10 g，梨皮 10 g，杏仁10 g，沙参 30 g，牛蒡子 10 g，竹茹 10 g，仙鹤草 30 g。

(二)肝火犯肺

(1)证候：咳嗽阵作，痰中带血，或见纯血鲜红，咳时胸胁牵痛；烦躁易怒，大便干燥，小便短赤，舌质红，苔薄黄，脉弦数。

(2)治法：清肝泻肺，凉血止血。

(3)方药：地骨皮 15 g，炒桑白皮 15 g，炙甘草 6 g，蛤粉 30 g，青黛 6 g，生地黄、白芍各 15 g，牡丹皮 10 g，龙胆草 10 g。

(三)阴虚肺热

(1)证候：咳嗽少痰，痰中带血，血色鲜红，潮热盗汗，颧红，口干咽燥，舌质红，脉细数。

(2)治法：滋阴润肺，凉血止血。

(3)方药：熟地黄 15 g，生地黄 15 g，当归身 10 g，白芍 30 g，甘草 6 g，桔梗 10 g，玄参 15 g，贝母 10 g，麦冬 10 g，百合 30 g。

(四)气虚不摄

(1)证候:中气不足,四肢乏力,食欲缺乏,咳嗽气短,吐痰带血,舌淡苔白,脉弱无力。

(2)治法:补中益气,摄血归脾。

(3)方药:太子参 30 g,甘草 6 g,白术 10 g,当归 10 g,陈皮 10 g,黄芪 30 g,升麻 10 g,柴胡 10 g,茯神 10 g,远志 10 g,酸枣仁 10 g,木香 6 g(后入),仙鹤草 30 g。

三、临证权变

咯血常因肺阴素虚,复感风热燥邪,或木火刑金,肺失肃降,肺络受损而致咯血,故治疗方法应以清热润肺,平肝宁络,凉血止血为主。若阴虚火升,时时咯血,咽喉干燥,心烦不安、脉细数,属肺肾阴亏,心肝火旺,久延恐成劳损,治宜滋阴降火,以沙参麦冬汤合茜根散。或用滋阴降火汤,有养阴润肺津降火之功。

四、调护

注意解除咯血患者的思想负担,保持安静。痰中带血者,可做适当的室内及户外活动,但应避免疲劳、受寒。咯血量多的患者,则应绝对卧床休息。痰血宜储存以便观察病情之进退。

饮食方面,禁忌辛辣炙烤油腻等生痰动火之物。吸烟及饮酒易使咯血复发,故宜戒除。

第四节 鼻 衄

鼻衄是指血不归经引起以鼻中出血为主要症状的病证。出血量多者又称为鼻洪、鼻大衄。鼻出血是耳鼻咽喉科最常见的急症之一,可由鼻部疾病引起,也可由全身疾病所致。鼻出血多为单侧,少数情况下可出现双侧鼻出血;出血量多少不一,轻者仅为涕中带血,重者可引起失血性休克,反复鼻出血可导致贫血。

一、病因病机

(一)热邪伤肺,血溢肺窍

感受风热、燥热、温热毒邪,或风寒郁而化热,热壅于肺,损伤络脉,血溢肺窍，而成鼻衄。

（二）胃热熏蒸，循经伤络

膏粱厚味，饮酒过度，或湿浊内蕴。胃热熏蒸，循经上鼻，热伤络脉，发为鼻衄。

（三）肝火上炎，火伤鼻络

情志不舒，肝郁化火，或肾阴不足，肝火偏亢。血随火升，上逆鼻窍而出，成为鼻衄。

（四）肺肾阴虚，虚火伤络

外感日久转为内伤，或房劳等致使肺肾阴虚，虚火上炎，损及阳络，发为鼻衄。

（五）气虚无摄，血脱为衄

饮食劳倦失宜，脾气受挫，失其统摄之能，血脱脉络，自鼻而出为鼻衄。

二、辨证论治

本病多以火热为患。火热又有虚实不同，故当辨之。外感引起者多属实，饮食失度亦多为实，肝火之证属实者居多，其病程短，病因明显，反应剧烈。虚证病程长，且有虚性病证的历史和典型证候可辨。

（一）热邪犯肺

（1）证候：鼻衄，鼻燥，口干咽燥，或伴发热，咳嗽少痰，舌红，脉数。

（2）治法：清泄肺热，凉血止血。

（3）方药：桑菊饮加减。桑叶 10 g，菊花 10 g，杏仁 10 g，连翘 10 g，薄荷 10 g（后入），苦桔梗 10 g，甘草 6 g，苇根 10 g，仙鹤草 30 g，牛蒡子 10 g。

（二）胃火炽盛

（1）证候：鼻衄，血色鲜红，口渴欲饮，鼻干，口臭，烦躁，便秘，舌红，苔黄，脉数。

（2）治法：清胃泻火，凉血止血。

（3）方药：玉女煎加减。石膏 15 g（先煎），熟地黄 15 g，知母 12 g，麦冬 10 g，牛膝 10 g，白茅根 15 g，仙鹤草 30 g，白及 10 g。

（三）肝火上炎

（1）证候：鼻衄，头痛，目眩，耳鸣，烦躁易怒，目赤，口苦，舌红，脉弦数。

(2)治法：清肝泻火，凉血止血。

(3)方药：龙胆泻肝汤。龙胆草 10 g，黄芩 10 g，炒栀子 10 g，泽泻 10 g，木通 10 g，车前子 10 g，当归 10 g，生地黄 15 g，柴胡 10 g，生甘草 6 g，茜草 15 g。

(四)气血亏虚

(1)证候：鼻衄，神疲乏力，面色㿠白，头晕，耳鸣，心悸，夜寐不宁，舌质淡，脉细无力。

(2)治法：补气摄血。

(3)方药：归脾汤加减。白术 10 g，党参 30 g，黄芪 30 g，当归 10 g，甘草 6 g，茯苓 10 g，远志 10 g，酸枣仁 15 g，木香 10 g(后入)，龙眼肉 10 g，生姜 3 片，大枣 10 g，仙鹤草 30 g，白芍 15 g，牡丹皮 10 g。

(五)阴虚火旺

(1)证候：鼻衄，五心烦热，盗汗，干咳，腰膝酸软，潮热，舌质红，少苔，脉细数。

(2)治法：滋阴降火。

(3)方药：六味地黄汤加减或沙参麦冬汤。熟地黄 15 g，山茱萸 15 g，牡丹皮 10 g，泽泻 10 g，山药 30 g，茯苓 15 g，沙参 15 g，玉竹 10 g，生甘草 6 g，冬桑叶 10 g，麦冬 15 g，生白扁豆 30 g，天花粉 30 g，仙鹤草 30 g。

三、临证权变

(1)酒湿变热，热气上升，犯冒清窍，头蒙耳胀，衄血成流。此证发病多与胆有关，且酒客恶甜腻，治宜苦降。

(2)血虚生热，热搏营分，动血为衄。治宜养血清营。药可用生地黄、天冬、槐花炭、夏枯草、牡丹皮之类。

(3)肺气虚弱，气虚产热，动血生衄。治宜甘温除热。可根据补中益气汤方义化裁。

(4)肺肾阴虚，肝火上犯肺络，而致鼻衄者，此证虚实夹杂，往往久病不愈，遇劳则发。用《医醇剩义》豢龙汤，若火甚病急衄血多者可加羚羊角粉 1 g 吞服，以生津润肺，凉肝清热，阳络得宁而血止。

四、调护

平时忌酒、忌辛辣，如生姜、韭、葱等不宜过多食用，忌恼怒动火，火盛上炎而发病。

第五节　紫　　斑

紫斑是以血液溢至肌肤之间，而出现点状、块状、条状、片状，色紫暗或青紫的瘀点瘀斑为主要症状的病证。本病可单独发病，亦作为其他血证中的一种证候。若遇热病过程中引起的发斑，不属本节讨论内容。本病相当于西医的原发性血小板减少性紫癜。

一、病因病机

(一)热毒内蕴，迫血妄行

外邪内侵，或饮食、药物因素，致使热毒内蕴，热灼阴络，血热妄行，溢至肌肤，而成紫斑。

(二)虚火内炽，血热妄行

饮食不节，劳倦，房事过度，情志过极，均可损伤脏腑，暗耗阴精，而成阴虚火旺之势。虚火内炽，灼伤阴络，血溢肌肤之间，而为紫斑。

(三)脾虚不摄，血脱为斑

饮食失宜，劳倦过度，或久病体虚均可致脾气亏虚。脾虚不能摄血，血脱而为紫斑。

阴虚、气虚的加重与频频出血有关，血脱气损，阴精暗耗，故两者之间互为因果。

二、辨证论治

本病辨证主要在于辨清紫斑的特点，是否兼有其他部位出血，有无火热之证及属虚属实。病因主要为气与火，基本病机为脾、胃、肝、肾等脏腑功能失调，血热妄行，离经成瘀。先以邪实毒热为主，最终以正虚为主，气血两亏，肝、脾、肾俱虚，本病虚实并存，瘀血贯穿疾病始终。

治疗以泻火、化瘀、滋阴、凉血、益气为基本大法，辅以止血，最终达到止血功效。

(一)血热妄行证

(1)证候：皮肤黏膜紫癜，斑色鲜红或暗红甚则紫红，多伴有鼻衄，齿衄，发热烦渴，尿赤便秘；或有发热恶风，头身疼痛；或发热身倦，纳呆腹痛，关节肿痛，舌质红，苔黄，脉滑数或弦数有力。本证多见于病程初期。

(2)治法：清热泻火，凉血化瘀。

(3)方药：犀角地黄汤合化斑汤加减。水牛角 90 g(先煎)，生地黄 30 g，赤芍 20 g，牡丹皮 15 g，石膏 30 g(先煎)，知母 10 g，玄参 10 g，黄连 10 g，紫草 10 g，黄芩 10 g，白茅根 10 g，侧柏叶 10 g，小蓟 10 g，墨旱莲 10 g，白茅根 10 g，甘草 9 g。

(二)阴虚内热证

(1)证候：皮肤黏膜紫斑色暗红，下肢多见，时发时愈，女子经期提前，量多色暗，鼻衄齿衄，便血、尿血量大，色暗红；伴头晕目眩，咽干口燥，五心烦热，潮热盗汗，腰膝酸软，舌质红，少苔或光苔，脉细数或弦细数，多见于病程较长者。

(2)治法：滋阴降火，凉血止血。

(3)方药：茜根散合大补阴丸加减。生地黄 20 g，牡丹皮 15 g，知母 10 g，黄柏 10 g，茜草 15 g，黄芩 15 g，侧柏叶 10 g，阿胶 10 g(烊化)，墨旱莲 10 g，地骨皮 10 g，银柴胡 10 g，白薇 10 g，玄参 10 g，石膏 15 g(先煎)，川牛膝 10 g。

(三)气不摄血证

(1)证候：皮肤黏膜紫癜，紫斑色暗淡，反复发作，时起时消，月经后期，多见齿衄，出血量少，色浅而渗出不止，面色苍白或萎黄；伴神疲，倦怠乏力，心悸气短，动则加重，舌质淡，苔薄白，脉沉细弱，多见于病程较长者。

(2)治法：益气健脾，养血生血，止血。

(3)方药：归脾汤加减。炙黄芪 30 g，龙眼肉 10 g，白术 10 g，茯苓 15 g，酸枣仁 15 g，木香 10 g(后入)，党参 30 g，当归 10 g，远志 10 g，白芍 30 g，阿胶 10 g(烊化)，生姜 6 g，大枣 10 g，炙甘草 6 g，紫珠草 10 g，茜草 10 g，山药 30 g，太子参 30 g，陈皮 6 g，姜半夏 9 g。

(四)瘀血内阻证

(1)证候：久病不愈，斑色紫暗，面色晦暗或唇甲青紫，胸或腰腹疼痛，痛有定处，舌质紫暗有瘀斑，脉涩。

(2)治法：活血化瘀，消斑止血。

(3)方药：血府逐瘀汤加减。生熟地黄各 20 g，当归 10 g，川芎 15 g，赤芍 15 g，红花 6 g，桃仁 10 g，丹参 15 g，柴胡 10 g，枳壳 10 g，桔梗 6 g，黄芪 30 g，党参 30 g，玄参 15 g，知母 10 g，地骨皮 10 g，白茅根 10 g，栀子 10 g，甘草 6 g。

(五)风扰血动证

(1)证候:发病急剧,皮肤瘀斑,并见衄血,或见微恶风寒,发热头痛,四肢酸痛,口渴欲饮,便于溲赤,舌质红,苔薄黄,脉浮数。

(2)治法:疏风清热,凉血止血。

(3)方药:银翘散加减。金银花 15 g,连翘 15 g,牛蒡子 10 g,荆芥 10 g,淡竹叶 10 g,淡豆豉 10 g,板蓝根 15 g,茜草 10 g,芦根 10 g,射干 10 g,玄参 15 g,白茅根 15 g,甘草 6 g。

三、临证权变

热盛与阴虚相兼者,可用养阴清热的方法治疗。用药如生地黄、天冬、麦冬、黄芩、知母、地骨皮之类。气阴两虚者,可用益气养阴法加减化裁治疗。益气用党参、黄芪、白术、生甘草,养阴用生地黄、石斛、花粉、沙参之类。本病尚有中焦虚寒,可用附子理中汤治疗。血凝阴络者可酌情选用桂枝、当归、川芎、丹参、红花等药。

四、调护

发病急出血较多的患者应绝对卧床休息。一般的紫斑患者,亦应适当休息,避免劳累。注意冷暖变化,预防感冒。饮食应富于营养而易于消化,避免香燥、辛辣动火(如姜、葱、韭)之物及鱼虾蟹牛乳等腥味之品。对于紫斑的发生与进食某些食品有密切关系的患者,更应注意饮食的宜忌,切忌食用有关易于诱发紫斑的食品。

第六节　痰　　饮

饮痰为水液停聚而成,痰饮同类清稀者为饮,浊稠者为痰,统称痰饮。因水饮停积的部位不同,分为痰饮、悬饮、溢饮、支饮。本病与水肿、痰证同属津液病证。本病证相当于西医的慢性肺源性心脏病、心律失常、心悸、慢性心功能不全、胸腔积液等。

一、病因病机

(一)外感寒湿，外湿困脾

凡气候潮湿，或冒雨涉水，坐卧湿地，均可致水湿外侵，困及脾胃，失其运化，水不化津，聚而为痰饮。

(二)饮食不节，脾阳内伤

暴饮或恣食生冷，或脾胃素虚，食少饮多，均可致水停不化，阻遏脾胃阳气，失其运化而为痰饮。思虑劳倦伤及脾阳，中州不运，水湿内停而为痰饮。

(三)肾阳虚弱，阳气不振

房劳或年高下焦阳衰，则肾阳虚弱，不能蒸化水液；水寒之气，反伤肾阳。肾阳虚衰，不能温暖脾阳，均可致水湿内停而为痰饮。

本病的病因不外外邪、内伤两类。饮为阴邪，易伤阳气。故其病机，总属阳衰阴盛，本虚标实，本虚在于脾肾阳虚。

二、辨证论治

本病为本虚标实之证，多由于年老体弱，肺脾肾不足，或由于久病不愈，致正气亏损。缓解期以虚为主，发作期以邪实为急。虚者，病位在肺，渐及脾、肾、心；实者，多为气滞、痰浊、瘀血。病情发展到晚期，可发生神闭或喘脱。脱证以阳气暴脱为主，常由肺肾气虚或阳虚水泛发展而来，多属虚、寒。闭证以痰热闭窍为主，常从痰热郁肺发展而来，属实、热。

(一)寒饮射肺证

(1)证候：咳嗽痰多，痰白而稀，短气喘息，舌淡苔白，脉细。

(2)治法：疏风散邪，温散痰饮。

(3)方药：小青龙汤加减。炙麻黄 6 g，桂枝 6 g，细辛 3 g，干姜 5 g，法半夏 9 g，甘草 3 g，五味子 5 g，白芍 10 g，白芥子 6 g，紫苏子 6 g，莱菔子 12 g，羌活 9 g，白芷 9 g，山药 15 g，白术 9 g，地龙 9 g，紫菀 9 g，葶苈子 9 g(包煎)，白芥子 6 g，石膏 30 g(先煎)。

(二)痰浊壅肺证

(1)证候：平时易感冒，咳嗽喘满，痰多黏腻，胸闷气憋，胸满不能平卧，恶心纳呆，舌苔白厚腻，脉滑。

(2)治法：化痰降气，健脾益气。

(3)方药:苏子降气汤和三子养亲汤加减。紫苏子 10 g,白芥子 10 g,莱菔子 10 g,葶苈子 10 g(包煎),橘红 6 g,法半夏 9 g,前胡 10 g,茯苓 10 g,防风 6 g,白术 15 g,黄芪 30 g,炙麻黄 9 g,荆芥 9 g,瓜蒌 10 g,合欢皮 9 g。

(三)痰热郁肺证

(1)证候:咳嗽喘满,不能平卧,痰黄或白黏不易咳出,痰多胸闷不能平卧,或身热口渴,大便干燥,尿少水肿,舌苔黄或腻,唇干舌紫,脉弦或滑数。

(2)治法:清热宣肺,化痰利水。

(3)方药:麻杏石甘汤合五皮饮加减。炙麻黄 6 g,杏仁 10 g,甘草 3 g,石膏 30 g(先煎),桑白皮 10 g,陈皮 6 g,生姜皮 6 g,大腹皮 10 g,茯苓皮 12 g,丹参 12 g,赤芍 9 g,川芎 9 g,葶苈子 9 g(包煎),紫苏子 12 g,桔梗 9 g,鱼腥草 15 g,败酱草 15 g,栀子 9 g,金银花 15 g,车前子 15 g(包煎),泽泻 9 g,白茅根 15 g,天花粉 15 g,鲜芦根 15 g。

(四)气滞血瘀证

(1)证候:喘急气促,喘甚欲脱,胸胁闷胀,急躁易怒,痰稠色黄,大便干结,唇甲青紫,舌红,苔薄黄,脉弦。

(2)治法:活血化瘀,益气通阳。

(3)方药:桃红四物汤加减。桃仁 10 g,红花 6 g,当归 10 g,川芎 10 g,丹参 15 g,鸡血藤 10 g,生地黄 6 g,桔梗 6 g,黄芩 9 g,瓜蒌 15 g,大黄 6 g(后入),人参 15 g(另煎)。

(五)痰蒙神窍证

(1)证候:嗜睡昏迷,喉中痰鸣,痰浊壅盛,喉间痰鸣,头昏眩晕,腹胀便秘,唇甲青紫,舌质紫暗,苔腻,脉滑。

(2)治法:涤痰开窍醒神。

(3)方药:涤痰汤。法半夏 9 g,胆南星 6 g,橘红 6 g,枳实 10 g,茯苓 12 g,人参 10 g(另煎),石菖蒲 5 g,竹茹 10 g,甘草 3 g,生姜 6 g,大枣 9 g,大黄 6 g(后入),厚朴 9 g,菊花 12 g,石决明 30 g(先煎),桑叶 9 g,葶苈子 9 g(包煎),射干 9 g,瓜蒌 15 g,丹参 12 g,红花 6 g,桃仁 9 g。

(六)阳虚水泛证

(1)证候:喘甚,咳痰不利,面色晦暗,唇发绀,四肢厥冷,下肢水肿,小便短少,不能平卧,舌质淡胖,苔滑腻,脉沉细滑。

(2)治法:温肾健脾,化湿利水。

(3)方药:真武汤加减。附子 10 g(先煎),茯苓 12 g,白术 10 g,白芍 10 g,生姜 6 g,丹参 12 g,泽兰 15 g,红花 6 g,海蛤壳 15 g(先煎),胆南星 6 g,桔梗 9 g,竹茹 9 g,车前子 9 g(包煎),泽泻 9 g,牵牛子 4 g,沉香 3 g(后入),大腹皮 15 g,炙麻黄 9 g,葶苈子 9 g(包煎),白果 6 g,紫苏子 9 g,射干 9 g。

(七)元阳欲脱证

(1)证候:呼多吸少,气不接续,身寒肢冷,汗出如油多,舌淡,脉沉细。

(2)治法:回阳救逆,益气固脱。

(3)方药:参附龙牡汤加减。附子 10 g(先煎),干姜 6 g,炙甘草 6 g,红参 10 g(另煎),黄芪 15 g,龙骨 15 g(先煎),牡蛎 15 g(先煎),五味子 6 g,白芍 9 g,麦冬 9 g,浮小麦 30 g。

三、临证权变

(一)温补阳气

温补脾阳,多以桂枝、生姜、白术、茯苓及人参等健脾药配伍,共奏温补脾阳之功,温补肾阳,则多以肉桂、附子、熟地黄、山茱萸及山药等补肾药相伍,起到温补肾阳,鼓舞肾气的作用。

(二)攻逐痰饮

其法可分为逐痰和化饮两类。逐痰多用于饮邪偏盛的实证。常用甘遂、芫花、大戟等峻泻逐水药物。体质偏弱者,可改用葶苈大枣泻肺汤、控涎丹之类。化饮又分为温化寒饮、温阳化饮。前者多用于外寒、外湿侵及体内,常用小青龙汤。后者又分温脾化饮,用桂枝通阳化饮,白术、茯苓运脾行水。温肾化饮,则用肉桂、附子温阳暖肾,鼓舞肾气,泽泻、牡丹皮泄邪。

(三)调理气机

痰饮属湿,其性黏滞,易阻气机。故在治疗中应兼顾调理气机。如香附、旋覆花通肝络而逐胁下之饮;紫苏子、杏仁降肺以化饮;陈皮、半夏等理气化饮。这些药物随证用之,均可增加疗效。

(四)寒热夹治

若表寒外束,内饮化热,伴有发热、烦躁,苔白而兼黄,则宜大青龙汤发表清里。饮热互结,腹满,口干舌燥者,可用己椒苈黄丸泻热逐饮。若虚实错杂,饮邪夹热,症见喘满,心下痞坚,面色黧黑,脉沉紧者,用木防己汤加减,扶正祛邪,行水散结。

四、调护

注意饮食，不恣食生冷瓜果之物，以及辛腥油腻，碍胃不易消化之物。避免居住潮湿之处，保持后背及两足温暖，不受寒侵，忌烟酒。老年人要适当活动，呼吸新鲜空气，天气寒冷时衣着温暖。

第七节　消　　渴

消渴是以多饮、多食、多尿、口渴、乏力、消瘦，或尿有甜味为主要临床表现的病证。其病机主要在于阴津亏损，燥热偏盛，阴虚为本，燥热为标，两者互为因果。病变的主要脏腑在肺、胃、肾，尤以肾为关键，三者往往相互影响。消渴病变影响广泛，常可并发多种病证，如肺痨、白内障、雀目、耳聋、疮疥痈疽、中风偏瘫、水肿等。本病证相当于西医的糖尿病，亦可见于尿崩症。

一、病因病机

（一）饮食不节

长期过食肥甘、醇酒厚味及辛燥刺激食物，积热于胃，熏蒸于肺，肺胃津伤，热渴消谷，脏腑经络失于濡养而成消渴之证。

（二）情志失调

五志过极则化火。郁怒伤肝，化火内炽，上灼肺胃之津，下耗肝肾之液，形成火炎于上，燥热丛生，液泄于下，真阴亏损的消渴证。此外，思虑过度，劳伤心脾，精血暗耗，加之真阴亏损，水不济火，亦可形成水亏火旺之消渴证。

（三）禀赋不足

五脏主藏精而不泄，肾又受五脏之精而藏之，若先天禀赋不足，五脏虚弱，尤其肾气之虚，失其封藏之本，复因调摄失宜，终至精亏液竭，发为消渴。

（四）房劳过度

房事不节，肾精亏损，虚火内生，灼伤真阴，发为消渴。总之，消渴的病机主要是阴津亏损，燥热偏胜；阴虚为本，燥热为标，以致形成“火因水竭而益烈，水因火烈而益干”的恶性循环。消渴虽与五脏有关，但主要在肺、脾（胃）、肾三脏，并以肾虚为主。肺属金，为水之上源，主敷布津液，通调水道。燥热伤肺，则津液不能敷布于全身而直趋下行，随小便排出体外，故尿频量多，口渴思饮。胃为水谷之海，主腐熟水谷，脾为后天之本，主运化，为胃行其津液，上输于肺。脾胃受燥热所伤，则胃火炽而阴亏，故见口渴多饮，消谷善饥。脾气虚弱，不能转输水谷精微，而直趋下流成为尿，其味甘者乃水谷之精微。肌肉失其濡养则消瘦。肾为先天之本，主藏五脏之精而内寓元阴元阳，故肺、脾阴亏，皆可损及肾脏。若肾阴亏损，虚火内生，上燔心肺则烦渴多饮，中灼脾胃则胃热消谷，阴虚阳盛，肾之开阖失司，固摄失权，则水谷精微自小便排出体外，尿多味甘，或浑浊如脂膏。

若阴损及阳，肾阳虚衰，无以化气布津，下焦不摄，则口渴、多饮、多尿等症并见。据此消渴的病机虽有侧重于肺、脾、肾之不同，但常常互相影响转化。

此外，消渴病久，肝肾阴精不足，不能上承耳目则可兼见耳目疾病或眩晕。阴亏燥热，则肌肤失濡，易生痈疽，阴虚肺热可并发痨瘵。

二、辨证论治

消渴的病机以阴虚为本，燥热为标，故清热润燥、养阴生津为本病的治疗大法。由于本病常发生血脉瘀滞与阴损及阳的病变，以及易并发痈疽、眼疾、劳嗽等症，故还应针对具体病情，及时合理地选用活血化瘀、健脾益气、滋补肾阴、温补肾阳等治法。

（一）阴虚热盛证

(1)证候：咽干口燥，心烦畏热，渴喜冷饮，多食易饥，便秘，舌红苔黄，脉细滑数，或细弦数。

(2)治法：养阴清热，生津止渴。

(3)方药：白虎汤、消渴汤加减。石膏 30 g，知母 10 g，生地黄 12 g，麦冬 10 g，天花粉 12 g，黄连 6 g，黄芩 10 g，甘草 6 g，五味子 10 g，石斛 12 g，大黄 9 g，玄参 15 g。

（二）气阴两虚证

(1)证候：咽干口燥，倦怠乏力，多食易饥，口渴喜饮，气短懒言，五心烦热，心悸失眠，溲赤便秘，舌红少津，苔薄或花剥，脉细数无力，或细而弦。

(2)治法：益气养阴。

(3)方药：六味地黄丸、生脉饮加减。黄芪 15 g，生地黄 15 g，山茱萸 10 g，太子参 15 g，麦冬 10 g，五味子 10 g，黄精 15 g，天花粉 15 g，白术 15 g，茯苓 15 g，炒酸枣仁 10 g，柏子仁 10 g，浮小麦 15 g，煅龙骨 30 g，煅牡蛎 30 g。

(三)阴阳两虚证

(1)证候:神疲乏力,咽干口燥,腰膝酸冷,或手足畏寒,夜尿频多;头晕眼花,心悸失眠,自汗易感,气短懒言,颜面肢体水肿,尿多浊沫,或小便量多,男子阳痿,女子性欲淡漠,大便干稀不调;舌体胖大,有齿痕,脉沉细无力。

(2)治法:滋阴温阳,利水消肿。

(3)方药:右归饮加减。熟地黄 12 g,山茱萸 10 g,牡丹皮 10 g,泽泻 10 g,枸杞子 10 g,附子 6 g,肉桂 3 g,茯苓 12 g,龟甲 12 g,杜仲 10 g,桑螵蛸 12 g,覆盆子 15 g,金樱子 12 g,芡实 10 g,黄芪 15 g,车前子 15 g,大腹皮 12 g,冬瓜仁10 g,桑白皮 12 g。

(四)血瘀脉络证

(1)证候:胸痛,胁痛,腰痛,背痛,部位固定,或为刺痛,肢体麻木,疼痛夜甚,肌肤甲错,口唇紫暗,面部瘀斑,健忘心悸,心烦失眠;舌质暗,有瘀斑,舌下脉络青紫迂曲,脉弦或沉而涩。

(2)治法:活血化瘀。

(3)方药:补阳还五汤加减。当归尾 15 g,川芎 10 g,黄芪 10 g,桃仁 10 g,红花 10 g,地龙 10 g,赤芍 10 g,桑枝 12 g,桂枝 6 g,丹参 30 g,檀香 6 g,牛膝 12 g,续断 15 g。

(五)湿热困脾证

(1)证候:胸脘腹胀,或食后饱满,头身困重,体形肥胖,心胸烦闷,四肢倦怠,小便黄赤,大便不爽,舌红苔黄腻,脉滑而数。

(2)治法:健脾和胃,清热祛湿。

(3)方药:六君子汤加减。党参 15 g,白术 12 g,茯苓 12 g,甘草 6 g,法半夏 9 g,陈皮 9 g,薏苡仁 10 g,砂仁 6 g,黄连 6 g,栀子 10 g,知母 10 g,黄柏 10 g,竹叶 10 g,苍术 10 g,厚朴 6 g,广藿香 15 g。

(六)心络瘀滞证

(1)证候:口干乏力,心悸气短,胸闷或胸痛,大便干结,舌胖质暗,舌下脉络紫暗、曲张,脉沉细。

(2)治法:益气养阴,化瘀通络。

(3)方药:益气阴达心络经验方。黄芪 15 g,太子参 15 g,麦冬 10 g,五味子 10 g,丹参 30 g,佛手 10 g,香橼 10 g,瓜蒌 15 g,熟地黄 10 g。

(七)瘀阻脑络证

(1)证候:口干乏力,大便干结,头晕或头痛,偏身麻木,半身不遂,口眼㖞斜,舌强言謇或不语,或伴有神志恍惚,或神志昏迷,舌暗红,苔白或黄,脉弦滑。

(2)治法:益气养阴,化瘀活血通脉。

(3)方药:益气阴达脑络经验方。太子参 15 g,麦冬 10 g,生地黄 30 g,玄参 30 g,瓜蒌 15 g,法半夏 10 g,石菖蒲 10 g,丹参 30 g,赤芍 15 g,牛膝 12 g,大黄 10 g,枳实 10 g。

(八)肾络瘀滞证

(1)证候:腰膝酸软,口干乏力,或伴头晕目眩,大便干结,尿浊,舌质暗,苔白,脉沉细数。

(2)治法:滋补肝肾,益气养阴,活血通络。

(3)方药:益气阴达肾络经验方。山茱萸 10 g,枸杞子 10 g,芡实 15 g,金樱子 12 g,黄芪 15 g,生地黄 20 g,川芎 9 g,制大黄 10 g,丹参 30 g。

(九)目络瘀滞证

(1)证候:腰膝酸软,口干乏力,头晕目眩,大便干结,视力减退,或视物模糊,舌胖质暗,苔白,脉沉细无力。

(2)治法:滋补肝肾,益气养阴,化瘀通络。

(3)方药:益气阴达目络经验方。枸杞子 10 g,菊花 10 g,茺蔚子 10 g,太子参 15 g,生地黄 30 g,知母 10 g,丹参 30 g,蒲黄 10 g。

(十)络空风动证

(1)证候:口干乏力,腰膝酸软,肢体麻木,肌肤不仁,肌瘦无力,腓肠肌痛,或如电灼,挛急疼痛,昼轻夜重,舌胖质暗,苔薄白或少苔,脉沉细无力。

(2)治法:滋补肝肾,息风通络。

(3)方药:息风通络经验方。炙龟甲 10 g,牛膝 12 g,当归 12 g,白芍 12 g,木瓜 30 g,黄芪 12 g,丹参 30 g,全蝎 6 g。

三、临证权变

消渴之证治,一般以清热、养阴、生津、滋肾、温肾为常用的治疗方法。

(1)若症见烦渴多饮,苔黄而燥,脉象洪大,乃阳明气分热盛伤津,属热燥津伤,可用白虎加人参汤,清热生津。

(2)若症见消谷善饥,兼有口渴尿频,大便干燥或秘结,舌苔黄燥,脉滑而数,乃胃燥津枯,大肠失润,属阳明燥热之证,可用增液承气汤加减,为清热养阴泻火之法。

(3)若脾虚气弱,食少神倦,可加用党参、黄芪、白术、鸡内金等益气补脾。

(4)若症见全身乏力、遗精不寐,舌质红,脉细或略细数,可用桑螵蛸散加金樱子,益阴潜阳、收敛固精。

四、调护

对轻度无并发症的患者,可单用饮食疗法,选食白菜、山药、冬瓜、鸡蛋、瘦肉等。平时可常用山药煮熟代食,以滋阴生津止渴。忌食辛辣腥味、海鱼发物及烟酒。

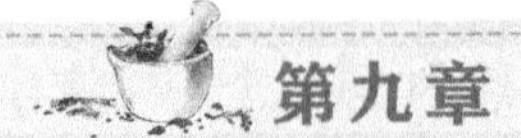

第九章

肢体经络病症

第一节　痹　　病

痹病指正气不足，风、寒、湿、热等外邪侵袭人体，痹阻经络，气血运行不畅所导致的，以肌肉、筋骨、关节发生疼痛、麻木、重着、屈伸不利，甚至关节肿大灼热为主要临床表现的病证。痹病的含义有广义、狭义之分。痹者，闭也，广义的痹病，泛指机体正气不足，卫外不固，邪气乘虚而入，脏腑经络气血为之痹阻而引起的疾病，包括《黄帝内经》所含肺痹、心痹等脏腑痹，以及肉痹、筋痹等肢体经络痹。狭义的痹病，即指其中的肢体经络痹。本节主要讨论肢体经络痹病。肢体经络痹病为常见病，发病率甚高，有些甚为难治，求治于中医者多，疗效亦佳。

一、病因病机

风寒湿热之邪，乘虚侵袭人体肌肉、筋骨、关节之间，壅阻于血脉经络，气血为邪气阻闭而运行不畅；或痰浊瘀血，阻于经隧，深入关节筋脉，皆可发病。但总的来说，痹证的发生，与体质的盛衰，以及气候条件、生活环境都有着密切的关系。其常见的发病机制如下。

(一)体虚感邪

由于患者素体虚弱，气血不足，腠理空疏，故外邪易于入侵；既病之后，又无力驱邪外出，以至风寒湿热之邪，得以逐渐深入，留连于筋骨血脉而为痹证。因此，体虚是本病重要的内在因素。阳虚者以其卫外不固，易为风寒湿邪所伤，故感之者多为风寒湿痹；阴虚之体，阳气相对地处于偏盛状态，脏腑经络，先有虚热，故感之者多为风湿热痹。

(二)外邪侵袭

风、寒、湿、热之邪通常是引起本病的外在因素，体质柔弱者，固然易于遭受外邪入侵；也有平时体质尚好，但由于气候变化无常，寒热交错，或久居湿地，冒雨涉水，或劳力感受寒湿，或汗出入水等，日久也可导致卫外功能不固，外邪入侵，闭阻肌肤、关节，使气血运行不畅而发生痹证。

（三）停痰留瘀

痹证日久，邪气留滞不去，经络血脉受阻，血行凝滞则生瘀，瘀阻津液凝聚则成痰。若痰瘀互结与外邪相合，使经络阻闭，进而深入骨髓，而致根深难以遂除。故痹症晚期所见到的关节肿胀、畸形，则多由痰瘀交阻于骨节之间所致。

总之，痹证的发生，一般多以素体阳气阴精不足为内因，风寒湿热之邪为外因，一般初起以邪实为主，病位在肢体皮肉经络；久病则多属正虚邪恋，或虚实夹杂，病位则深在于筋骨或脏腑。

二、辨证论治

痹证是一种以正气亏虚、肝肾不足为本，风寒湿邪痹阻关节、经络，久则化痰成瘀、伤筋蚀骨为标的慢性反复发作性疾病。正虚邪实，相互作用，且影响病情的进退。辩证的要点在于掌握体虚与邪实的孰轻孰重，脏腑气血阴阳的亏耗，风寒湿（热）痰瘀之偏胜，而随证施以补益气血、滋补肝肾、祛风散寒、化湿清热、化痰和瘀、通络止痛等方法。

（一）行痹证

（1）证候：关节、肌肉疼痛，屈伸不利，疼痛呈游走性，多见于上肢关节，初起可见发热、恶风等表证，舌苔薄白，脉浮或浮滑。

（2）治法：祛风除湿，散寒通络。

（3）方药：防风汤加减。防风 15 g，麻黄 10 g，桂枝 15 g，杜仲 15 g，桑寄生 15 g，淫羊藿 15 g，巴戟天 15 g，葛根 30 g，当归 12 g，茯苓 15 g，僵蚕 10 g，地龙 10 g，羌活 10 g，独活 10 g，甘草 6 g。

（二）痛痹证

（1）证候：关节、肌肉疼痛，遇寒则剧，得热痛减，关节拘紧，屈伸不利，疼痛固定而怕冷，舌质淡，苔薄白，脉弦紧。

（2）治法：散塞通络，祛风除湿。

（3）方药：乌头汤加减。制川乌 3 g，麻黄 10 g，白芍 15 g，黄芪 30 g，附子 12 g，细辛 3 g，干姜 10 g，当归 15 g，木瓜 15 g，僵蚕 10 g，地龙 10 g，蜈蚣 2 条，全蝎 6 g，川芎 10 g，甘草 10 g。

（三）着痹证

（1）证候：关节、肌肉疼痛酸楚，重者麻木，肿胀明显，关节活动受限（多见于下肢关节），舌质淡，舌苔白腻，脉濡缓。

（2）治法：除湿通络，祛风散寒。

（3）方药：薏苡仁汤加减。薏苡仁 30 g，苍术 10 g，羌活 10 g，独活 10 g，防风 10 g，麻黄 10 g，桂枝 10 g，当归 10 g，川芎 10 g，海桐皮 15 g，豨莶草 15 g，泽泻 10 g，茯苓 15 g，法半夏 9 g，胆南星 6 g，甘草 6 g。

（四）风湿热痹证

（1）证候：关节、肌肉疼痛呈游走性，痛处灼热红肿，痛不可触，得冷稍舒，可见皮下结节或红斑，常见有发热、恶风、汗出、口渴、烦躁不安，舌质红，苔黄或黄腻，脉滑数或浮数。

（2）治法：清热通络，祛风除湿。

（3）方药：白虎加桂枝汤合宣痹汤加减。生石膏 30 g（先煎），知母 10 g，黄柏 10 g，连翘 10 g，桂枝 10 g，防己 10 g，杏仁 10 g，黄芪 30 g，白茅根 30 g，芦根 30 g，薏苡根 30 g，甘草 6 g。

（五）痰瘀痹阻证

（1）证候：痹证日久，关节、肌肉疼痛如刺，固定不移，或关节紫暗、肿胀，肌肤顽麻或重着，或关节僵硬，有硬结、瘀斑，面色暗黑，眼睑水肿，或胸闷多痰，舌质紫暗或有瘀斑、瘀点，苔白腻，脉弦涩。

（2）治法：化痰行瘀，蠲痹通络。

（3）方药：双合汤加减。桃仁 10 g，红花 10 g，当归 10 g，川芎 6 g，赤芍 15 g，茯苓 15 g，法半夏 10 g，陈皮 6 g，白芥子 10 g，全蝎 3 g，蜈蚣 2 条，僵蚕 10 g，地龙 10 g。

（六）肝肾两虚证

（1）证候：日久不愈，关节、肌肉疼痛，屈伸不利，或变形，形体消瘦，腰膝酸软，或畏寒肢冷，阳痿遗精，或骨蒸劳热，心烦口渴，舌质淡红，苔薄白或少津，脉沉细弱或细数。

（2）治法：培补肝肾，舒筋活络。

（3）方药：补血荣筋丸合独活寄生汤加减。熟地黄 15 g，肉苁蓉 15 g，骨碎补 15 g，补骨脂 15 g，鹿衔草 15 g，菟丝子 15 g，牛膝 15 g，杜仲 15 g，桑寄生 15 g，续断 15 g，天麻 15 g，木瓜 30 g，当归 10 g，白芍 30 g，炙甘草 6 g。

三、调护

注意防寒、防潮。居处应通风、向阳、干燥。勿汗出当风。对病情稳定的痹证患者，应鼓励患者做短距离步行。亦可指导患者作适当的体育活动，如太极拳、太极剑等，以增强体质。饮食宜忌生冷滑腻之品。

第二节 痉　病

痉病是以筋脉拘急抽搐，口噤不开，甚至角弓反张为主要临床表现的病证。其病因分为外感与内伤两大类，病位在筋脉，病机要点是筋脉失养，病性有虚实之分。虚为脏腑虚损，阴阳、气血、津液不足；实者为邪气盛。本病常见于西医的流行性脑膜炎、乙型脑炎、破伤风、手足搐搦症及某些感染性疾病引起的脑膜刺激征。

一、病因病机

痉病的病因病机，归纳起来可分为外感与内伤两方面。外感是风寒湿邪侵袭人体，壅阻经络，气血不畅，或热盛动风，或热灼津液而致痉；内伤是阴虚血少，虚风内动，筋脉失养而致痉。外感与内伤在病因上虽不同，但导致发痉的病机，都是由阴阳失调，阳动而阴不濡所致。现分述如下。

（一）邪壅经络

风寒湿邪，壅滞脉络，气血运行不利，筋脉失养，拘急而成痉。

（二）热甚发痉

热甚于里，消灼阴液，筋脉失于濡养而致痉。

（三）阴血亏虚

素体阴血久虚，或因亡血，或因汗下太过，致使阴血不足，筋脉失其濡养而成痉。

此外，如血行不畅，瘀滞经络；或痰浊凝结，阻滞经络，均能使筋脉失养而致痉。

二、辨证论治

临证宜详辨外感与内伤及其虚实。外感属实，内伤多虚。治疗原则：实证宜祛风、散寒、除湿、清热；虚证宜滋阴养血、息风舒筋通络。

（一）毒壅经络证

（1）证候：头痛，恶寒发热，肢体酸楚沉重，舌质淡，苔白腻，脉浮紧。

（2）治法：祛风散寒，和营燥湿。

（3）方药：羌活胜湿汤加减。羌活 15 g，独活 15 g，防风 10 g，藁本 15 g，川芎 15 g，蔓荆子 12 g，甘草 10 g，天花粉 15 g，桂枝 10 g，生姜 10 g，白芍 15 g，甘草 10 g，大枣 10 g，白芥子 15 g，胆南星 6 g，海风藤 15 g，威灵仙 15 g，苍耳子 6 g，金银花 15 g，连翘 15 g。

（二）阳明热盛证

（1）证候：发热胸闷，口噤齿龂，项背强直，甚至角弓反张，手足挛急，腹胀便秘，口干咽燥，心烦躁，甚则神昏谵语，舌质红，苔黄腻，脉弦数。

（2）治法：泄热存津，养阴增液。

（3）方药：白虎汤合增液承气汤加减。石膏 30 g，知母 15 g，大黄 10 g，玄参 30 g，麦冬 25 g，生地黄 25 g，芒硝 5 g，甘草 10 g，金银花 15 g，连翘 15 g，薏苡仁 30 g，山药 30 g，谷麦芽各 15 g。

（三）阴血亏虚证

（1）证候：素体阴血不足，或在失血、汗，下太过之后，项背强直，四肢抽搐，头目昏眩，自汗神疲，气短，舌淡红，苔薄少，脉弦细。

（2）治法：滋阴养血，息风止痉。

（3）方药：四物汤合大定风珠加减。白芍 30 g，当归 15 g，川芎 15 g，熟地黄 30 g，龟甲 20 g，鳖甲 20 g，牡蛎 20 g，阿胶 9 g，火麻仁 6 g，五味子 6 g，麦冬 12 g，党参 30 g，茯苓 15 g，砂仁 6 g，升麻 9 g，党参 30 g，鸡血藤 30 g，当归 10 g。

（四）心营热盛证

（1）证候：烦躁，甚则高热神昏，项背强急，四肢抽搐，角弓反张。

（2）治法：清心凉营，泄热开窍。

（3）方药：清营汤加减。水牛角 10 g，莲子心 10 g，淡竹叶 6 g，连翘 15 g，玄参 20 g，生地黄 20 g，麦冬 15 g，牡丹皮 15 g，栀子 10 g，石膏 30 g，知母 15 g，全蝎 5 g，蜈蚣 1 条，蝉蜕 5 g。

（五）痰浊阻滞证

（1）证候：神情呆滞，项背强急，四肢抽搐，脘闷呕恶，呕吐痰涎，舌苔白腻，脉滑或弦滑。

(2)治法:涤痰开窍,息风止痉。

(3)方药:导痰汤加减。法半夏 9 g,陈皮 5 g,枳实 10 g,茯苓 15 g,甘草10 g,制天南星 15 g,生姜 6 g,黄芩 15 g,天竺黄 15 g,竹茹 10 g,青礞石 20 g。

三、临证权变

《黄帝内经》谓"诸痉项强,皆属于湿""诸暴强直,皆属于风"。这是指由外邪而致的痉,如风邪甚而发热汗出者,用瓜蒌桂枝汤加减。若由湿热入络,症见身热筋脉拘急,胸脘痞闷,需用秦艽、地龙、威灵仙、丝瓜络、滑石等清热化湿通络,佐以芳香以化湿浊的藿香、蔻仁等药。若因热盛伤津而致痉者,可用人参白虎汤以清热救津。

四、调护

痉病多急证,当住院治疗。有义齿假牙者,应除去,以免脱落堵塞气道。痉病发作时,宜轻按患者肢体,保护舌头,防止坠床。兼昏迷者应四诊结合,密切观察病情,必要时可中西结合进行护理。轻病患者,宜保持心情舒畅,勿使受惊。饮食应富于营养。

第三节 痿　病

痿病是指外感或内伤,使精血受损,肌肉筋脉失养以致肢体弛缓、软弱无力,甚至日久不用,引起肌肉萎缩或瘫痪的一种病证。痿者萎也,枯萎之义,即指肢体痿弱,肌肉萎缩。凡手足或其他部位的肌肉痿弱无力,弛缓不收者均属痿病范畴。因本病多发生在下肢,故又有"痿躄"之称。

一、病因病机

本病的外因多以热毒、湿毒为主,内因又以脾肺肝肾的亏虚为多见。

(一)热灼肺津

感受温热之邪,或病后余热燔灼,伤津耗气,皆令"肺热叶焦",不能布送津液以润泽五脏,遂成四肢肌肉筋脉失养,痿弱不用。

(二)湿热浸淫

久居湿地,如涉水冒雨,感受湿邪,积久不去,郁而化热,浸淫经脉,而成痿证;或因饮食不节,损伤脾胃,以致蕴湿积热,浸淫筋脉,壅郁经络,影响气血运行,亦可成痿。

(三)脾胃虚弱

脾胃为后天之本,素体脾胃虚弱,或久病成虚,中气受损,则受纳、运化、输布的功能失常,气血津液生化之源不足以致筋骨失养,关节不利,肌肉消瘦而为痿。

(四)肝肾亏虚

久病体虚,或房劳过度,损伤肝肾致精血亏虚,精亏不能滋髓养骨,血虚不能荣筋养脉而致痿软无力。且精血亏虚则虚热内生,更灼液伤津,以致阴虚火旺而诸症纷起。若日久阴损及阳,阳衰失于温煦荣养则转变为阳虚痿证。痿证日久,气血运行不畅则生瘀,津液不输布而生痰,亦可成为兼痰兼瘀的痿证。

二、辨证论治

痿病除病程中出现暂时痰浊阻滞或湿热浸淫为实邪较盛外,一般均为正气虚衰。据其临床表现,可辨其属脾、属肝、属肾。治疗痿病要始终重视健运脾胃。先天不足,后天失养,或久病累及肝肾,导致肝肾不足时,临床常扶正补虚共施、肝脾肾脏并补;由于外感热邪及湿热之邪是导致痿病发病的重要因素,故清热祛湿是辨治痿病不可忽视的方面。

(一)肺热叶焦证

(1)证候:病始发热,或热退后突然肢体软弱无力,皮肤枯燥,心烦口渴,咽干咳呛少痰,小便短赤,大便秘结,舌红苔黄,脉细数。

(2)治法:清燥润肺,濡养筋脉。

(3)方药:清燥救肺汤加减。党参 30 g,麦冬 12 g,甘草 6 g,石膏 30 g(先煎),桑叶 10 g,杏仁 10 g,火麻仁 15 g,蜜制枇杷叶 15 g,阿胶 10 g(烊化),炒胡麻仁 10 g。

(二)湿热内盛,气机阻滞证

(1)证候:四肢痿软,肢体困重,或微肿麻木,尤多见于下肢;或足胫热蒸;或发热,胸脘痞闷,小便赤涩;舌红,苔黄厚腻,脉濡数。

(2)治法:清热燥湿,通利筋脉。

(3)方药:加味二妙散加减。苍术 10 g,黄柏 10 g,当归 10 g,牛膝 10 g,防己

10 g，萆薢 15 g，厚朴 10 g，薏苡仁 30 g，茯苓 15 g，泽泻 10 g，广藿香 10 g，佩兰 10 g。

（三）脉络瘀阻证

（1）证候：久病体虚，四肢痿弱，肌肉瘦削，手足麻木不仁，四肢青筋显露，可伴肌肉活动时隐痛不适，舌痿不能伸缩，舌质暗淡或有瘀点、瘀斑，脉细涩。

（2）治法：益气养营，活血行瘀。

（3）方药：圣愈汤合补阳还五汤加减。黄芪 30 g，赤芍 10 g，当归尾 10 g，地龙 10 g，桃仁 10 g，红花 10 g，川芎 10 g，熟地黄 10 g，党参 30 g，橘络 15 g，木瓜 10 g，杜仲 15 g，锁阳 10 g，桑寄生 15 g。

（四）脾胃虚损，中气下陷证

（1）证候：眼睑下垂，朝轻暮重，少气懒言，肢体无力，食欲缺乏便溏，面色萎黄，舌质淡胖，边有齿痕，苔薄白，脉细弱。

（2）治法：益气升阳，调补脾胃。

（3）方药：补中益气汤合参苓白术散加减。黄芪 30 g，党参 30 g，白术 15 g，升麻 10 g，当归 12 g，砂仁 10 g（后入），葛根 15 g，柴胡 10 g，炙甘草 6 g，苍术 10 g，薏苡仁 30 g，黄柏 10 g，茯苓 15 g，茵陈 30 g。

（五）肝肾亏虚，精少髓枯证

（1）证候：四肢肌肉萎缩乏力，腰酸膝软畏寒，遗尿或遗精，发脱，视物不清，目干而涩，眩晕健忘耳鸣，口干咽燥，舌红少苔，脉细数。

（2）治法：滋养肝肾，填精补髓。

（3）方药：龟鹿二仙汤加减。鹿角胶 10 g，龟甲胶 10 g，熟地黄 15 g，杜仲 15 g，山茱萸 15 g，五味子 10 g，茯苓 15 g，白术 15 g，远志 15 g，巴戟天 15 g，肉苁蓉 15 g，党参 30 g，当归 12 g，大枣 10 g，甘草 6 g。

（六）脾肾两虚，寒湿内蕴证

（1）证候：四肢倦怠无力，畏寒肢冷，腰酸膝软，小便清长，或有便溏，舌体胖，舌质淡，苔薄白，脉沉细。

（2）治法：温阳逐湿，健脾补肾。

（3）方药：附子汤加减。附子 10 g，干姜 10 g，炒白术 15 g，茯苓 15 g，熟地黄 30 g，杜仲 15 g，鹿角胶 15 g，蜈蚣 2 条，石斛 15 g，补骨脂 15 g，肉豆蔻 6 g，枸杞子 15 g，牛膝 15 g。

三、临证权变

(1)肺热津伤之证:不免耗灼胃液,而致肺胃阴伤,症兼食欲减退,口燥咽干等候,治疗须结合养胃清火,宜用益胃汤加薏苡仁、山药、谷芽之类,使胃火清则肺金肃,这也是"治痿独取阳明"的临床体现。

(2)湿热浸淫之证:又有偏重于湿和偏重于热之分,若湿邪偏盛,见有胸脘痞闷,肢重且肿者,可酌加厚朴、茯苓、泽泻理气化湿;热邪偏盛者,往往最易伤阴,致成阴虚湿热成痿,症见自觉足胫热气上腾,心烦,舌红或中剥,脉细数等,故除湿之外,应兼以清养,可酌加生地黄、龟甲、麦冬、花粉、沙参等,以滋肺肾金水之源。

(3)脾胃虚弱之证:最易兼夹食滞不运,治疗当结合运化,导其食滞,酌佐谷麦芽、山楂肉、神曲等品;又有脾虚每多兼夹湿热不化,故在补益脾气之时,当结合渗湿清热,药如黄柏、苍术、黄芩、茯苓、泽泻之类。

(4)肝肾亏损之证:又须分清有热无热,虚火当滋肾,药如黄柏、知母、熟地黄、龟甲等;无火当专填精,药如牛骨髓、猪骨髓、鹿角胶、枸杞子等;若久病阴损及阳,症见怕冷,阳痿,小便清长,舌淡,脉沉细无力者,不可用凉药以伐生气,宜用鹿角片、补骨脂、肉桂、附子等补肾助阳。

但由于以上病因均能伤及五脏而产生五痿,是故临证之时,又当分别诊治。

四、调护

急性者宜卧床休息,慢性者应适当休息,结合功能锻炼。患肢宜保暖,由于局部感觉失灵,严冬时防止冻伤,用烫壶或热水袋保暖时需防止烫伤。注意皮肤清洁干燥,病久患肢痿而不用者,要防止发生压疮。饮食宜易消化而富有营养的物质,如猪、牛蹄筋,羊、牛骨髓等,以充养筋骨,忌酒炙烤辛辣之品。

第四节　颤　　证

颤证是肢体筋脉失控而发生以头部或肢体摇动、颤抖,不能自制为主要临床表现的病证。本病证病位在筋脉,涉及肝、脾、肾、脑诸脏腑;病机为髓海失充,筋脉失荣,肢体失控,以肝风内动为主,并与气血不足、肝阳、痰热、瘀血、肾精亏虚相关;病性总属本虚标实。本病症相当于西医的帕金森病、肝豆状核变性、小脑病变的姿势性震颤、特发性震颤、甲状腺功能亢进症等。

一、病因病机

颤病多由“风”起，而风之成因不一，其中以阴虚阳亢、肝阳化风、血虚生风及痰热生风为多。

(一)肝肾阴亏，筋脉失养

肝藏血，肾藏精，若摄生不慎，或疾病所伤，肝肾阴虚，精血俱耗，以致水不涵木，风阳内动，木火上冲，头摇身颤。肝藏血主筋，若肝血不足，筋脉失养，拘急时作，震颤乃发。

(二)气虚血少，筋失濡养

多因思虑劳倦或饮食失节，伤损心脾，以致气血不足，不能荣于四末，血虚生风，筋脉瞤动而成震颤。

(三)五志过极，热痰动风

五志过极皆可化火，其木火过盛而克脾土，脾为四肢之本，故见四肢颤动；若风木火盛而脾虚，则不能运化津液，津液不行，痰湿停聚，风痰邪热，阻滞经络，亦可发为震颤。

二、辨证论治

颤病多见于中老年人，由肝、脾、肾阴精气血虚损，虚风内生所致，病位主要在肝、脾、肾、脑，总属本虚标实证。本虚者脏腑功能减退，精血亏虚；标实者有风、痰、瘀、火诸端。初期多以实邪表现为主，随病程的延长，本虚之象逐渐加重。治疗以虚实并治为则，以理气活血，通络息风；清化热痰，息风潜阳；益气养血，息风通络；滋补肝肾，养阴息风为法。

(一)阴虚风动证

(1)证候：头摇肢颤，不能自止，肢体拘急强直，腰膝酸软，头晕耳鸣，头晕头胀，口干舌燥，或面红，急躁易怒，焦虑心烦，或项强不舒，痰多，便秘，舌质红，少苔或苔黄，脉弦、弦细或弦数。

(2)治法：滋补肝肾，平肝息风。

(3)方药：六味地黄丸合天麻钩藤饮加减。熟地黄 24 g，山药 12 g，山茱萸 12 g，茯苓 9 g，牡丹皮 9 g，泽泻 9 g，天麻 12 g，钩藤 12 g，石决明 30 g，牛膝 15 g，黄芩 12 g，龙胆草 15 g，夏枯草 15 g，竹沥 10 mL，天竺黄 10 g，大黄 10 g，全蝎 6 g，蜈蚣 3 条，僵蚕 10 g，地龙 10 g，甘草 6 g。

(二)痰热动风证

(1)证候:神呆懒动,形体稍胖,头或肢体震颤,胸脘痞满,头晕或头沉,咳痰色黄,小便短赤,大便秘结,舌质红或暗红,舌苔黄或黄腻,脉弦滑。

(2)治法:清化热痰,息风止颤。

(3)方药:导痰汤合涤痰汤合黄连温胆汤加减。胆南星 6 g,黄连 5 g,竹茹 10 g,枳实 10 g,厚朴 10 g,钩藤 15 g,天麻 10 g,黄芩 10 g,川牛膝 15 g,栀子 15 g,益母草 15 g,火麻仁 15 g,茯苓 15 g,茵陈 30 g,鸡内金 15 g,焦神曲 15 g,石决明 30 g,菊花 10 g,全蝎 6 g,蜈蚣 3 条,僵蚕 10 g,地龙 10 g,甘草 6 g。

(三)气血不足证

(1)证候:筋脉拘急震颤,面色无华,神疲乏力,动作困难,自汗头晕,食欲缺乏,便溏,舌淡苔白,脉细。

(2)治法:益气养血,息风止颤。

(3)方药:归脾汤合天麻钩藤饮加减。党参 30 g,茯苓 15 g,白术 15 g,黄芪 45 g,当归 12 g,白芍 30 g,熟地黄 30 g,天麻 15 g,钩藤 15 g,石决明 30 g,桑寄生 12 g,陈皮 5 g,枳壳 10 g,浮小麦 30 g,麻黄根 10 g,砂仁 6 g(后入),木香 10 g(后入),焦神曲 15 g,桑寄生 12 g,杜仲 15 g,鸡内金 15 g,全蝎 6 g,蜈蚣 3 条,僵蚕 10 g,地龙 10 g,炙甘草 6 g。

(四)阳虚风动证

(1)证候:头摇肢颤,筋脉拘挛,畏寒肢冷,四肢麻木,心悸懒言,动则气短,自汗,小便清长,大便溏薄,舌淡苔薄白,脉沉细无力。

(2)治法:补肾助阳,温煦筋脉。

(3)方药:地黄饮子加减。附子 10 g,肉桂 6 g,巴戟天 15 g,肉苁蓉 15 g,熟地黄 20 g,麦冬 12 g,白芍 30 g,龟甲 12 g,鳖甲 12 g,五味子 9 g,干姜 10 g,肉豆蔻 10 g,远志 6 g,柏子仁 15 g,全蝎 6 g,蜈蚣 3 条,僵蚕 10 g,地龙 10 g,炙甘草 6 g。

三、临证权变

本病多原发于中老年人,亦可由其他疾病引起。一般较为难治,但应具体分析,对于震颤证的脉象,有助于判断预后。其脉小弱缓滑者为佳;虚大急疾者预后欠佳。沉伏涩滞者为痰湿结滞之象。若久病而脉反实大,暴病脉反弱小者,皆为难治之象。

(1)老年震颤,属阴血亏虚,不能制火者用定振丸治之,有一定疗效。药物有生地黄、熟地黄、当归、白芍、川芎、黄芪、防风、细辛、天麻、秦艽、全蝎、荆芥、白术、威灵仙等(方见《临证备要》)。

(2)震颤属风痰上扰,蒙闭心窍者,治宜清心化痰,芳香开窍,可用化痰透脑丸。药物有制胆南星 25 g,天竺黄 100 g,煨皂角 5 g,麝香 4 g,琥珀 50 g,郁金 50 g,清半夏 50 g,蛇胆陈皮各 50 g,远志肉 100 g,珍珠 10 g,沉香 50 g,石花菜 100 g,海胆 50 g,共为细末,蜜为丸,每丸约重 6 g。每服 1 丸,每天 3 次,白开水送下。

(3)另外,猝然发作头摇不能自制,或兼胸胁满闷不适者,可用小柴胡汤去人参,加防风、桑寄生、钩藤等药物治疗。

四、调护

颤病患者要使其保持心情愉快,避免忧思郁怒等不良的精神刺激;饮食宜清淡,不宜甘肥厚味。此外,适当参加一些力所能及的体育活动,如气功、太极拳、体操等,不仅可以增强体质,对于预防颤证亦有积极意义。

第五节　腰　　痛

腰痛是指腰部感受外邪,或因劳伤,或由肾虚而引起气血运行失调、脉络绌急、腰府失养所致的以腰部一侧或两侧疼痛为主要症状的一类病证。

一、病因病机

腰痛原因可概括为外感、内伤两大类。外感六淫之邪阻滞腰部经脉引起腰痛,以湿邪重浊,闭阻腰部引起疼痛者较多见,并有兼寒、兼热之不同。内伤多由劳累伤肾,致筋骨经脉失养而腰部气血阴精不充所致,此外因跌仆损伤、气血循行不畅而致气滞血瘀腰痛,常见的病机如下。

(一)感受寒湿

由于久居冷湿之地,或涉水冒雨,劳汗当风,衣着湿冷,都可感受寒湿之邪。寒邪凝滞收引,湿邪黏聚不化,致腰腿经脉受阻,气血运行不畅,因而发生腰痛。

(二)感受湿热

岁气湿热行令,或长夏湿热交蒸,或寒湿积久化热,感受此邪,阻遏经脉,引起腰痛。

(三)气滞血瘀

跌仆外伤,损伤经脉气血,或因病气血运行不畅,或体位不正,腰部用力不当,摒气闪挫,导致经络气血阻滞不通,均可使瘀血留着腰部而发生腰痛。

(四)肾亏体虚

先天禀赋不足,加之劳累太过,或因久病体虚,或年老体衰,或房事不节,以致肾精亏损,无以濡养筋脉而发生腰痛。

总之,在腰痛的发病机制中,初起有外邪、外伤、劳累、七情的不同,日久皆累伤及肾,其病变部位主要在肾和经络。

二、辨证论治

本病主要病机多为肾及督脉亏虚,气血不足,风寒湿热等外邪侵袭,经络痹阻,不通则痛。其标在经络,本在肾脏,且与督脉、足太阳经脉密切相关。治随证出,外感寒湿宜温散;湿热宜清化;闪挫气滞要顺气疏导;血瘀者化瘀,佐以理气。久病肾及督脉亏虚,脏气失调,虚证为主,须视其所伤之不同,予以补养。劳伤气血者补气养血;房劳伤精者补元益精;气滞、痰阻、水停、火结者,视其所因而和之,待病情缓解,更要补肾壮督,扶助正气。

(一)寒湿痹阻证

(1)证候:腰骶、脊背酸楚疼痛,痛连颈项,伴僵硬和沉重感,转侧不利,阴雨潮湿天加重,得温痛减,或恶寒怕冷,或伴双侧腰部冷痛,舌质淡,苔薄白腻,脉沉迟。

(2)治法:散寒除湿,温经通络。

(3)方药:蠲痹汤合肾着汤加减。羌活 10 g,独活 10 g,酒当归 10 g,姜黄 10 g,炙黄芪 30 g,当归 10 g,防风 10 g,干姜 6 g,茯苓 15 g,炒白术 15 g,桂枝 10 g,牛膝 15 g,杜仲 15 g,续断 15 g,桑寄生 15 g,薏苡仁 30 g,苍术 15 g。

(二)湿热阻络证

(1)证候:腰骶、脊柱、髋部酸痛,僵硬,重着,活动不利,或伴膝、踝等关节红肿疼痛,或见烦热,口苦,胸脘痞闷,小便黄赤,舌红,苔黄腻,脉濡滑而数。

(2)治法:清热解毒,利湿通络。

(3)方药:四妙散合宣痹汤加减。黄柏 12 g,苍术 15 g,牛膝 10 g,薏苡仁 30 g,防己 9 g,连翘 15 g,栀子 10 g,法半夏 9 g,忍冬藤 30 g,土茯苓 15 g,女贞子

15 g,墨旱莲 15 g,僵蚕 10 g,地龙 10 g,伸筋草 15 g,木瓜 15 g,白芍 30 g。

(三)瘀血阻络证

(1)证候:腰背疼痛剧烈,固定不移,转摇不能,夜间尤甚,有时需下床活动后才能重新入睡,晨起肢体僵硬明显,或有关节屈曲变形,舌质暗或有瘀点或瘀斑,苔薄白或薄黄,脉弦涩。

(2)治法:活血祛瘀,通络止痛。

(3)方药:身痛逐瘀汤加减。丹参 15 g,川芎 6 g,桃仁 10 g,红花 6 g,牛膝 15 g,乳香 10 g,香附 10 g,秦艽 15 g,羌活 10 g,独活 10 g,僵蚕 10 g,地龙 10 g,泽兰 10 g,甘草 6 g。

(四)肾虚督亏证

(1)证候:腰骶、脊背、髋部、颈部酸痛、冷痛,痛势隐隐,喜暖喜按,劳累或遇寒加重;或见关节强直,屈伸不利;或伴腿膝酸软乏力,或肌肉萎缩,或畏寒肢冷,或大便稀溏,小便清长,舌淡,苔薄白,脉沉细弱。

(2)治法:温肾补督,祛痹通络。

(3)方药:青娥丸合独活寄生汤加减。杜仲 15 g,续断 15 g,桑寄生 15 g,肉桂 6 g,附子 10 g,牛膝 9 g,熟地黄 15 g,补骨脂 15 g,核桃仁 9 g,独活 10 g,秦艽 10 g,细辛 3 g,防风 15 g,川芎 10 g,白芍 30 g,木瓜 15 g,茯苓 15 g,狗脊 15 g,续断 15 g,菟丝子 15 g。

(五)肝肾阴虚证

(1)证候:腰骶部、脊背酸痛伴下肢隐痛,转侧受限,甚则关节强直变形,屈伸不利,或有四肢酸软乏力,肌肉萎缩,或有双目干涩疼痛;可伴消瘦,咽干口渴,头晕目眩,盗汗耳鸣,心烦失眠,面色潮红,手足心热,舌质红,苔少或薄黄,脉弦细数。

(2)治法:补益肝肾,通络止痛。

(3)方药:当归地黄丸合虎潜丸加减。熟地黄 15 g,山茱萸 15 g,山药 30 g,知母 10 g,白芍 30 g,杜仲 15 g,牛膝 10 g,当归 10 g,狗脊 15 g,陈皮 10 g,桑寄生 15 g,续断 15 g,僵蚕 10 g,地龙 10 g,全蝎 6 g,蜈蚣 2 条。

三、临证权变

腰痛作为一个临床症状,可见于各种疾病过程之中,一般说,原发病得愈,腰痛亦可随之好转或消失。但某些腰痛,如日久不愈,可转化为慢性,迁延经年,甚至为痿为瘫，或转为他病。故医师当细审邪正主次轻重，在补肾强腰的基础上，依情而变，如肾为先天，脾为后天，二脏相济，温运周身，若肾虚日久，不能温煦脾土，或久行久立，劳力太过，腰肌劳损，常致脾气亏虚，甚则下陷，临床除有肾虚见证外，可兼见气短乏力，语声低弱，食少便溏或肾脏下垂等，治法当补肾为主，佐以健脾益气，升举清阳，酌加党参、黄芪、升麻、柴胡、白术等补气升提之药，以助肾升举。再如肝郁腰痛，所发由肝气不舒，气滞腰胁，诸筋纵弛而致，症见多以腰痛连胁腹胀满，似有气走注，忽聚忽散，不能久立行走，脉弦细为主，此时之治当调肝为主，佐以滋肾益阴，疏通肾气，酌加枸杞子、女贞子、墨旱莲、桑椹等肝肾同补之品，以壮腰脊。此谓常中有变，变中有常之法。此外，在补肾之中又因其症情之异而所治不同，如补肾之中不但有温肾益气和滋肾益阴之分，且在治疗虚劳腰痛之时，由于阴阳俱损，病情复杂，选用杜仲丸之剂，既有温肾之杜仲、补骨脂，温而不燥；亦有滋肾之枸杞子、龟甲，润而不腻；亦有补肝肾之五味子、芍药，补气血之黄芪、当归，清相火之知母、黄柏。再如房劳过度而致的肾虚腰痛，又在补肾之中，加用血肉有情之品来调理，药如河车大造丸、参鹿补膏、补髓丹等，这些都应在临证权变之中所用。

四、调护

避免寒湿、湿热侵袭，改善阴冷潮湿的生活、工作环境，勿坐卧湿地，勿冒雨涉水，劳作汗出后及时擦拭身体，更换衣服，或饮姜汤水驱散风寒。注重劳动时腰部用力应适当，不可强力举重，不可负重久行，坐、卧、行走保持正确姿势，若需做腰部用力或弯曲的工作时，应定时做松弛腰部肌肉的体操。已患腰痛的患者，除继续注意上述事项外，腰部用力更应小心，必要时休息或戴腰托，以减轻腰部的受力负荷。根据腰痛的寒热情况，可局部进行热熨、冷敷等，慢性腰痛宜配合按摩、理疗促进其康复。

参考文献

[1] 张玉林.古中医诊断学新解[M].沈阳:辽宁科学技术出版社,2022.

[2] 郭恒怡.中医实证芳疗全书[M].北京:中国轻工业出版社,2022.

[3] 郁东海.中医全科优势病种诊治指南[M].上海:上海科学技术出版社,2022.

[4] 谢庆斌,徐先涛,王风,等.实用中医临床诊疗学[M].开封:河南大学出版社,2021.

[5] 冯风.经方与中医临床护理[M].济南:山东科学技术出版社,2022.

[6] 陈川.中医老年医学精要[M].上海:上海科学技术出版社,2022.

[7] 周仲瑛.中医临证技巧[M].北京:中国中医药出版社,2021.

[8] 杜革术.中医临床诊断与治疗技术[M].西安:陕西科学技术出版社,2022.

[9] 于东林,张磊,李星华.中医单元证辨证研究[M].北京:化学工业出版社,2023.

[10] 庞国明,朱庆文,林天东,等.中医外治大成[M].北京:科学出版社,2022.

[11] 丁照亮.中医临床实用与实践[M].长春:吉林科学技术出版社,2022.

[12] 李淳.中医特效处方大全[M].北京:中医古籍出版社,2022.

[13] 邵中英.中医疾病诊疗思路[M].哈尔滨:黑龙江科学技术出版社,2022.

[14] 李其信,黄娜娜,曾令斌,等.实用中医疾病诊疗学[M].开封:河南大学出版社,2022.

[15] 麦建益,何锦雄,马拯华,等.常见病中医诊断与治疗[M].开封:河南大学出版社,2022.

[16] 王桂茂.中医辨证诊病轻松学[M].北京:化学工业出版社,2022.

[17] 悠扬.中医基础入门一本通[M].北京:北京联合出版公司,2022.

[18] 刘志勇.新编中医诊治学[M].开封:河南大学出版社,2022.

[19] 史纪增.临床中医诊治精要[M].长春:吉林科学技术出版社,2020.

[20] 颜莉芳.中医疾病诊疗精要[M].开封:河南大学出版社,2022.
[21] 刘相静.常见病症中医诊治[M].北京:科学技术文献出版社,2020.
[22] 陈文君,张喆.中医内科学方证速记一本通[M].北京:人民卫生出版社,2023.
[23] 武建设.一气呵成学中医诊断[M].南京:江苏凤凰科学技术出版社,2022.
[24] 周仲瑛.中医内科汇讲[M].北京:中国中医药出版社,2021.
[25] 任永昊,孙敏,亓慧博,等.常见病的中医诊断与治疗[M].成都:四川科学技术出版社,2022.
[26] 王宁,王培华.中医临证处方思维[M].南京:江苏凤凰科学技术出版社,2022.
[27] 罗莎.现代中医临床应用[M].西安:陕西科学技术出版社,2021.
[28] 侯静,陈洪平,李帅,等.常见疾病中医诊治与研究[M].哈尔滨:黑龙江科学技术出版社,2022.
[29] 朱明军.中医经方理论与临证集萃[M].北京:中国中医药出版社,2022.
[30] 黄福忠,黄俊,黄毅.中医诊治常见疾病[M].成都:四川科学技术出版社,2021
[31] 李淳.中医经典处方大全[M].北京:中医古籍出版社,2022.
[32] 李明,王琳.中医临床能力综合实训[M].北京:中国中医药出版社,2022.
[33] 刘绍贵,廖建萍,刘红宇.中医临证处方手册[M].长沙:湖南科学技术出版社,2022.
[34] 王加志,姚壮.中医常见病辨证调治[M].北京:中国中医药出版社,2022.
[35] 周洪进.当代名中医验方选[M].北京:中国医药科技出版社,2022.
[36] 柯先东,谢宇平,杨军.从中医古籍角度试论多寐病因病机及治法[J].湖北民族大学学报:医学版,2022,39(1):67-69.
[37] 杨海俊,唐丹,高祖玲.腰痛的中医治疗进展[J].中国中医急症,2022,31(10):1865-1868.
[38] 王萌,周永学.中医郁病理论的源流与发展[J].中华中医药杂志,2022,37(4):1878-1881.
[39] 于晓明,饶旺福.中风后麻木的中医病机与治疗原则[J].江西中医药大学学报,2022,34(4):1-2.
[40] 毕阿迪.中医治疗中风的临床疗效分析[J].中国医药指南,2022,20(5):1-4.